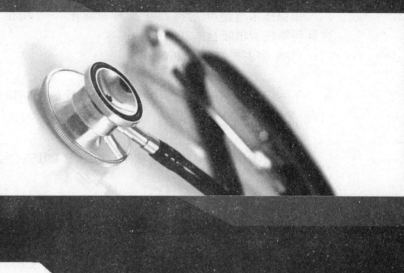

影像技术与超声医学

王雁博　等◎编著

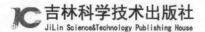

吉林科学技术出版社
JiLin Science&Technology Publishing House

图书在版编目（ＣＩＰ）数据

影像技术与超声医学 / 王雁博等编著. -- 长春 ：
吉林科学技术出版社，2022.4
ISBN 978-7-5578-9267-8

Ⅰ．①影… Ⅱ．①王… Ⅲ．①影像诊断②超声波诊断
Ⅳ．①R445

中国版本图书馆 CIP 数据核字(2022)第 091584 号

影像技术与超声医学

编　著	王雁博等
出 版 人	宛　霞
责任编辑	李　征
封面设计	树人教育
制　版	树人教育
幅面尺寸	185mm×260mm
字　数	320 千字
印　张	13
印　数	1-1500 册
版　次	2022年4月第1版
印　次	2023年3月第1次印刷

出　版	吉林科学技术出版社
发　行	吉林科学技术出版社
地　址	长春市福祉大路5788号
邮　编	130118
发行部电话/传真	0431-81629529 81629530 81629531
	81629532 81629533 81629534
储运部电话	0431-86059116
编辑部电话	0431-81629518
印　刷	三河市嵩川印刷有限公司

书　号　ISBN 978-7-5578-9267-8
定　价　98.00元

编 委 会

主　编　王雁博（山东省泰山疗养院）

　　　　闫建平（鱼台县人民医院）

　　　　周　君（济宁市任城区妇幼保健院）

　　　　王飞飞（高唐县人民医院）

　　　　郭兴龙（鄄城县第二人民医院）

　　　　于　洋（乳山市人民医院）

副主编　张桂芝（泰安市岱岳区祝阳镇卫生院）

　　　　王立波（解放军总医院海南医院）

　　　　王　玲（孝感市中心医院）

　　　　于　香（济南市平阴县东阿中心卫生院）

　　　　贾晋龙（山东省莱州市第二人民医院）

　　　　张华禄（烟台市蓬莱第二人民医院）

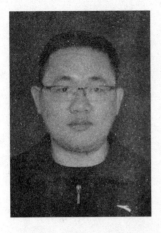

　　王雁博，男，大学本科学历，主治医师，山东省医师协会超声医师分会心血管委员会委员，山东省医学影像学研究会超声分会委员，泰安市医学影像学研究会超声医学委员会专业委员会委员，泰安市抗癌协会第六届理事会理事，工作于山东省泰山疗养院（泰山医院），从事超声工作10余年，擅长腹部和甲状腺、乳腺等浅表器官的超声诊断及相关专业的介入诊断和治疗，开展了经皮胆道引流（PTCD）、超声引导下肿物穿刺活检术、乳腺结节真空旋切术和甲状腺结节热消融等技术。

＊＊＊＊＊＊＊＊＊＊＊＊＊＊＊＊＊＊＊＊＊＊＊＊＊＊＊

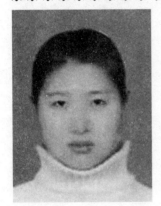

　　闫建平，主治医师。工作于山东省济宁市鱼台县人民医院超声科。研究方向：腹部、心血管及产科超声诊断。从事超声诊断工作15年，擅长腹部、心血管、产科的超声诊断工作。山东省医师协会超声医师分会心血管委员会委员，山东省医学影像学研究会超声分会委员，济宁市医学会超声分会委员。工作认真负责，爱岗敬业。

＊＊＊＊＊＊＊＊＊＊＊＊＊＊＊＊＊＊＊＊＊＊＊＊＊＊＊

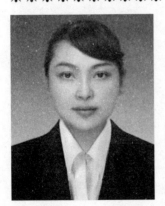

　　周君，女，1975年生，山东济宁人，本科学历，主治医师，毕业于济宁医学院，从事超声诊断工作20余年，具有丰富的临床诊断经验，擅长妇科与产科超声、乳腺超声、小儿髋关节超声筛查与诊断、早中孕期胎儿畸形超声筛查与诊断、胎儿心脏超声筛查。对于宫外孕、乳腺癌及胎儿畸形诊断积累了大量经验。常年从事科内带教工作。曾于上海复旦大学附属妇产医院、山东省立医院进修学习。多次参加国家级、省级、市级超声新技术学习班。

前　　言

　　医学影像是指为了医疗或医学研究对人体或人体某部分,以非侵入方式取得内部组织影像的技术与处理过程。近年来,随着 CT、MRI、数字 X 线以及超声等新技术的不断开发应用,医学影像学发展迅速,已成为医学实践中的重要组成部分。临床医学的不断发展,对医学影像学的要求也在逐渐提高,因此,为了适应现代医学影像学的飞速发展,也为了与其他医师交流经验,我们特组织多位专家在参阅了国内外大量有关资料的基础上,结合自身多年的临床工作经验撰写了本书。

　　本书主要对临床常见疾病的影像学如 X 线、CT、磁共振以及超声等进行了详细的阐述,并根据临床的发展需要对介入相关方面的内容进行了简要的概述。本书在内容上力求语句精练、文字简洁、条理清晰、图文结合。本书注重理论与实际相结合,适合医学影像及相关医务人员参考阅读。

　　本书在编写过程中,编者们付出了巨大努力。但由于编写经验不足,加之时间仓促,疏漏或不足之处恐在所难免,敬请广大读者批评指正,以便今后再版时修正完善。

目　　录

第一章　X线检查技术

第一节　X线成像基本原理

X线是波长极短,肉眼看不见的电磁波。波长范围为0.0006~50nm。与X线成像密切相关的特性有穿透性、荧光效应、感光效应和电离效应。

穿透性:X线波长极短,具有强穿透力,能穿透可见光不能穿透的物质并在穿透过程中被物质不同程度地吸收(即衰减)。X线的穿透力与X线管电压密切相关,电压愈高,穿透力愈强。X线穿透性是X线成像的基础。

荧光效应:X线能激发荧光物质,如硫化锌镉及钨酸钙等发出荧光,使波长极短的X线转换成波长长的可见荧光,这种转换叫作荧光效应。荧光效应是透视检查的基础。

感光效应:涂有卤化银的胶片,经X线照射后,感光而产生潜影,经显、定影处理,感光的卤化银中的银离子(Ag^+)被还原成金属银(Ag),并沉积于胶片的胶膜内。此金属银的微粒在胶片上呈黑色。而未感光的卤化银,在定影过程中,从X线胶片上被清除,因而显出胶片片基的透明本色。依金属银沉积的多少,便产生了从黑至白不同灰度的影像。感光效应是X线摄影的基础。

电离效应:X线穿过任何物质都可使之电离,而产生电离效应。空气的电离程度与空气所吸收X线的量呈正比,因而通过测量空气电离的程度可测X线的量。X线射入人体,也可产生电离效应,引起生物学方面的改变,即生物效应,是放射治疗的基础,也是进行X线检查时需要注意防护的原因。

X线之所以能使人体组织结构形成影像,除了X线的穿透性、荧光效应和感光效应外,还基于人体组织结构之间有密度和厚度的差别。当X线透过人体密度和厚度不同组织结构时,被吸收的程度不同,到达荧屏或胶片上的X线量出现差异,即产生了对比,在荧屏或X线片上就形成明暗或黑白对比不同的影像。

人体组织结构根据密度不同分为三类:高密度的有骨和钙化灶等;中等密度的有软骨、肌肉、神经、实质器官、结缔组织以及体液等;低密度的有脂肪组织以及含有气体的呼吸道、胃肠道、鼻窦和乳突气房等。

当X线穿透密度不同的组织结构时,由于吸收程度不同,而出现图1-1-1所示的情况。在X线片上(或荧屏上)显出具有黑白(或明暗)对比、层次差异的X线图像。例如胸部的肋骨密度高,对X线吸收多,照片上呈白影;肺部含气体,密度低,X线吸收少,照片上呈黑影;纵隔为软组织,密度为中等,对X线吸收也中等,照片上呈灰影。

病变组织密度可与相邻组织密度不同，而存在自然对比。例如，肺肿瘤为中等密度，在胸片上，于肺黑影的背景上出现代表肿瘤的灰白影。因此，与相邻组织密度不同的病变可产生相应的病理 X 线影像。

此外，X 线成像与器官结构的厚度也有关系。

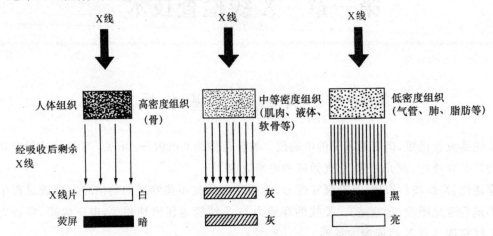

图 1-1-1　不同密度组织（厚度相同）与 X 线成像的关系

X 线穿透低密度组织时，吸收少，剩余 X 线多，使 X 线胶片感光多，显影、定影后还原的金属银也多，在 X 线片上呈黑影，使荧屏所生荧光多，故荧屏上明亮，高密度组织则恰恰相反

第二节　X 线检查技术与临床应用

一、X 线检查技术

人体组织结构基于密度上的差别，可产生 X 线对比，这种自然存在的差别，称之为自然对比，依靠自然对比所获的 X 线图像，常称之为平片。对于缺乏自然对比的组织或器官，可人为引入在密度上高于或低于它的物质，使之产生对比，称之为人工对比。这种引入的物质称之为对比剂，原称造影剂。由人工对比方法进行的 X 线检查称之为造影检查。

（一）普通检查

包括荧光透视和 X 线摄影。胸部透视已很少应用，现多用于胃肠道钡剂检查。

荧光透视：多采用影像增强电视系统，影像亮度强，效果好。透视过程中可转动患者体位，改变方向进行观察；可了解器官的动态变化，如心脏和大血管搏动、横膈运动及胃肠蠕动等；操作方便，费用低，可立即得出结论。但透视的影像对比度及清晰度较差，难以观察密度差别小的病变以及密度与厚度较大的部位，例如头颅、脊柱、骨盆等。缺乏客观记录更是它的不足。

X 线摄影：对比度及清晰度均较好；不难使密度、厚度较大的部位或密度差别较小的病变显影。常需行互相垂直的两个方位摄影，例如正位及侧位。

（二）特殊检查

特殊检查有软线摄影、体层摄影、放大摄影和荧光摄影等。自应用 CT 等现代成像技术以来,只有乳腺软线摄影检查还在广泛应用。

软线摄影是采用能发射软X线,即长波长(平均波长为0.07nm)的钼靶X线管的检查技术。

(三)造影检查

造影检查是将对比剂引入器官内或其周围间隙,产生人工对比,借以成像。

对比剂分为高密度和低密度对比剂两类。高密度对比剂有钡剂和碘剂。低密度对比剂为气体,已少用。

钡剂为医用硫酸钡粉末,加水和胶配成不同浓度的钡混悬液。主要用于食管及胃肠造影。

碘剂分有机碘和无机碘制剂两类,后者基本不用。水溶性有机碘对比剂主要用于血管造影和血管内介入技术;经肾排出可显示肾盂及尿路;还可行脊髓造影检查等。碘剂可引起毒副反应,有时严重,使用中应注意。水溶性有机碘对比剂分两型:①离子型,如泛影葡胺;②非离子型,如碘苯六醇。离子型对比剂具有高渗性,毒副反应较多。非离子型对比剂,具有相对低渗性、低黏度、低毒性等优点,减少了毒副反应。

造影方法有两种:①直接引入:包括:口服,如食管及胃肠钡餐检查;灌注,如钡剂灌肠、逆行尿路造影及子宫输卵管造影等;穿刺注入或经导管直接注入器官或组织内,如心血管造影和脊髓造影等;②间接引入:经静脉注入后,对比剂经肾排入泌尿道内,而行尿路造影。

(四)X线检查中的防护

X线照射人体可产生一定的生物效应。超过容许照射量,可发生放射反应,甚至放射损害。故应重视防护,包括避免不必要的照射,采取有效的防护措施,以保护患者和工作人员的健康,特别是孕妇、小儿患者和长期接触放射线的工作人员。放射防护应遵循屏蔽防护、距离防护和时间防护的原则;用铅等高密度物质做成屏障进行屏蔽防护;利用X线量与距离平方呈反比的原理,通过增加X线源与人体间距离来减少照射量;每次检查照射次数不应过多,尽量避免重复检查。应遵照国家有关放射防护卫生标准的规定制订放射工作人员防护措施,执行保健条例。

二、X线诊断的临床应用

X线诊断用于临床已超过百年。尽管超声、CT和MRI等对疾病诊断有很大优越性,但并不能完全取代X线检查。一些部位,例如胃肠道,仍主要使用X线检查。骨肌系统和胸部也多是首先选用X线检查。脑与脊髓、肝、胆、胰等的检查则主要靠现代影像学,而X线检查作用小。由于X线具有成像清晰、经济、简便等优点,因此,仍是影像诊断中使用最多和最基本的方法。

第二章　胸部疾病 X 线诊断

第一节　肺先天性疾病

一、肺不发育和肺发育不良

(一)病理

胚胎在 3~24 周的时期发育异常可引起肺发育畸形,可合并半椎体、心血管、肾不发育等其他肺外畸形。

1.肺不发育

如一侧肺完全缺如,称为一侧肺不发育。

2.肺发育不良

肺发育不良是指肺组织形态类似胚胎早期阶段,未发育为成熟的结构。可局限于一个肺叶、肺段或一侧肺脏。常合并先天性支气管扩张或闭锁。

3.肺发育不良综合征

一侧肺发育不良合并同侧血管畸形称为肺发育不良综合征。

(二)临床表现

可无症状而偶然发现,患侧胸廓变小或正常。一侧肺不发育呼吸音消失,肺发育不良合并感染可有发热、咳嗽、咳痰等症状。

(三)影像学表现

1.一侧肺不发育

患侧胸腔密度增高,是移位纵隔、心脏大血管等形成的影像。上胸腔可见健侧疝入肺组织形成的含气低密度区。患侧主支气管缺如或可见部分残存。患侧胸廓小、肋间隙变窄、膈肌升高。较小患儿患侧胸廓缩小可不显著。对侧肺脏血管增粗、分布稀疏。增强扫描可见患侧肺动脉缺如。

2.肺发育不良

一侧、一叶肺密度增高,体积缩小。一侧支气管变细、分支少;CT 增强扫描可见肺动脉缺如或细小。密实肺组织内可见含气支气管影像及薄壁空腔,有的可见支气管狭窄及远端的支气管扩张。合并支气管闭锁(好发于上叶)时,其远端可有黏液栓形成。

(四)鉴别诊断

一侧肺不发育诊断不难,但肺发育不良有时不易与肺不张及肺炎区别。肺不张除显示胸腔密度均匀增高及纵隔、心影移位外,病变尚具有体积缩小的叶、段解剖形态,有胸廓塌陷变形及肋间隙变窄,体层摄影或 CT 检查病变区内有充气聚拢的支气管。肺发育不良由于病侧胸腔早期即被移位的纵隔和心脏所充填,故胸廓形态早期可正常。

二、肺发育不良综合征

本病是一种少见的先天性发育畸形,几乎都发生于右侧。

(一)病理

其特征性改变是异常增粗的下肺静脉呈弧状沿右心缘引流到下腔静脉或毗邻的右心房,形成所谓的"弯刀征"或"镰刀征"。若合并右肺发育不良,右肺动脉发育不良,异常气管支气管树,肺部分或全部体动脉供血,心脏异常(如房间隔缺损、动脉导管未闭、法洛四联征、室间隔缺损)和心脏右移(旋),称为"弯刀"综合征、"镰刀"综合征或肺发育不良综合征。因病灶由体循环动脉供血,故有学者把它作为肺隔离症的变异之一。其上述特征在同一病例并非都能出现。

(二)临床表现

一半以上患者无症状,但肺发育不良较严重或伴先心病的病例在婴儿期即可有明显的呼吸困难和反复的感染。

(三)影像学表现

除可见右心缘旁异常增粗引流的下肺静脉外,右肺变小且通常有气管支气管、肺叶、叶间裂畸形。如上叶或中叶及横裂可缺失,右主支气管可抬高,使右肺类似于左肺。局部肺组织可密度增高。25%伴先心病,而有相应 X 线表现。

CT 检查的价值:①明确增粗弯曲的肺静脉引流途径;②证实异常的体循环血供;③显示畸形萎陷的肺叶内稀疏变细的肺血管,发现肺和肺动脉的发育不良。

三、新生儿肺透明膜病

又称为新生儿特发性呼吸窘迫综合征。它是新生儿早期呼吸困难最常见的病因之一。

(一)病因病理

本病多见于早产儿,胎龄越小,发病率越高。此外,糖尿病孕妇、剖宫产、围产期缺氧窒息宫内窘迫新生儿容易患此病。本病系 Ⅱ 型肺泡细胞发育不成熟,使肺泡表面活性物质合成不足而造成的肺泡萎陷。由于缺氧、肺泡壁毛细血管通透性增加,血浆渗入肺泡内产生纤维蛋白沉积。随着呼吸活动,纤维蛋白被推向肺泡壁及肺泡管壁等而形成透明膜。

(二)临床表现

一般于出生后 2~6 小时或 12 小时内出现。患儿出现呼吸急促,呼气性呻吟,吸气时出现"三凹征",病情进行性加重,继而出现呼吸不规则、发绀、昏迷、呼吸衰竭。体检呼吸音减弱。无发热和白细胞计数升高。患儿于 24~48 小时病情最重,病死率高。如能度过危险期,则随肺成熟度增加而自愈,其病程约为 3 天。肺感染为常见并发症。

(三)X 线表现

肺透明膜病主要表现为:①两肺颗粒状影;②两肺透亮度低;③支气管充气征;④胸廓扩张

良好。过度充气扩张的肺泡管和终末细支气管等足以代偿萎缩肺泡的容量,构成了广泛的肺泡萎陷而胸腔容量无改变即胸廓形态和横膈位置均正常的特征性表现。

1.X 线分期

分期为。Ⅰ期:即初期,肺散在颗粒状影或细小结节影,肺泡弥漫萎缩,肺纹理增多呈网状,即肺泡弥散萎缩致毛细呼吸性支气管扩张所致。肺的发育由上到下发育,故下部成熟晚,因而病变以肺下部表现显著。Ⅱ期:颗粒影进一步融合,使颗粒增粗、呈片状,肺野透光度减低,可见线状透明影,即支气管扩张充气所致,心膈面清晰(图 2-1-1)。Ⅲ期:萎缩肺泡多于充气肺泡,融合进一步加重,肺透光度进一步降低,充气的气管支气管树明显,心膈面模糊。Ⅳ期:肺泡几乎全部萎陷实变,肺呈磨玻璃样,气管支气管充气征更加明显,心膈面难以辨认。

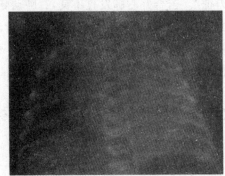

图 2-1-1 新生儿肺透明膜病

肺野透光度减低,可见线状透明影,即支气管扩张充气所致

2.并发症

间质性肺气肿是其常见的并发症,并进而导致气胸、纵隔积气、心包积气等。气胸的出现往往提示病情严重。亦可并发肺炎和肺出血,X 线不易识别。

3.肺透明膜病的 X 线演变

肺透明膜病的演变取决于萎陷和充气肺泡的比例,其 X 线表现为肺野透光度的改变。①病变的吸收:吸收期 X 线表现肺透亮度进行性增高,网粒影减少,支气管充气征模糊,以至完全充气透亮。病变的吸收通常需 1 周左右,其中上叶较下叶吸收为早。②病变的恶化:肺野透光度进行性减低,小颗粒影增多、融合,心影、纵隔及横膈轮廓模糊不清,支气管充气征更为显著。病变的恶化通常发生于患儿出生后 2～3 天之内。

在这类病婴摄片时,必须在吸气期摄片。因正常新生儿在呼气期摄片亦可呈类似的 X 线表现,但是无支气管充气征存在,以此可与晚期恶化的肺透明膜病相鉴别。

(四)鉴别诊断

1.未成熟肺

未成熟肺 X 线虽可呈普遍性小颗粒状阴影,与肺透明膜病相似,但无支气管充气征。临床上均见于体重极低的新生儿(1.5kg 以下),无呼吸困难症状可资鉴别。

2.新生儿原发性肺膨胀不全

常为肺内残存羊水阻塞支气管所致。与肺透明膜病相似,但无支气管充气征,常于 48 小时内逐渐膨胀完全。亦无气急和发绀等症状。

3.新生儿湿肺

新生儿湿肺是由于充满肺泡液的肺泡通过产道时或剖宫产未经产道时,婴儿肺泡液未能全部排出体外所致。早期肺泡积液表现为局限性和广泛分布的斑片状、颗粒状或小结节状。晚期肺血管充血表现为两侧对称、增深的纹理由肺门向外围呈放射状分布。亦无支气管充气征。

4.羊水吸入综合征

肺内可见颗粒状和片状阴影,亦无支气管充气征。本病 X 线表现无特征性,但结合临床鼻咽部有泡沫样黏液诊断不难。

四、新生儿肺发育不成熟

亦称为未成熟肺、早产儿肺。

(一)病理机制

国外有学者描述一组体重≤1.5kg、胎龄≤32 周出生的极低体重儿,其生化指标表现肺泡表面活性物质功能成熟。认为是宫内应激,孕妇激素分泌增加促使了肺泡表面活性物质的形成,以致极少发生肺透明膜病。而胸部 X 线表现肺野内广泛颗粒影,命名为"未成熟肺"。早产儿肺泡无论在数量上还是质量上均处于不断的发育中,且肺泡壁以立方上皮细胞为主,间隔较厚。这些解剖结构方面的不成熟是导致出生后早期异常 X 线表现的解剖生理基础。

(二)临床表现

临床上均见于体重极低的新生儿(1.5kg 以下),但无呼吸困难等症状。

(三)X 线表现

出生后 24 小时内表现为弥散性或局限性小颗粒状阴影,与肺透明膜病相似,但无支气管充气征。还可见肺纹理增粗,肺野透亮度减低、叶间积液等表现。随着时龄增长,肺泡壁上皮细胞演变为扁平上皮细胞,多于 24～48 小时内复查小颗粒状阴影消失。

五、新生儿肺成熟不全

又称为 Wilson-Mikity 综合征。

(一)病因病理

早期为肺泡细胞发育不成熟,以致部分肺泡萎陷,部分肺泡过度代偿扩张;后期肺泡细胞发育渐趋成熟,肺泡呈过度囊状扩张。

(二)临床表现

临床见于早产儿,患儿体重低于 1.5kg,呼吸困难大多数始于生后 1～4 周,病情逐渐加重,病程迁延达数月至数年。死亡率为 30%～50%。

(三)X 线表现

X 线早期显示为两肺分布广泛均匀、大小不一的粗结节影,伴小囊状透亮影;后期表现为两肺广泛分布、大小不一的气肿泡,泡壁清晰、菲薄,以两下肺为显著。

(四)鉴别诊断

应注意与呼吸器肺(又称支气管肺发育不良、肺纤维形成)相鉴别,为长期使用 80%～

100％纯氧和呼吸器(即呼吸机)治疗新生儿呼吸窘迫综合征而发生的慢性肺部疾病。它与Wilson-Mikity综合征的X线表现相似,但以肺纤维化为特点,易并发肺动脉高压和右心室肥厚。其X线表现为网格状不规则囊状病灶,索条状阴影,胸腔容量明显增大。结合治疗史不难诊断。

六、新生儿湿肺病

又称为新生儿暂时呼吸困难或新生儿气急。

(一)病理机制

正常肺内含有80～110mL液体。在分娩过程中,胎儿胸廓受产道挤压部分液体被挤出。大部分肺液则在出生后经肺泡壁毛细血管吸收至间质组织,然后经淋巴和静脉迅速转运清除,通常仅需数小时至24小时即可顺利完成。如肺液过多(异常的分娩、产程过长、胎儿窘迫、窒息或低蛋白血症等因素)和(或)淋巴转运功能不全则造成肺泡和间质内液体的积聚。

(二)临床表现

多见于异常产。主要症状为气急、青紫和呻吟等。生后24～36小时内逐渐加重,2～4天内症状迅即消失。

(三)X线表现

1.肺泡积液

肺泡积液见于病程早期(生后24小时内),分为局限型和广泛型,呈斑片状、颗粒状或小结节状,边缘较模糊。一般右肺较左肺显著,下肺野较上肺野密集。

2.间质积液

间质积液表现为粗短的条状密度增深影,边缘略模糊,交织成网状,广泛分布或呈叶间和(或)胸腔积液。

3.肺血管充血

肺血管充血见于病程后期(最迟不超过生后72小时),为肺液清除好转的标志。表现为两侧对称性肺纹理增粗,由肺门向外围呈放射状分布。总之,上述征象是一个连续的过程,但可混合出现,即肺泡积液为早期征象,肺血管充血是后期表现。间质积液被认为是淋巴运转的主要环节,但网状间质改变征象不易显示,因此将叶间积液和胸腔积液作为间质积液的重要征象。病灶一般于2～4天内吸收消失。

(四)鉴别诊断

吸入性肺炎以斑片状影伴急性阻塞性肺气肿为特征,吸收亦较湿肺病为迟,约需1周左右。

七、先天性大叶性肺气肿

(一)病因病理

本病为肺叶支气管不完全阻塞所致。为先天性支气管发育异常如软骨发育不良、腔内黏膜增生、狭窄等,也可为未闭的动脉导管或腔外迷走血管压迫等。以单叶肺气肿最常见,约占

95％以上,其中左上叶约占 45％,右中叶约占 30％,右上叶约占 20％,两叶及以上的肺气肿约占 5％。病理特征为受累肺叶过度充气扩张而不伴有肺泡间隔的破坏。

(二)临床表现

多发生于生后 6 个月内,呼吸困难为常见症状,表现为生后气急、喘鸣、发绀。

(三)X 线表现

病变肺叶过度充气膨大而密度减低,病变区肺纹理稀疏。邻近肺叶常因受压而膨胀不全,纹理聚拢。患侧胸腔增大,纵隔向健侧移位(图 2-1-2)。

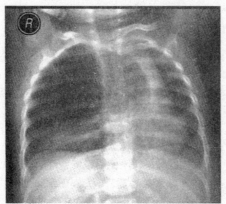

图 2-1-2　先天性大叶性肺气肿

右上叶充气膨大、密度减低,右中下叶受压;并可见纵隔疝形成

(四)鉴别诊断

1.肺发育不良

肺发育不良勿将压迫不张的肺看作发育不良,把肺气肿的病叶看作代偿性气肿。肺发育不良纵隔向患侧移位,无压迫性征象。

2.特发性单侧透明肺

特发性单侧透明肺与肺气肿相似,密度低,但患侧肺容积正常或缩小,肺纹理细小或普遍稀疏。肺门血管亦示细小,纵隔及邻近病变的肺叶移向患处而与肺气肿不同。

八、特发性单侧透明肺

又称为单侧肺过度透明症、Swyer-James 综合征。

(一)病因病理

可为先天性一侧肺动脉发育不全所致,也可以是病毒、细菌、支原体等感染所致,可影响一叶或一侧肺,左肺多于右肺。国外文献认为与病毒、细菌、支原体等所致的感染后闭塞性细支气管炎密切相关,婴儿期和儿童早期患急性细支气管炎可导致终末细支气管和呼吸性细支气管的破坏并影响肺泡芽的正常发育(因为肺泡的发育一直持续到 8 岁)。肺泡芽的破坏使病变区肺循环减少,为维持正常肺容积,段支气管和近端细支气管过度充气扩张,出现肺气肿。肺动脉发育不全可能为继发,也有学者认为可能为原发。病理学主要呈闭塞性细支气管炎的慢性炎性改变,阻塞支气管的远端气道和气腔扩张。

（二）临床表现

好发于儿童,亦可见于青少年和成年人,以女性多见。表现为反复咳嗽、咳痰、喘息和咯血,少数无明显症状。主要与有无支扩和扩张的类型有关。

（三）X 线表现

1.可为一二侧肺或仅累及一叶或一个肺段。表现为密度减低,其内血管纹理细小、稀疏,同侧肺门缩小,但与肺气肿不同的是肺容积缩小或正常。CT 增强扫描对细小肺血管的显示更优,尤其易于显示肺门缩小、中央肺动脉变细。

2.吸气时纵隔向患侧移位,呼气时向健侧移位。

3.肺动脉造影患侧肺动脉显著缩小,对侧代偿增粗。

4.同位素扫描通气及灌注均下降。

（四）鉴别诊断

注意除外支气管内病变引起的不完全阻塞、一侧肺大疱或气胸、单纯肺动脉发育不全、肺动脉栓塞等。

九、先天性肺囊性腺瘤样畸形

本病是一种肺的发育异常性疾病,有文献认为是肺错构瘤样囊性发育畸形。病变最早发生在胚胎第5～10周。

（一）病理

由不同大小和分布的、异常增生的毛细支气管及肺泡样结构组成,部分增生呈乳头状隆起。通常与正常支气管无交通而大多经侧支通气,大部分由肺循环供血。

可分为 3 型。Ⅰ型:占 65％,由大小不等的囊构成,但其中含有单个或数个厚壁大囊(囊径 3～10cm)。Ⅱ型:约占 25％,由为数众多的均匀分布的小囊组成(囊径 0.5～3.0cm)。Ⅲ型:约占 10％,由大块实性成分组成,其内有肉眼难辨的毛细支气管样小囊(囊径＜0.5cm)和不规则的细支气管样结构。Ⅱ型和Ⅲ型可合并先天性心血管、肾、小肠和骨骼系统畸形。

（二）临床表现

可发生于任何年龄,1 岁以下儿童多见。大多于生后 6 个月内出现症状,常见为呼吸窘迫,以后可出现咳嗽、发热和反复肺部感染。Ⅰ型预后好;Ⅱ型预后取决于并发畸形的多少及严重程度;Ⅲ型并发畸形多,往往死于宫内,预后差。本病常有恶变的报道。

（三）X 线表现

本病局限于单一肺叶者占 95％,累及双肺者不超过 2％。下叶发病率最高,中叶最低。病灶可累及一叶或两叶。典型表现为一团多发薄壁含气的囊状结构,囊通常大小不等;部分呈囊实性表现。部分病灶内可见液气平面影,但并不代表感染;继发感染时液气面更为常见,且可见渗出灶。必须重视的是病灶均有占位效应,致纵隔向对侧移位甚有意义。少数可恶变成间充质肉瘤使病灶呈软组织密度块。

（四）鉴别诊断

1.肺囊肿

常为单个或多个囊腔聚集,一般壁较光滑,继发感染的概率高,因此多含气液面。肺囊肿常与肺囊性腺瘤样畸形鉴别困难,但多无纵隔移位或因伴肺发育不良而使纵隔向患侧移位;而囊性腺瘤样畸形多使纵隔向健侧移位。此外,对囊腔不规则、壁厚薄不均、壁内有息肉样突起或大囊周围伴有较多小囊样结构者,应考虑到囊性腺瘤样畸形可能。

2.肺隔离症

有较特异性的发病部位,即多见于下叶尤其左下叶后底段,CT 增强扫描发现来自体循环的异常供血可确诊。但肺隔离症可伴发先天性肺囊性腺瘤样畸形,且以 II 型多见。

3.囊状支气管扩张

小儿较少见,可为先天性,易继发感染。可表现为成簇的含气及气液面的囊腔,囊腔大小较一致,按肺段分布。支气管造影及 HRCT 可见囊腔与支气管相通,患肺体积可缩小。

4.膈疝

膈疝与疝入胸腔的肠腔常易混淆,但肠腔疝入胸腔后,腹腔内无充气肠袢可资鉴别。

5.葡萄球菌肺炎

其并发的多发囊性腔隙可类似先天性囊性腺瘤样畸形,但葡萄球菌肺炎伴有胸腔积液等并发症,结合临床高热病史和脓毒血症不难鉴别。

十、肺隔离症

又称支气管肺隔离症。合并与支气管或食管异常交通者,称为先天性支气管肺前肠发育畸形。支气管肺隔离症是指一部分肺发育不全,无呼吸功能,与相邻肺叶的正常部分相隔离。

(一)病因病理

其病因不明,有人认为可能是胚胎发育时连接肺芽和原始主动脉的吻合支血管未按时退化萎缩,便会产生一支或多支异常的动脉供应肺段组织。还有人认为胚胎期肺动脉发育不全而使一部分肺组织血供受障,并由主动脉分支代替肺动脉供应该区肺组织。由于来自主动脉的血含氧量与来自肺动脉者完全不同,使该段肺组织的呼吸功能无法进行,因而发育不全,形成肺隔离症。

病变的肺组织不能由正常肺动脉供血而来自主动脉分支,病变部失去正常肺组织的形态结构而呈囊状、囊实性或实性的肿块。

可分为 3 型。

1.肺叶内型

肺叶内型占 75%。多位于下叶后基底段,尤以左侧多见(60%~90%)。肺叶内型病变区与同叶正常的肺组织被同一层胸膜所包裹。

2.肺叶外型

肺叶外型为副叶或副肺段,有独自的脏层胸膜,90% 位于左侧。与膈关系密切,可位于膈上、膈下甚至包围在膈肌中。还有位于左上纵隔旁的报道。肺叶外型可伴有膈肌发育异常(如膈疝、膈膨升)、隔离肺与胃肠道瘘,以及骨骼系统和心脏发育异常。

3.混合型

罕见。

肺隔离症的供血来自胸、腹主动脉及其分支。部分性肺静脉异位引流所继发的肺发育异常，亦由异常主动脉分支供血，所以弯刀综合征实属肺隔离症的一种。

(二)临床表现

20 岁左右的青年人多见。主要表现为反复发生的肺部感染症状，如咳嗽、咳痰、咯血、胸痛等。肺叶外型可无肺部症状，而因其他合并畸形就诊。

(三)X 线表现

1.肺叶内型

肺叶内型分为两型。①实质型：见于隔离肺组织与支气管不相通时，表现为团块状或分叶状、边缘清楚、密度均匀的致密影。此阴影常位于下叶后基底段。其长轴指向内后方，提示与胸或腹主动脉有联系。合并周围感染则边缘模糊。此型偶有恶变。②囊肿型：见于合并感染与邻近支气管相通者，显示为含气的囊肿样阴影，边缘清楚，壁薄呈单囊或多囊阴影，内有液平面。

肺叶内型肺隔离症体层或 CT 检查常可见到粗大血管阴影或条索状物，由肿块或囊肿延向内后方。支气管造影于病变区无造影剂充盈，必要时须主动脉造影确诊。

2.肺叶外型

肺叶外型位于膈上或膈下的胸部或腹部块影，常需主动脉造影最后确诊。

综上所述，肺隔离症 X 线平片上没有特异性表现。但如果在有多次肺炎发作或没有症状的青年患者中，见到肺下叶后基底段囊性病变或块状阴影，则在鉴别诊断中应考虑到本病的可能，需做进一步检查。与肺脓肿、肺囊肿等病难以鉴别，需进行 CT 检查甚至主动脉造影鉴别（图 2-1-3）。

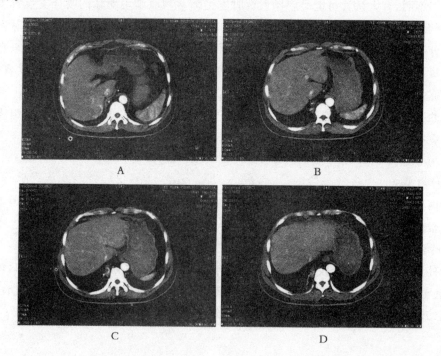

A　　　　　　　　B

C　　　　　　　　D

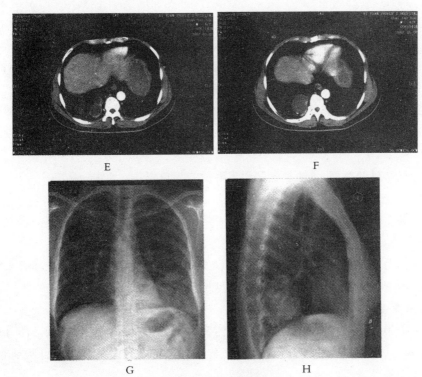

E F

G H

图 2-1-3　肺隔离症

A～F 为同一患者由下向上的连续层面。A～D 可见由膈下向上伸延的异常供血动脉（箭头）；E、F 可见右侧下叶后底段边缘强化的囊状水样密度灶（囊肿型隔离肺）；G、H 为同一患者，可见左下叶后底段近囊状密度增高影

（四）鉴别诊断

1.肺囊肿

多呈单囊性，而肺隔离症呈单囊者相对少见。与异常的血管相连是肺隔离症的典型特征。

2.肺脓肿

肺隔离症合并感染时，其表现与肺脓肿相似。一般急性肺脓肿周围有较重的炎性改变，而且经抗感染治疗吸收可资鉴别。

3.膈疝

疝入胸部的胃肠道可与肺隔离症表现相似，但气体衬出的胃肠道黏膜、服泛影葡胺后 CT 扫描及钡餐检查可确诊。

4.囊状支气管扩张

多呈大小不等的多发囊状，可合并肺不张，咯血症状明显。支气管造影或 HRCT 可见囊腔与支气管相通，患肺体积可缩小。

十一、肺动静脉畸形

本病命名繁杂，又称为肺动脉瘘、肺动静脉瘤、肺血管瘤等。是一种较少见的先天性血管畸形，由胎儿期毛细血管吻合支续存在所致。

(一)病因病理

本病除先天性外,肝硬化、血吸虫病、甲状腺癌肺转移及外伤亦可继发肺动静脉畸形。60%～70%的患者同时伴有皮肤、黏膜或其他内脏的遗传性出血性毛细血管扩张症;而患遗传性出血性毛细血管扩张症的患者,15%～50%伴有肺动静脉畸形。

本病常见于两下肺,以单发多见,两肺同时发生者占 10%～20%。其特征为肺动脉与肺静脉直接相连,其间无毛细血管床。可分为 3 型。

1.单纯型

单纯型为最常见的类型,供血动脉和引流静脉均为单根。

2.复杂型

复杂型为多支供血动脉和引流静脉。

3.复杂型

复杂型称为毛细血管扩张型,以两肺散在多发的微小动静脉瘤为特征。亦有人将其分为囊状和弥漫型两型,前者又分为单纯型和复杂型。

(二)临床表现

本病以中青年多见。运动性呼吸困难、发绀和杵状指为其最常见的症状。部分患者可表现为咯血、血胸等。有些患者可无症状,偶然透视发现。若病灶贴近胸膜面可听到心外杂音。实验室检查红细胞可增多,并可有脑血栓形成。

(三)X 线表现

本病分为 4 个类型:①孤立性病变;②多发的和分散的、伴一个或几个明显的病灶;③多发而分散的大小一致的病灶;④弥漫型(毛细血管扩张)。

其病灶表现为圆形或椭圆形致密阴影,可略有分叶,密度均匀,边缘清晰,直径可在 1～10cm。多发病灶分布于两侧肺野或一侧肺野的两叶以上。病灶和肺门之间有粗大的血管影相连。大多数透视下行 Valsalva 或 Muller 试验,病灶有搏动征象。若为肋间动脉与肺静脉交通则可见肋骨下缘切迹(严格说该类型不应属于肺动静脉瘘的范畴)。复杂型亦可呈大片状致密影,类似肺炎。弥漫型表现为两肺纹理明显增多、扭曲或粗网状改变,弥漫串珠状伴小结节影,多发细小的结节状影,少数可表现正常。必要时需行体层、CT 血管成像或血管造影确诊(图 2-1-4)。

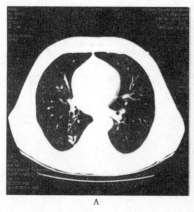
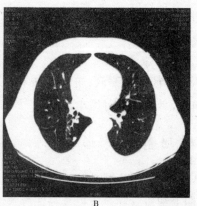

A   B

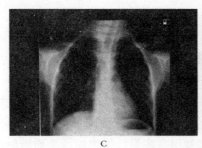
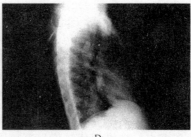

C　　　　　　　　　　　　　　　　　　　D

图 2-1-4　肺动静脉畸形

A、B 为同一患者。右肺下叶背段可见纹理明显增多,多发细小的结节状影;并可见纤曲的静脉(B图所示)向肺门方向引流;C、D 为同一患者。右肺下叶后底段有不规则密度增高影,与右肺门有异常血管相连

十二、肺动脉瘤

肺动脉瘤为肺动脉及其主要分支,甚至周围肺野小分支的管腔局部膨胀。本病极少见。

(一)病因

先天性者见于特发性肺动脉扩张或马方综合征;获得性者有感染(血管内感染)和外伤两个原因,任何细菌感染引起者称为细菌性肺动脉瘤。此外,还有肺动脉夹层的报道。

(二)临床表现

与主动脉瘤相比,其发病年龄要小得多。先天性特发性肺动脉扩张者往往无临床症状。有些患者有先心病病史并发细菌性心内膜炎或先有肺部感染史,以后出现呼吸困难、气短等症状,也可有咯血,甚至大咯血而死亡。

(三)X 线表现

可发生于主肺动脉或左右分支,表现为局限性增粗;在周围肺野则呈单个或多个高密度结节。细菌性动脉瘤大小、边缘变化快。血管造影可明确动脉瘤的诊断。CT 增强扫描病灶均与肺动脉强化曲线一致。

十三、迷走左肺动脉

本病是一种罕见的先天性畸形,可引起上呼吸道阻塞症状。

(一)病理

左肺动脉从主肺动脉发出后向右走行,在气管下端及右主支气管的前上方通过,然后向后、向左在气管和食管之间向左行,到达左肺门。

(二)临床表现

多见于婴幼儿。患儿多在出生后不久即出现喘鸣,喂乳时易哭闹及青紫,易患呼吸道感染。

(三)X 线表现

气管下端的空气柱影稍狭窄,并稍偏左。出现右肺或两肺气肿征象,有时可见肺部炎症。吞钡片见在气管下端水平,食管向左移,食管右侧壁及前壁有压迹。侧位胸片可见气管下端后壁略前凸。体层摄影有助于诊断。CT、肺动脉造影可显示其走行关系并确诊。

十四、肺静脉曲张

本病是指肺静脉进入左房开口部位的瘤样扩张和局限性扩大。

（一）病因病理

其病因暂无定论，半数伴二尖瓣病变。大多认为可能系肺静脉的发育异常，可伴肺内或心脏大血管异常，特别是二尖瓣关闭不全。病理示肺静脉进入左房前的一段扩张及扭曲。血管壁变薄，平滑肌萎缩由纤维组织代替或局部血管壁因有多量纤维组织增生而增厚。

（二）临床表现

可发病于任何年龄，多在 30～45 岁，性别无差异。多无症状而偶然发现。少数有咯血甚至大咯血。若曲张静脉内的血栓脱落，可引起其他器官的栓塞症状。后天性二尖瓣病变继发者可有相应的症状和体征。

（三）X 线表现

平片表现为肺野内带的结节状阴影，呈圆形或椭圆形，边缘清晰，略分叶。病变右肺多于左肺。在右肺常发生于下叶的基底静脉的近端，左侧则较多见于舌段静脉。透视下做 Valsalva 试验或 Muller 试验大小有改变，提示血管性病变。肺血管造影病灶于静脉期显影，可予以确诊。CT 增强扫描或平扫可见肿块与左房相连，并且 CT 值一致，可予以诊断并和其他占位（尤其心包囊肿）相鉴别。

（四）鉴别诊断

主要应与肺动静脉畸形相鉴别。肺动静脉畸形平片可见粗大的血管与肺门相连；血管造影或 CT 增强扫描于肺动脉期显影，并同时显示扩大的肺动脉和肺静脉。与肺静脉曲张不难鉴别。

十五、肺部淋巴管扩张症

又称为弥漫性淋巴管瘤病。是较少见的先天性发育异常，可全身淋巴系统广泛受累或只侵及肺部淋巴系统。它与肺部淋巴管平滑肌增生症（淋巴管肌瘤病）非同一疾病。

（一）病因病理

胚胎第 12～16 周时，肺部各处淋巴组织已发育成熟，且与肺部其他成分比较相对较多。至 18～20 周时，肺部结缔组织减少，淋巴管亦相应变窄。若此时淋巴管不相应减退，则成为淋巴管扩张症。有时可伴有先天性心脏病及静脉回流受阻，血流动力学的因素促使淋巴管保持扩张，所以有人认为此病也有继发性的。淋巴管极度扩张可呈囊状，囊肿周围的肺可因受压而过度充气、不张或感染。淋巴管扩张可引起瓣膜功能不全，致淋巴液倒流产生乳糜胸。

（二）临床表现

本病多见于婴幼儿。可分为早发型和晚发型。前者于出生后几分钟即发生呼吸困难、青紫，多在 1～2 天或数天夭折。后者多发病于儿童或成年，可表现呼吸困难或因胸水、胸部囊性病变而进一步检查。

（三）X 线表现

1.弥漫性间质改变，呈网状、细小结节改变，伴有间隔线。

2.肺内有高密度的囊肿样病变,代表囊肿样扩张的淋巴管,大小 1cm 至数厘米不等,病灶附近可有肺气肿的透亮区或局限性肺不张。

3.单侧或双侧胸腔积液。

4.有些只表现一般肺部炎性病变或局限性肺气肿。

5.合并有先心病者可有相应表现。

6.淋巴管造影示淋巴管广泛扩张呈网状。

十六、肺动静脉瘘

肺动静脉瘘又称肺动静脉畸形,是肺动脉与静脉之间出现不经过毛细血管网的异常短路通道即形成动静脉瘘。可分为先天性和后天性两类,先天性动静脉瘘起因于血管发育异常;后天性大多数由创伤引起,故又称损伤性动静脉瘘。先天性动静脉瘘有家族性,与遗传因素有关,30％～40％的先天性动静脉瘘患者有遗传性出血性毛细血管扩张症。可引起继发性红细胞增多症。

(一)病理与临床

肺动静脉瘘是由各种不同大小和不等数目的肺动脉和静脉直接连接。常见者动脉 1 支、静脉 2 支。两者之间不存在毛细血管床。病变血管壁肌层发育不良,缺乏弹力纤维,又因肺动脉压力促使病变血管进行性扩张,表现为血管扭曲、扩张,动脉壁薄,静脉壁厚,瘤呈囊样扩大,瘤囊常有分隔,可见血栓。本病主要分为两型。①单纯型:输入、输出血管各为 1 支,异常交通血管呈瘤样扩张;②复杂型:输入、输出血管各为多支,异常交通血管呈瘤样扩张(常有分隔)或为迂曲扩张,也可以是多支小血管的直接连通。约 1/3 的病例为多发,但在 X 线平片上仅能见到明显的病变。主要病理生理是静脉血从肺动脉分流入肺静脉,其分流量可达 18％～89％,以致动脉血氧饱和度下降。一般无通气障碍,$PaCO_2$ 正常。多数病例因低氧血症而致红细胞增多症,又因肺、体循环直接交通,易致细菌感染、脑脓肿等并发症。

本病多见于青年,分流量小者可无症状,分流量大者可出现活动后呼吸急促、发绀,但多在儿童期出现,偶见于新生儿。由于毛细血管扩张性病变位于支气管黏膜的病损或肺动静脉瘘的破裂而引起咯血。因病变破裂出血位于肺脏层胸膜下或血胸可引起胸痛。在家族性遗传有关的出血性毛细血管扩张症者常有出血症状,如鼻出血、咯血、血尿、阴道和消化道出血。其他还有杵状指趾、红细胞增多、血细胞比容增高、动脉血氧饱和度下降等。于病灶邻近的胸壁处可听到传导性、连续性血管杂音。

(二)X 线表现

根据 X 线胸片表现分为囊状肺动静脉瘘和弥漫性肺动静脉瘘。囊状肺动静脉瘘在胸片上显示单个或多个肿块状、球状、结节状阴影,大小不一,多见于下叶。病变血管呈绳索样不透光阴影,从瘘处向肺门延伸,钙化少见。透视时患者做 Valsalva 动作,引起胸内压增高时,则见动静脉瘤缩小。当肺静脉与肋间动脉交通时,肋间动脉的扩张、搏动可压迫肋骨下缘产生压迹。弥漫性肺小动静脉瘘表现为肺叶或肺段分布的多发葡萄状高密度影,也可仅表现为肺纹理增粗、扭曲、紊乱,甚至无阳性发现。一般心影大小正常,但分流量大的肺动静脉瘘则有心脏扩大。血管造影可显示肺动静脉瘘的供养动脉的来源、数目、粗细,瘤囊的大小、形态、数目及引流静脉的情况。

(三)诊断与鉴别诊断

囊状肺动静脉瘘表现为结节状,有浅分叶,密度均匀,边缘清楚,CT增强可见供血动脉和引流静脉,影像表现典型,结合病史诊断不难,必要时可动脉造影确诊。

肺动静脉瘘尤其是多发性的肺动静脉瘘,其胸部CT显示肺部有多处的占位病变,极易误诊为肺内转移瘤,其病历还有血气分析等资料进行辨别外,CT增强发现供血动脉和引流静脉可资鉴别。

肺动静脉瘘需与肺结核球鉴别。肺结核多有发热、食欲差、乏力、盗汗等中毒症状,红细胞沉降率增快,PPD试验多强阳性而肺动静脉瘘无此表现。肺结核病灶多位于肺上叶尖、后段或下叶背段,而肺动静脉瘘常位于两下肺叶及中叶近胸膜脏层;肺结核患者痰检抗酸杆菌多阳性,而肺动静脉瘘患者均为阴性。另外,给予抗结核治疗后,肺结核患者的症状很快好转,复查X线胸片(或胸部CT)亦可见病灶有吸收,但肺动静脉瘘患者的症状及肺部病灶则无明显变化。肺动静脉瘘强化明显有供血及引流血管。

支气管扩张及肺动静脉瘘在临床症状上有许多相同之处,如反复地咳嗽、咯血,因此临床诊断时应对两者进行鉴别。一般来说,如果有以下几个特点时,应考虑肺动静脉瘘:①胸片上可见一个或多个圆形或卵圆形密度均匀的肿块,边界清楚,可有分叶征象,有时在肿块的近心端可见两个条索状阴影与肺门相连,这就是肺动静脉瘘的流入和流出血管;②透视下可见肺门血管搏动,做Valsalva操作法(紧闭声门的持续而用力地呼气)由于胸内压升高,流入胸腔的血液减少,可见圆形阴影显著缩小;③患者可有发绀、杵状指(趾)及红细胞增多症,确诊可行肺动脉造影,可以看到瘘的大小、部位及血管数等特征。支气管扩张在CT上有轨道征、印戒征、葡萄串征等特征性表现可以鉴别。

肺动静脉瘘的界清、分叶、结节状影与肺肿瘤相似,需与肺良、恶性肿瘤鉴别。CT增强扫描发现供血动脉及引流血管可鉴别。疑为本病时应避免穿刺活检。

弥漫性肺动静脉瘘表现为肺叶或肺段分布的肺纹理增粗、扭曲、紊乱时应与纤维化病灶鉴别。CT增强可强化而纤维化病灶不强化可鉴别。

第二节 气管和支气管疾病

一、气管性支气管

正常情况下,气管分为左、右主支气管。如从气管直接分出一个异位的支气管或一个额外的支气管到肺叶或肺段称为气管性支气管。这一畸形很少见,且都发生手右侧。一般气管性支气管开口离气管隆突较近。

临床无任何症状。常规X线难以显示,而支气管造影和CT可以发现。

二、先天性气管狭窄

(一)病因病理

本病是气管先天性发育异常或胚胎期前肠分隔气管与食管时发生障碍引起气管狭窄。根据病变范围及病因可分为两种:①局限性:主要为纤维性狭窄,气管腔内有环形或新月形隔膜。②弥散性:累及气管全长,主要由气管软骨环发育不全所致。

(二)临床表现

多无临床症状,可有喘憋、呼吸困难及上呼吸道反复感染。

(三)X 线表现

X 线检查可以确定病变的部位、范围及狭窄的程度。常用侧位摄片,也可用高电压或体层摄影。一般不做造影检查。纤维性狭窄病变范围短,呈漏斗状。气管软骨环发育不全则病变范围长,为普遍性气管狭窄。

CT 可见气管内腔横断面各个径线变小。气管软骨的异常有软骨环缺如。

(四)鉴别诊断

①外伤、手术或导管长期滞留所致的气管狭窄 CT 表现为有肉芽组织和息肉形成的软组织影像,结合病史不难鉴别。②应注意与外压性狭窄和气管肿瘤及复发性多软骨炎等鉴别。

三、先天性气管软化症

为气管壁的异常软弱,可累及主支气管,故又称气管、支气管软化症。

(一)病因病理

气管软骨环发育不全时,气管壁的支持力不足,造成呼气期气管变形或完全萎缩。呼气时表现为气管冠状径缩小。

(二)临床表现

可以是非特异性的喘鸣、喘息和咳嗽。过度的伸颈呼吸和反射性的呼吸暂停常提示本病。气管内分泌物引流不畅可致上呼吸道反复感染。

(三)X 线表现

气管冠状径狭窄、矢状径正常。一般冠状径小于矢状径的 50% 即可诊断本病。狭窄的气管内壁光滑,管壁无增厚,也无钙化。深吸气末或尽力呼气后屏气摄片,管腔可有变化。

(四)鉴别诊断

1.刀鞘样气管:病因不明,可能为反复咳嗽后造成的气管软骨的退行性变。特征为胸内气管冠状径缩小、矢状径正常,但其管壁可见钙化、不同呼吸时相管腔的形态无改变(结合透视动态观察很有价值)。

2.需注意结合病史与长期插管气管壁损伤所致的局限性软化鉴别。此外,多软骨炎、周围肿块的压迫、邻近血管压迫、食管气管瘘,也可导致气管软化。对于长期应用肾上腺皮质激素所致者,应注意结合病史鉴别。

四、巨气管支气管症

又称为 Mounier-Kuhn 综合征、气管支气管巨大症。

(一)病因病理

是因气管和主支气管平滑肌和弹力纤维发育不良而引起的管腔明显扩张。病理上因气管和支气管壁异常无力,导致尽力呼气和咳嗽障碍,阻碍正常的纤毛运动,且因为反复感染,最终导致支气管扩张。

(二)临床表现

多为 30～40 岁男性。可伴有反复的肺部感染。也有少数无明显症状。

(三)X 线表现

普通 X 线检查可见气管主支气管吸气时扩张,而呼气时可有萎缩,与单纯呼气时才有的气管狭窄或萎缩,而无明显扩张的气管软化症不同。而且巨气管支气管行支气管造影显示异常扩张的巨气管、支气管和位于软骨环处的管壁有切凹形成。必须注意的是婴幼儿气管软骨环较软,呼气时气管可有轻度狭窄。

气管和支气管内径增大:可达 30～50mm,最宽达 50～60mm,主支气管内径可达 25～35mm;叶和叶以下支气管多正常,但亦可扩张。气管内壁光滑,在软骨环间向外突出,但 X 线和 CT 不易发现,肺内可有斑片状炎症。总之,当气管横径、前后径男性超过 25mm、27mm 或左、右主支气管径超过 18mm、21mm;而女性则分别超过 21mm、23mm 和 17.4mm、19.8mm 即可诊断。以 CT 测量为优。

(四)鉴别诊断

应注意与以下疾病相鉴别:①结节病和囊性纤维化等导致的严重肺上叶纤维化可牵拉气管、支气管导致其扩张;②慢性气道感染如吸烟、慢支、肺气肿和囊性肺纤维化可引起气管支气管软化,亦可表现为弥散性气道扩张和软化;③气道感染性疾病如过敏性支气管肺曲菌病亦可引起中央气道或中央性支气管扩张。

五、气管憩室

气管憩室是先天性气管壁的局部缺陷所致的罕见病。

(一)病理

一般见于气管的后壁即气管软骨环的缺口处或气管的膜部。憩室常有较窄的颈部,而有人将基底部较宽者称为囊样膨出。一般多偏于右侧,因气管左壁与食管紧邻,故左侧少见。单个的憩室也可能为原始异位支气管芽的遗留。多发的憩室可伴有巨气管支气管、气管壁内肌肉和弹力纤维发育不全。

(二)临床表现

气管憩室本身无症状,而偶然发现。如继发气管支气管炎可出现相应症状。

(三)X 线表现

可见气管局限性增宽,气管旁(多为右侧)低密度含气腔,边缘光滑,以狭颈或广口与气管相通。其内偶可见液气平面影。以 CT 检查显示为佳。

（四）鉴别诊断

1.支气管含气囊肿继发感染

支气管含气囊肿继发感染是支气管囊肿继发感染后与气管支气管发生交通,但常有继发感染的临床及影像学表现,可予区别。

2.颈部气管重复畸形

颈部气管重复畸形是喉气管沟先天性发育异常所致,可形成颈部包块。影像学见颈部气管旁一含气囊腔影,无直接交通口。但手术可见含气腔结构与气管壁相连。

六、先天性支气管闭锁

（一）病因病理

本病为胚胎发育过程中节段性的支气管从索状演变为管道受障所致。好发于两肺上叶尖后段支气管开口处,尤以左侧多见,也可位于肺叶或肺亚段支气管。闭锁远端的支气管盲端黏液积聚形成黏液栓或圆形黏液囊肿;相应肺组织发育正常,由侧支通气而含气。

（二）临床表现

可概括为无症状和反复呼吸道感染两种。继发感染出现相应的临床表现。约 1/3 患者有气短、咳嗽等症状。局部呼吸音可减低,可有哮鸣音。

（三）X 线表现

局限性阻塞性肺气肿和支气管黏液栓塞或黏液囊肿为主要征象。①局限性阻塞性肺气肿:吸气期气体从病变周围正常的肺泡内经过 Lambert 管和肺泡孔进入病变肺叶内,而呼气期不能顺利排出,最终导致局限性阻塞性肺气肿。②支气管黏液栓塞:平片表现为近肺门区的分支状肿块影像,可伴邻近肺气肿和支气管扩张。黏液栓塞的支气管与 CT 扫描层面平行时呈"V"形、"Y"形或多个分支条状、手指状影像;支气管与扫描层面垂直时呈结节状影像。其 CT 值为 $-5\sim20Hu$,黏液浓缩后为 $30\sim50Hu$。这时远端肺组织密度可减低。③黏液囊肿:近肺门区,呈圆形,边缘光滑,密度同上,亦可伴邻近肺气肿和支气管扩张。

（四）鉴别诊断

需注意与气管内肿瘤、过敏性支气管肺曲菌病、肺血管畸形等相鉴别。

七、先天性支气管囊肿

先天性支气管囊肿可发生于肺和纵隔,发生于肺内者称为肺囊肿。

（一）病因病理

肺芽从胚胎的原始前肠发生。从胚胎第六周起,两侧肺芽开始分叶,右侧三叶,左侧两叶。支气管发育是从索状组织演变成中空的管状组织。期间如发育停止,不能使索状结构成为贯通的管状结构,远端支气管分泌物不能排出,可积聚膨胀形成囊肿。如仅涉及一个支气管芽则形成孤立性囊肿;如不发育的索状部分已分支,涉及多个支气管芽,则形成多发性囊肿;如有局部小块组织从整个组织上脱落,则形成与支气管毫无联系的囊肿(此种情况多见于纵隔)。

囊肿壁较薄,病理上囊肿壁由支气管组织构成,有呼吸上皮、软骨、平滑肌和黏液腺体等结构,壁内无尘埃附着,易与后天性囊肿区别。先天性肺囊肿可合并先天性或继发性支气管扩张及肺发育不全。尤其多发性支气管囊肿可合并支气管肺发育不良。本病一般下叶比上叶多,左肺多于右肺。

(二)临床表现

新生儿期一般无症状,仅有少数有呼吸困难。较大儿童和青年可出现反复感染症状如发热、咳痰、咯血和喘鸣,也可无症状。肺囊肿易反复感染。

(三)X线表现

1.孤立性肺囊肿

孤立性肺囊肿有3种表现形式:①含液囊肿:呈圆形或椭圆形高密度灶,密度均匀、边缘光滑锐利。液体一般较稠厚、含有较多胶冻样蛋白质成分,故密度较一般囊肿高,CT值约20～30Hu。②含气囊肿:如囊肿与支气管相通,液体排出代之以空气而形成含气囊肿;或因支气管发育畸形而使肺内中、远端支气管形成活瓣性阻塞,气体易进难出而形成单纯含气囊肿。囊壁菲薄,约1mm左右,多<2mm。有时有间隔,呈多房性。③液气囊肿:囊肿与支气管相通仍含有部分液体而形成液气囊肿;或因含气囊肿继发感染所致。后者囊肿壁可增厚,周围可有斑片状渗出灶。

2.多发性肺囊肿

多发性肺囊肿多为含气囊肿,可分布于一叶或多叶、一侧或两侧。呈弥散性多发薄壁环形透亮影,边缘锐利,部分囊肿内可有浅小液平。气囊大小不等,自豌豆至桃子大小,密集者形如蜂窝。有时呈串珠状高密度灶。可合并支气管肺发育不良,表现为肺体积缩小,常伴胸膜增厚。

有人将肺囊肿分为薄壁囊腔型、厚壁囊腔型(壁厚>2mm)和肿块样型。厚壁型与反复感染有关;肿块样型与囊内出血、含高蛋白液体或含钙乳样物质,以及囊壁大量纤维组织增生、肉芽肿形成或合并炎性假瘤形成有关。

3.其他表现

①含气囊肿可继发曲菌球,呈囊肿内球环形软组织影。②囊壁可有钙化(软骨钙化及反复感染、出血所致),呈点状或弧形,以弧形最具特征性。③囊肿周围可有局限性肺气肿,在肺内孤立性球形病灶中,其他疾病很少有此表现。④可合并其他先天性疾病如肺隔离症、先天性膈疝等。⑤肺囊肿偶可破裂形成气胸。

4.肺囊肿并发感染

若肺囊肿继发感染,则在其周围出现浸润性炎症病灶,邻近胸膜可增厚;也可感染时囊肿增大,感染控制后缩小。囊壁增厚多>2mm。囊肿与周围组织粘连使其形态不规则、边缘模糊。有时边缘有分叶征、毛刺征,尤其肿块样型与肺癌可难以鉴别。CT增强扫描可提供一定的鉴别诊断依据。

有时肺囊肿继发感染后,囊内有干涸脓液、肉芽组织及少量气体,而在囊内形成半月形的低密度空气区,称为空气半月征。

5.恶变表现

先天性肺囊肿有少数可发生恶变,显示含气囊肿的囊壁内缘有不规则软组织结节生长或含液囊肿迅速增大、边缘不规则。

（四）鉴别诊断

1.肺脓肿

先天性肺囊肿继发感染后,囊肿周围有炎症浸润、囊肿内可有少量液平,类似肺脓肿。其区别为:①先天性肺囊肿周围的炎性浸润比肺脓肿少;②囊内液体与腔外浸润不成比例;③囊壁相对比脓肿壁薄;④急性肺脓肿治疗后可完全消失;⑤慢性肺脓肿往往有较广泛的纤维化,而囊肿反复感染见纤维化局限于囊壁周围。此外,先天性肺囊肿继发感染后往往能找到一段比较规整且薄的囊壁有鉴别意义。

2.后天性肺气囊肿

后天性肺气囊肿可不易鉴别。①气肿性大疱:伴有周围组织的气肿征象;②感染后肺气囊肿常有肺部化脓感染史,但残留的感染后肺气囊周围肺野可无任何异常改变。

3.肺隔离症

肺隔离症亦可呈囊状表现,但常位于下叶后基底段,以左侧多见。结合其异常的主动脉供血血管影多能鉴别。

4.先天性囊腺瘤样畸形

先天性囊腺瘤样畸形为细支气管和肺泡的发育畸形所致。呈多发的囊状或囊实性改变,病灶较大且有明显的占位征象,纵隔向健侧移位有助于鉴别。但也可呈单发的薄壁囊肿,且无血供异常,则与肺囊肿难以鉴别。

5.肺包虫囊肿

肺包虫囊肿呈水样密度且边缘光滑的囊性肿块,可与支气管相通而含液气平面。囊壁钙化以及内囊分离为其典型表现。结合疫区居住史和血清试验可资鉴别。

6.肺良性肿瘤

肺良性肿瘤含液囊肿呈圆形,椭圆形,似有水滴感,以侧位明显,沿纹理走行,深呼吸时可见囊肿大小形态改变。良性肿瘤则无上述改变。CT 增强扫描囊肿不强化,可资鉴别。

八、气管支气管骨软骨形成症

又称骨化性气管支气管病、骨软骨发育不良性气管病。是指在气管、支气管内有结节性骨、软骨增生。

（一）病因病理

本病的发生可能与慢性炎症、退行性变、化学或机械刺激、代谢异常、先天性素质等有关。病理主要表现为小结节内可见软骨灶和骨化灶。

（二）临床表现

多见于 50 岁以上,男性多于女性。通常无症状,可有呼吸困难、干咳、咳痰、咯血等症状。

（三）影像学表现

早期可见气管软骨环处(一般不累及气管的后部膜性部分)向管腔内突出的小结节状影像。CT 值较高,部分钙化为骨性密度。大小 1～7mm 不等,多为 2～4mm。一般黏膜下高密度钙化影与气管环不连接。可累及叶支气管。病变严重者可有气管支气管壁增厚、气管环钙化、多发性骨化及软骨结节、长段管腔狭窄。

（四）鉴别诊断

多发黏膜下高密度钙化小结节并突向管腔内是气管支气管骨软骨形成症的较特征性表现。而且由于多不累及气管的后部膜性部分而与复发性多发性软骨炎、气管淀粉样变（也可有管壁钙化）不同。

九、复发性多发性软骨炎

本病主要累及全身软骨组织和含有多量粘多糖类的组织。

（一）病因病理

病因尚不明，可能与黏多糖代谢异常及自身免疫性血管炎（属结缔组织疾病）有关。病理改变为软骨破坏和结缔组织增生。可见嗜碱染色的软骨早期丧失，可发展到软骨结构的溶解和碎裂。病变边缘处有纤维结缔组织向内生长，最后替代损伤的软骨，而过量生长导致气道狭窄，并可有管壁塌陷。可累及喉和气管，甚至累及主支气管等。

（二）临床表现

以40岁左右多见，男女发病率相近。临床可见两个或两个以上部位的软骨反复发生炎症。早期表现为声音嘶哑（喉受累），甲状软骨处可有触痛。耳、鼻软骨受累可有相应表现，如耳郭红肿、听力下降。气道受累约占半数，有咳嗽和呼吸困难。总之，其主要特点为多关节炎、动脉炎、葡萄膜炎和复发性软骨炎，反复肺部感染是患者发病和死亡的主要原因。

（三）影像学表现

X线一般摄颈部软组织侧位及气管正位体层片，可显示气管软骨环塌陷导致的气管狭窄。喉部狭窄需造影检查；影像学表现为真假声带肿胀、活动受限，声门下及气管管壁增厚、管腔狭窄。骨关节间隙增宽，骨质疏松。

总之，主要表现为：①较广泛的、长段的气管、主支气管狭窄和腔壁增厚、钙化，还可累及中间段和上、下叶支气管。②杓状软骨和环状软骨肿胀、密度增高及钙化。③肺内常合并肺炎和肺气肿改变。

（四）鉴别诊断

弥散性中央气道狭窄除复发性软骨炎外，主要还有溃疡性结肠炎、淀粉样变、结节病、韦格纳肉芽肿、气管支气管骨软骨形成症和各种感染，并均可有气管壁增厚、狭窄和钙化。恶性肿瘤偶可引起弥散性中央气道狭窄。军刀鞘状气管与弥散性气管狭窄表现相似，是慢性阻塞性肺疾病的表现，亦可有轻度支气管壁增厚伴气管环的钙化。

十、急性支气管炎、支气管周围炎

（一）病因病理

急性支气管炎一般与气管炎并发，常由气管延及支气管。其病因为感染或冷空气与刺激性气雾等，而以感染为常见因素。病原体主要为病毒，亦可为细菌如链球菌或葡萄球菌等。病理上主要涉及气管、主支气管和肺叶支气管。主要侵及黏膜和黏膜下层。有充血、水肿及浆液性或黏液性渗出。细菌感染则呈脓性。

支气管周围炎可以是急性支气管炎向远侧细支气管甚至呼吸性细支气管的继续延续,也可以是支气管肺炎的前驱改变。主要累及叶支气管远端的支气管、细支气管。

(二)临床表现

本病可发生于任何年龄,体质虚弱者更易发生。主要表现为喉痒、咳嗽、白色黏痰或少量黄色黏痰,重者可有发热。

(三)X 线表现

对急性支气管炎,胸片一般显示正常或仅有肺纹理增粗现象,无诊断意义。有时胸片检查是为了观察肺部有无并发炎症或由黏痰所引起的气道阻塞现象,如局限性肺气肿或肺不张。

支气管周围炎或者说支气管周围炎性浸润,X 线表现"肺纹理增强"伴有多发性、绒毛状或界限不清的小结节影,和腺泡实变相似。这些结节和粟粒性结节不同,主要是界限不清晰或呈绒毛样边缘。对大多数支气管肺炎患者而言,这些小结节表现是一时性的,很快被更具特征的小叶式样的、直径 1~2cm 的阴影代替。

支气管周围炎可以是支气管肺炎的前驱病变,但不一定发展为支气管肺炎,故绝不可把其诊为支气管肺炎。

十一、细支气管炎的分型

综合有关文献可将其分为 5 型:①闭塞性细支气管炎(BO),又称为缩窄性细支气管炎;②闭塞性细支气管炎并机化性肺炎(BOOP),又称为增生性细支气管炎、隐源性机化性肺炎;③细胞性细支气管炎,又称感染性细支气管炎;④全细支气管炎,又称为弥散性全细支气管炎;⑤呼吸性细支气管炎(RB)及呼吸性细支气管炎-间质性肺病(RB-ILD)。

上述 5 类细支气管炎的影像学改变是非特异性的,应密切结合临床,且多需活检确诊。

十二、闭塞性细支气管炎(BO)

亦称为缩窄性细支气管炎、细支气管炎闭塞综合征。其病理定义是导致气道腔变窄或阻塞的小气道壁的不可塑性纤维化。

(一)病因病理

与感染、免疫等因素有关,特发少见。其主要病因有儿童时期的病毒、支原体、麻疹等感染,有毒气体、化学物质、刺激性气体的吸入,结缔组织病,器官或骨髓移植及药物(青霉素、可卡因)反应等。此外,中年妇女可出现原因不明的 BO。其病理特点是细支气管壁瘢痕引起的向心性狭窄、平滑肌细胞增生肥大以及黏液栓塞。

(二)临床表现

严重的进行性气道阻塞而致呼吸困难。尽管类固醇治疗可阻止病程发展,但肺功能很少随之改善,因为小气道的瘢痕是不可逆的。继发于小气道感染(主要为腺病毒)的 BO 可导致 Swyer-James 综合征,典型者在 8 岁前即肺泡尚没有完全发育时发病,这个特殊的综合征仅指儿童,其典型影像学表现为:肺野透光度高、肺容量减少,同侧肺门变小,外周血流减少,以及出现空气滞留征。

(三)影像学表现

早期由于肺泡的充气程度较轻平片和常规 CT 多无异常,而呼气相 HRCT 可显示不同程度和范围的空气潴留。随病情进展平片和 CT 可见两肺密度弥散性减低。发病 3~6 个月后可出现弥散性柱状支扩。HRCT 主要表现如下。①直接征象:唯一的征象为细支气管壁增厚,呈小叶中心的分支样影和小叶中心结节。②间接征象:常见的有支气管细支气管扩张、肺密度的马赛克表现及呼气性空气滞留。

十三、闭塞性细支气管炎伴机化性肺炎(BOOP)

亦称为增生性细支气管炎、闭塞性细支气管炎伴腔内息肉、隐源性机化性肺炎(COP,属于特发性肺间质性肺炎的范畴)。其病理定义是指小气道被息肉样肉芽组织填塞(闭塞性细支气管炎)以及蔓延到气道远端肺泡的扩散过程(机化性肺炎)。BOOP 曾经与 BO 相混淆,1985年英国学者将其作为一种临床病理学类型从 BO 中独立出来。

(一)病因病理

本病特发多见,亦可与感染有关。一些特发性病例与结缔组织疾病、自身免疫性疾病、药物反应以及骨髓和肺移植等相关。其病理改变为细支气管、肺泡管、肺泡囊内成纤维细胞导致的不完全纤维化或颗粒状息肉形成,在细支气管肺泡周围出现巨噬细胞、单核细胞浸润,其管腔内有局限性纤维化。

(二)临床表现

平均发病年龄 55 岁。多呈亚急性,病程短,症状可持续 2~6 个月(平均<3 个月)。表现为咳嗽、咳痰、呼吸困难、发热、不适以及体重下降。与 BO 的区别是:BOOP 为亚急性病,而不像 BO 为慢性病;肺功能试验是限制性的,而不像 BO 以阻塞性改变为主,而且 BOOP 类固醇治疗有效。

(三)影像学表现

BOOP 的 X 线和 CT 可见单侧或双侧磨玻璃样变或片状实变,具有胸膜下分布的倾向,也可主要在中央沿支气管血管结构周围蔓延。本病可出现小结节(<1cm)和大结节(>1cm),并可见空气支气管征。

典型 HRCT 表现为:①片状实变或磨玻璃影,通常为胸膜下或支气管旁分布;②小叶中心结节;③肺病变区内支气管壁增厚或扩张;④碎路石征(即磨玻璃影伴小叶间隔增厚)亦常见;⑤还可见不规则线状影及胸膜下轻度的蜂窝影、胸膜渗出。以①最常见。

十四、感染性细支气管炎

又称细胞性细支气管炎。本病是指支气管壁和腔内急性、活动性炎症的过程。儿童急性细支气管炎即属此病范畴。

(一)病因病理

急性感染性细支气管炎是其原因之一,包括病毒、支原体、流感嗜血杆菌、结核、曲霉菌感染等,以炎性细胞浸润为特征。在婴儿呼吸道合胞病毒感染亦是常见原因。其他与哮喘、吸入性肺炎、慢性细支气管炎和过敏性肺炎有关。病理可见上皮细胞脱落坏死、管腔内充满炎性渗出物及脱落的上皮细胞,使管腔部分或完全阻塞。成年人的感染性细支气管炎是可逆的。

(二)临床表现

急性感染性细支气管炎常见于婴幼儿。临床以发热、气短、喘息、过度充气为主。

(三)影像学表现

HRCT 表现:①外周小叶中心的线状或结节状阴影即所谓的"树芽征"。②另一表现是小而边界不清晰的小叶中心结节,均匀、弥漫分布,高度提示高敏感性肺炎。③还常见非特异性斑片状、磨玻璃状高密度灶,说明可能伴随感染引起的支气管肺炎。④间接征象有空气潴留、亚段肺不张。

急性细支气管炎 X 线表现主要引起弥散性空气积聚,肺过度充气,透光度增高,甚至胸廓轻度扩大的阻塞性肺气肿征象。典型者可见肋间膨出征而无肺实质阴影,但有时可见小点状阴影,为支气管周围炎表现。诊断本病时应排除其他呼吸困难的病变。急性细支气管炎可以是支气管肺炎的前驱病变,但不一定发展为支气管肺炎。

十五、全细支气管炎

又称为弥散性全细支气管炎,是原因不明的慢性炎症。在北美和欧洲少见,是亚洲人种的一种特发感染的肺部疾病,尤其多见于日本男性。

(一)病理

为呼吸性细支气管的单核细胞炎症。其特征包括细支气管的淋巴细胞渗出引起管壁增厚,支气管扩张引起的分泌物和泡沫样巨噬细胞填充于有慢性炎症的气道和与之相邻的肺泡。炎症范围从小叶中央的气道到相邻的间质,不累及气腔。后期可出现细支气管腔狭窄,伴有病变部位近端细支气管扩张。

(二)临床表现

由于呼吸道的反复感染,多表现为非特异性进行性呼吸困难、咳嗽、咳痰、肺功能损害。大多抗生素(红霉素)治疗有效,但长期预后仍较差。

(三)HRCT 表现

结节样表现和小气道分支不透光影主要沿小叶中央分布即树芽征,是小气道嵌塞所致。常伴轻度柱状支气管扩张,少数可见马赛克表现。可发展为闭塞性支气管炎(BO),且可继续进展为 BOOP。

十六、呼吸性细支气管炎及呼吸性细支气管炎-间质性肺病

(一)呼吸性细支气管炎(RB)

又称为"吸烟者"的细支气管炎。是大多数吸烟者肺组织学的表现。

1.病理

其特征为呼吸性细支气管轻度慢性炎症和呼吸性细支气管及相邻肺泡内巨噬细胞及色素

聚集,伴有细支气管周围轻度纤维化。

2.临床表现

很少有临床症状和胸片的异常表现,肺功能检测轻度受限、通气量减少。

3.HRCT 表现

X 线平片没有异常。HRCT 仅少数有异常表现,最常见的是散在分布的磨玻璃样及小叶中心的微小结节密度灶。同时上叶区域常见肺气肿。

(二)呼吸性细支气管炎-间质性肺病(RB-ILD)

是指有症状的呼吸性细支气管炎,该类患者有大量吸烟或长期接触烟草史。其病理和影像学类似于间质性肺炎的改变,故称为 RB-ILD

1.病理

其特征为呼吸性细支气管及相邻肺泡内巨噬细胞及色素聚集,同时伴有中度细支气管周围的间质纤维化增厚。尽管组织学与 RB 相似,但 RB-ILD 有大范围的肺实质组织受累。

2.临床表现

常常表现为慢性咳嗽、呼吸困难和限制性肺功能障碍。停止吸烟后症状改善。

3.HRCT 表现

X 线平片可显示肺纹理紊乱及肺气肿表现。HRCT 常表现为磨玻璃样密度影或小叶中心结节、支气管壁增厚、线状或网状小叶间隔增厚、肺气肿、肺膨胀不全,亦有学者发现与脱屑性间质性肺炎的病变相似。有的亦可无明显异常。

十七、支气管哮喘

哮喘是非特异性炎症,大小气道均可受累。

(一)病理

其病理学改变是多细胞参与的,其炎细胞与炎性介质均处于活动状态而组成复杂的细胞网,可减轻炎症,但同时可导致气道重塑,从而使大小气道内腔发生改变。哮喘患者的炎性反应主要出现在外围的中央气道。有研究发现在大小气道同时出现 T 细胞、嗜伊红细胞的聚集,同时活动性嗜伊红细胞出现在小气道的数量多于大气道。哮喘引起的气体交换异常部分原因在于小气道。其他病理改变包括上皮受损、倒伏、气道壁纤维化、平滑肌细胞肥大及血管扩张等均可导致气道壁增厚。

(二)临床表现

①外源性哮喘:即过敏性哮喘。多有明显季节性,发作前有致敏源接触史。可分为前驱期、发作期和缓解期。发作期以发作性、呼气性呼吸困难为突出症状,两肺满布哮鸣音,以呼气末更明显。②内源性哮喘:多指感染性哮喘而言。其发作期较长,当感染控制后哮喘可缓解,但不易彻底。内源性哮喘还包括药源性、职业性、神经精神性、运动性等。

(三)X 线表现

大多数患者胸平片正常。

重症或慢性哮喘:①肺气肿,膈肌低平,胸骨后间隙增宽;②膈肌活动受限。

支气管壁增厚(双轨征):不具特异性,慢性支气管炎、肺泡纤维化、支气管扩张、肺水肿也可有此表现。

十八、慢性支气管炎

本病是指气管、支气管黏膜及其周围组织的慢性非特异性炎症。支气管内长期产生多量黏液分泌是其主要症候。

(一)病因病理

本病的致病因素有细菌或病毒感染、空气污染、吸烟、气候变化、过敏反应等外界因素和患者机体抗病能力低下、自主神经功能失调及内分泌功能减退等内因。病理可见支气管黏液腺体增生、腺管增宽,支气管内分泌物增多、黏稠,常堵塞小支气管。支气管黏膜充血、水肿、上皮细胞萎缩、鳞状上皮化生。支气管管壁弹性纤维破坏及增生,支气管周围慢性炎症及纤维化。可合并肺内炎症、肺气肿、肺间质纤维化和肺源性心脏病。

(二)临床表现

咳嗽、咳痰,严重时有发热、喘憋和呼吸困难。临床诊断标准为慢性和复发性咳嗽、咳痰,每年至少持续发病 3 个月,并连续 2 年或 2 年以上;如每年不足 3 个月以上,而有明显的客观依据(如 X 线表现、肺功能异常等)亦可诊断。但临床诊断必须排除其他肺部疾病。临床分为 2 型:①单纯型,仅有反复咳嗽、咳痰者。②喘息型,除咳嗽、咳痰外尚有喘息,可闻及哮鸣音。

(三)X 线表现

慢性支气管炎患者是否出现 X 线表现和特异性表现与病史长短有重要关系。粗略统计 50％无异常发现,其余 50％也并非一定出现特异性表现,所以放射医师对慢性支气管炎的诊断必须结合病史。许多人将肺纹理显著、肺野过度充气、肺血量减少、管状阴影列为对慢性支气管炎有诊断意义的 X 线征象,这些征象实际已属慢支的后期表现,其中肺野过度充气和肺血量减少是由肺气肿所造成。

其 X 线表现可分为单纯型和喘息型。前者主要为支气管改变,后者则有明显弥漫型肺气肿征象。其基本 X 线征象如下。①肺纹理增浓、增粗、扭曲变形,并伸达肺野外带,主要见于单纯型。②肺纹理纤细:主要见于喘息型。③支气管壁硬化:形成管状阴影或称双轨征,也可见于支气管扩张。④肺纤维化:可呈网格状、小点状甚至呈绳索状(状如麻团)。⑤肺野透光度增强(见于喘息型)或减低(见于单纯型或伴有弥漫性间质性病变者),并可见肺大疱。⑥膈的位置低平及深呼吸肺野透光度差减少。⑦肺动脉高压及肺心病:肺门区肺动脉增粗,右下肺动脉干宽>15mm;肺心病时右心室增大。⑧支气管造影检查最为特征的表现是造影剂通过增生扩张的腺管充盈到增生支气管黏液腺内显示为憩室状突起,常见于 1～2 级大支气管。

总之,上述改变并非慢性支气管炎所特有。CT 检查可提供更多、更可靠的影像学征象。

(四)鉴别诊断

本病所引起的肺间质纤维化与特发性肺间质纤维化等表现相似,但慢支常引起肺气肿改变,且有显著的胸廓增大和膈位置下降。

十九、支气管扩张症

本病是指 1 支或 1 支以上支气管不可逆性增宽的慢性疾病。

(一)病因

分为以下两类。

1.先天性

①纤毛无运动综合征：为常染色体遗传性疾病，由于呼吸道纤毛和精子尾部运动障碍，导致支扩和男性不育。②先天性免疫球蛋白缺乏症：即低丙种球蛋白血症。③肺囊性纤维化。此外，先天性支气管扩张、内脏反位和鼻窦炎三联征称为 Karta-gener 综合征。

2.后天性

基本原因是感染、阻塞和牵拉，三者互为因果。见于慢性肺炎、肺结核、肺纤维化晚期等。由化脓菌和病毒感染所致者多位于两下肺；继发于结核或其他肉芽肿病变者多位于上叶和下叶上段；过敏性支气管肺曲菌病可引起肺中央部支扩，而周围无扩张。

(二)病理

根据其形态分为 4 型：①柱状；②静脉曲张状；③囊状；④混合型。

(三)临床表现

有咳嗽、咳痰、咯血三大症状。往往是多量臭味脓痰，发热、胸痛亦为常见症状。极少数患者无咳嗽、咯痰，只有反复咯血，临床上称为"干性支气管扩张"。

(四)影像学表现

支气管扩张平片约有 10% 无明显异常。

1.X 线平片

粗乱的肺纹理中见到杵状、管状阴影或囊状、蜂窝状阴影为其较为特征的表现。囊状影直径约 0.5～3cm，其内可见小液平。其他如肺纹理增强、肺实质炎、肺不张等均不是支气管扩张所特有。即使看到上述特征性改变，亦不能从平片上确定受累范围，需支气管造影以明确诊断和确定范围。

先天性支气管扩张，常在肺发育不全的基础上发生。其典型表现是在实变肺(不发育肺)内有多个圆形透光影，可为一侧或两侧。

2.支气管造影

支气管造影有 5 种表现类型。①柱状扩张：呈柱状或杵状。②囊状扩张：病变多侵犯 5～6 级以下的细小支气管。③混合型：柱状和囊状混合存在。④局限梭形扩张：少见，多在肺亚段或其分支，但其上下支气管腔均正常。⑤曲张型：支气管扩张重，外形不规则，结核性扩张可状如鸡爪。

3.CT 表现

高分辨率 CT 对支扩的诊断很有价值。其诊断标准为：①某一支气管的远端大于或等于近端；②胸壁下 1.0cm 范围内见到支气管；③支气管内径与伴随的肺动脉横径之比≥1.5(呈椭圆形时，以短轴为准)。其 CT 表现主要如下：

（1）柱状扩张：根据支气管与扫描层面的关系（平行、垂直或斜交）而形成双轨状、圆形或椭圆形透亮影。圆形扩张的支气管与伴行的肺动脉断面构成图章戒指（印戒）样称为"印戒征"，有助于支扩的诊断。如扩张的支气管内被黏液所充填，则表现为与血管伴行且粗于血管的柱状或结节状高密度灶。

（2）静脉曲张型扩张：呈不规则串珠状。当与扫描层面垂直或倾斜时呈囊状或柱状扩张的表现。

（3）囊张扩张：表现为多数散在或簇状分布的囊腔，直径 0.5～3cm，其内可见液平面，一般位于肺野内中带。如果这种囊腔从肺门到肺周排成一行或多个囊腔集成一簇时，强烈提示为支扩（图 2-2-1）。如囊内充满液体则呈一串葡萄状。

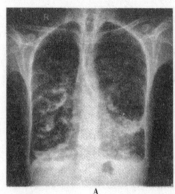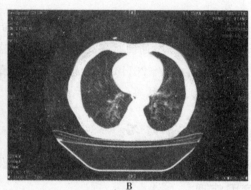

图 2-2-1　支气管扩张（A、B 非同一患者）

A.左右肺中下野可见许多大小不一囊状透光影，部分可见液气平面；B.左右肺下叶有从肺门到肺周排列的成排和成簇的囊腔

（五）鉴别诊断

1.弥漫性肺纤维化

因肺弹性阻力及胸腔内负压的增加，支气管可呈特征性的"塞钻状"扩张表现，但这种牵引性支扩与常见的支扩病因不同，也无相似症状。

2.组织细胞增生症

组织细胞增生症有时可见似支气管扩张的囊状改变，多代表空洞性肉芽肿。病变多位于上、中叶，并伴有结节。

3.巨气管支气管症

巨气管支气管症位于中央部，无支气管壁增厚有助于鉴别。

4.卡氏肺囊虫肺炎，多发性空洞性肺肿瘤

尤其是来自肺泡癌者，也可误为支扩。但这些病变无连续性。

二十、支气管黏液栓塞

黏液栓塞是橡皮样黏稠的痰栓塞于支气管内，一般见于肺段或亚段支气管。

（一）病因病理

主要见于哮喘病，有时见于过敏性曲菌病、黏稠物阻塞症或慢性支气管炎患者。黏液栓子呈灰绿色,可长达1～3cm,宽1～2.5cm。其所在支气管管腔因栓子的不断扩大而扩张,管壁可有感染、重者软骨破坏等。

(二)临床表现

可无症状,而偶然发现。有的可表现为发热、咳嗽,干咳或有黏痰,胸痛或咯血。有的可咳出橡皮样质地的痰栓。

(三)影像学表现

X线平片呈圆形、椭圆形密度增深阴影,边缘清晰、光滑。病灶有时多发,呈"V"形或"Y"形,甚至手套状或一串葡萄状,尖端指向肺门。多见于肺段或亚段支气管,以上叶多见。因有侧支通气,往往无不张征象。如有不张,黏液栓不易辨认。黏液栓塞亦可引起阻塞性炎症、脓肿或支气管扩张。

CT检查对黏液栓塞的诊断优于平片,当支气管与CT扫描层面平行时呈"V"形、"Y"形或多个分支条状、手指状、一串葡萄状稍高密度灶,尖端指向肺门;支气管与扫描层面垂直时呈结节状影像。其CT值为-5～20Hu,黏液浓缩后CT值30～50Hu。如有不张,在不张的肺内黏液栓可呈上述条状、分枝状等低密度灶。

二十一、支气管结石

支气管腔内有钙化物质存在称为支气管结石。本病为少见病。

(一)病因病理

多与感染有关。在欧美以组织胞质菌引起者多见。我国则以结核病引起者常见,其次为肺炎、支扩、肺脓肿等,极少数为真菌病、寄生虫感染所致。结石成分85%～90%为磷酸钙,10%～15%为碳酸钙。

来源:①最多见的是钙化的淋巴结向支气管穿破;②支气管软骨坏死钙化,而后与支气管分离脱落入管腔内;③吸入的支气管异物形成结石核心而继发钙化;④支气管扩张时富于钙盐的分泌物滞留与凝结;⑤肺内钙化灶向支气管腔内穿破。

(二)临床表现

可有咳嗽、咳痰等呼吸道感染症状或咯血丝痰。有的患者诉有小结石咳出。

(三)X线表现

支气管结石的X线表现为钙化阴影,密度甚高,边缘不规则,2～8mm大小,位于肺门及其附近。连续复查胸片见单个钙化消失或多个钙化灶数目减少,与结石咳出有关。形态和位置的改变可作为该病的诊断依据之一。此外,结石阻塞支气管可产生肺不张、阻塞性肺炎或黏液潴留。体层摄影和CT有助于确诊。

二十二、气管、支气管异物

气管、支气管异物多发生在幼儿,临床多依靠病史、症状和体征及普通X线检查进行诊断。

(一)临床表现

临床一般分为4期。①异物进入期:因异物突然刺激,当即出现剧烈咳嗽和气梗。②安静期：异物停留后，症状可暂时减轻或不明显。③阻塞期：由于异物存留和黏膜肿胀，出现喘鸣、气短、阵咳和呼吸困难。④并发症期：并发支气管或肺部感染，有发热、咯脓或血痰等。

（二）X 线分期

有文献根据病史及 X 线表现将其分为 3 期。①双向通气期：异物进入 24 小时内，无阳性 X 线表现。②活瓣期：异物吸入气管内 12～48 小时，X 线示患侧肺气肿，纵隔向健侧移位。③活瓣关闭期：超过 48 小时，X 线示患侧肺不张，纵隔向患侧移位。但影响 X 线表现的因素还有异物的大小、形态和性质。

（三）X 线表现

1.气管异物

较小的气管异物 X 线检查可无明显异常。其 X 线表现如下。

(1)直接征象：金属异物可由 X 线直接显示。气管内扁平状异物的最大径面呈矢状位，即在正位上异物呈条状影，侧位上才显示出最大径面的片状影。非金属异物可借助腔内气体的对比显示其轮廓。

(2)间接征象：在透视或呼吸两像摄片对比下，较常见为两肺透光度高，横膈运动幅度减弱。明显者还可见呼吸两像心影大小反常变化，即吸气像时心影反常增大，呼气像时心影反常变小。这种奇特现象的形成机理是：吸气时声门及气管扩张，气体尚可进入两肺，而呼气时气管收缩，加重异物阻塞，排气受阻，致两肺充气扩张，故呼气时心脏纵隔被肺气肿挤压以致变窄。这种心影大小反常变化还可见于双侧支气管或气管加支气管异物，以及喉异物。

气管异物如移动或位于气管下端偏于隆突一侧，可类似支气管异物表现，颇难由 X 线征象鉴别。

2.支气管异物

支气管异物下叶支气管远较上叶支气管为多，且右侧较左侧多 1 倍以上。右下支气管为异物最常见的部位。其原因为右主支气管行径较直向下，气管隆突位置偏左，以及右主支气管管腔较大和气流较大，故异物较易吸入右下支气管内。也有统计笔帽易进入左支气管内，可能为左支气管较细长，笔帽易嵌留之故。

(1)直接和间接征象：不透光异物可直接显示，透光支气管异物常见的 X 线表现如下：①肺气肿；②肺不张；③纵隔摆动；④横膈运动或位置异常；⑤肺部炎症性改变，除一般肺炎外，有的可形成肺脓肿、支气管扩张、胸膜炎，甚至脓胸；⑥支气管腔形状改变，异物在管腔的阴影所致。

(2)支气管异物的位置判断：如果患侧出现局限性肺气肿或一侧肺气肿、肺不张、肺部炎症不难诊断，但在早期多依据纵隔摆动而定位。①如果吸气时纵隔居中，呼气时移向一侧，则为呼气性活瓣阻塞，且异物位于呼气时所移侧的对侧。②如果吸气时纵隔偏向一侧，呼气时纵隔居中，则为吸气性活瓣阻塞，且异物位于吸气时所移向的一侧。

有时气管、支气管异物可出现多发性肺部改变，破裂的异物也可同时存在于不同支气管内，产生多部位改变，定位诊断较为复杂困难。CT 可有利于异物的显示和定位（图 2-2-2）。

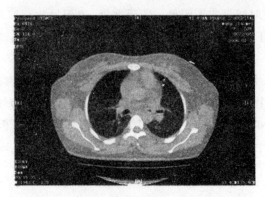

图 2-2-2　支气管异物

左侧支气管内有结节状高密度灶，为吸入的大蒜碎块

二十三、气管、支气管损伤

（一）病因病理

本病可因挫裂或穿通伤引起，造成大气管的完全断裂或不完全断裂。挫裂伤造成的断裂好发于气管隆嵴下 2cm 左右处。

（二）临床表现

患者咳嗽、咯血及呼吸困难。因有张力性气胸存在产生广泛纵隔、皮下气肿，尤以颈部的气肿为著。

（三）X 线表现

①气胸和纵隔气肿：外伤患者如有张力性气胸和纵隔气肿而无胸腔积液，应首先想到气管、支气管裂伤。②环绕气管、支气管的透亮气带影。③主支气管柱突然中断或成角变形。④严重的支气管完全断裂可使一侧不张的肺完全脱离肺门坠入胸腔的最低部，称为肺坠落征。卧位投照萎陷肺可向外上移位，称为肺浮动征。肺坠落征和肺浮动征是一侧主支气管断裂的特征性间接征象。⑤急性期和慢性期均可发生肺不张。⑥可合并胸骨和第 1～3 肋骨骨折。⑦可有气管狭窄、气管食管瘘、纵隔炎或支扩等并发症。

CT 检查可弥补 X 线平片的不足，可以更直接的显示气管、主支气管柱的中断、闭塞、移位和成角畸形；对纵隔及皮下气肿的检出率高于 X 线平片。

二十四、气管、主支气管肿瘤

本病是引起气道慢性梗阻的重要原因之一，极易漏诊和误诊。

（一）病理

1.良性肿瘤

良性肿瘤占成人原发性支气管肿瘤的不到 10%。主要有乳头状瘤、纤维瘤、平滑肌瘤、错构瘤、软骨瘤、神经纤维瘤、脂肪瘤等。

2.恶性肿瘤

①成人原发性气管肿瘤中 90% 为恶性肿瘤。最常见的为鳞状细胞癌和腺样囊性癌（分别

占 55％和 18％～40％），少见的有腺癌、类癌、黏液表皮样癌、软骨肉瘤、平滑肌肉瘤及恶性淋巴瘤等。②主支气管最常见的是非小细胞肺癌，所谓"腺瘤"通常主要指类癌。③气管转移瘤可继发于食管、甲状腺、纵隔和肺等恶性肿瘤的血行转移或直接侵犯。此外，还可继发于肾癌、黑色素瘤、其他腺癌和肉瘤等。

（二）临床表现

早期为间断性咯血，但常无任何症状。肿瘤增大后因气管阻塞而表现憋气、气喘、呼吸困难和肺内感染。恶性者转移至邻近脏器可出现相应症状。

（三）影像学表现

1.良性肿瘤

良性肿瘤向腔内突出的孤立的、直径＜2cm、边缘光滑的圆形结节。气管壁一般无增厚、受侵。肿瘤位于远端时可阻塞主支气管引起肺不张及炎症。软骨瘤密度较高；错构瘤具有骨、软骨及脂肪的 CT 值；脂肪瘤呈脂肪密度。

2.恶性肿瘤

恶性肿瘤多位于气管中下部，近半数位于气管中下 1/3 处。肿瘤早期阶段呈向腔内突出的息肉状或结节状软组织影，结节基底较宽、无蒂，可见气管壁轻度增厚。病变进展形成气管内较大的肿块，管壁明显增厚，可累及管壁一部分或呈环状生长。病变后期向气管周围浸润、软骨破坏，并形成气管外肿块。发生于主支气管者主要表现为肺门肿块和阻塞性改变。约 30％～40％直接侵犯纵隔引起纵隔及肺门的淋巴结增大；颈部气管肿瘤可直接侵犯喉部；胸膜转移可引起胸水及胸膜结节。

（四）鉴别诊断

①恶性肿瘤与良性肿瘤的主要区别为管壁增厚，无管壁增厚时与良性肿瘤不易鉴别。②气管结核的狭窄范围长，可累及主支气管及叶、段支气管，肺内有结核灶。③气管恶性肿瘤向内外生长，管壁增厚，肿块跨越管壁，可与纵隔肿瘤鉴别。但纵隔恶性肿瘤侵及气管壁有时鉴别困难。一般说纵隔肿瘤多使气管移位，而气管肿瘤多无气管移位。如肿瘤位于气管后壁可向后压迫食管出现吞咽困难，但食管黏膜正常，呈受压表现。

第三节　肺部炎症

一、概述

（一）分类

1.按病因学分类

①感染性：最常见。包括细菌、病毒、真菌、支原体、立克次体、衣原体、钩端螺旋体和寄生虫感染等。②理化性：包括毒气、毒物、药物和放射线等。③免疫和变态反应性：包括过敏性和风湿热等。

2.按解剖学分类

①大叶性:是指炎症累及整个肺叶或多个整肺叶,也称为肺泡性肺炎。②小叶性:是指炎症累及细支气管、终末细支气管及其远端的肺泡,常为两侧小片分布,有融合趋向,也称为支气管肺炎。③间质性:是指炎症主要累及肺的间质。

(二)几种肺炎的病理及影像学表现

见表 2-3-1。

表 2-3-1　几种肺炎的病理及影像学表现

菌种	病灶范围	肺泡渗出物性质	影像学表现
肺炎球菌	大叶,可有灶性	主要为纤维素性,分期明确	大片均匀高密度影
葡萄球菌	主要为灶性,可有大叶	为脓性	广泛分布多见。大小形态不一的斑点、斑片、片状或团絮状影。肺气囊有特征性
链球菌	主要为灶性,大叶少见	浆液-脓性	以肺泡实变为主的多发斑片状影和以间质改变为主两种形式
流感杆菌	主要为灶性,大叶少见	浆液-血性	多为斑片状影,也可呈肺段及大叶实变影
克雷伯杆菌	为大叶性或灶性	同大叶性肺炎,但分期不明确	大叶及斑片状影,易形成脓腔
绿脓杆菌	主要为灶性,可有大叶	脓性	两肺广泛性的斑片状影,也可呈大叶阴影
百日咳杆菌	主要为间质性	主要为气管、支气管炎,可继发其他感染而渗出物有别	间质性改变,继发其他感染呈斑片状渗出,可有小叶性甚至大叶性肺不张
支原体肺炎	按或不按肺单位(叶、段或肺小叶)	主要为化脓性细支气管炎和肺间质炎症	磨玻璃样或实变
病毒性肺炎	不按肺单位	多为间质性肺炎	磨玻璃样或实变,但实变较淡

(三)肺炎比较特殊的影像学表现

肺炎的病灶分布和形态受支气管-肺泡系解剖特征的影响。此外,还应考虑病原和机体反应因素,使肺炎的影像学表现复杂化、特殊化。肺炎比较特殊的影像学表现为:①肺水肿样表现;②包裹性胸膜炎样表现,但边缘模糊;③单发或多发的大团块状病灶;④一侧肺多叶实变;⑤粟粒或结节病灶表现。

(四)慢性肺炎、机化性肺炎和肺炎性假瘤的内在联系

目前认为 3 者均为肺炎转归期的表现,从病理上讲 3 者是不易区分的。并有人认为机化性肺炎是慢性肺炎的一种类型,甚至认为球形肺炎是慢性肺炎的一种特殊形态表现。亦有人认为将肺炎不完全吸收或延迟至 4~8 周后吸收的肺炎称为机化性肺炎。慢性肺炎和机化性肺炎均有局限性和弥漫性、实质性和间质性之分。但影像学多将局限性慢性肺炎、局限性机化性肺炎和炎性假瘤作为慢性炎块进行集中研究。可是无论从影像上还是临床上似乎区别局限

性慢性肺炎和局限性机化性肺炎是困难的。有人认为局限性机化性肺炎是不可逆的、不需治疗的,但多数学者认为抗感染治疗病变范围可以缩小甚至完全消失。国外有学者建议对可疑局限性机化性肺炎抗感染治疗、动态观察 1 个月以利于确诊,局限性慢性肺炎抗感染治疗多是有效的。同样急性肺炎也可呈结节状或肿瘤形状,但抗感染治疗 2~4 周吸收,而炎性假瘤经 3 个月或更长时间无变化。

二、大叶性肺炎

(一)病因病理

大叶性肺炎最常见的致病菌是肺炎双球菌。克雷伯杆菌亦可呈大叶性实变,但病情较重,由于渗出物比重高,最易使肺叶膨胀并产生组织坏死和空洞。此外,链球菌、流感嗜血杆菌、绿脓杆菌和大肠杆菌偶可呈大叶性。大叶性肺炎是由小的感染性颗粒作为病源被吸入到肺的外周,并在该处引起反应灶。起初组织反应渗出液进入肺泡间隙,继而进入气道及肺泡。当肺泡充盈后,渗出液通过肺泡孔和 Lamber 小道播散到邻近肺小叶及肺段,并不经支气管血管束或肺间质播散。病变不经细支气管播散,故大叶性肺炎常不随肺段分布。更确切地说在病程早期,大叶性肺炎所产生的阴影似乎侵及多个肺段。诚然,由于肺炎的早期诊断和抗菌药的治疗,常使病变早期得到控制。所以,典型的大叶实变较少遇到。同样,把肺段性实变认为是大叶性肺炎的表现形式亦是错误的。

病理分期:大叶性肺炎典型变化分为 4 期。①充血期:发病后 12~24 小时。②红色肝样变期:发病后 2~3 天。③灰色肝样变期:发病后 4~6 天。④吸收消散期:发病后 7~10 天。

(二)临床表现

多在发病前有受凉、过度劳累或上呼吸道感染。起病急骤,先有寒战、高热、胸痛,痰较黏厚或有典型的铁锈色痰。下叶肺炎刺激膈胸膜导致的疼痛可放射到上腹部。实变期局部叩诊浊音、语颤增强、呼吸音减低和啰音等。实验室检查白细胞计数和中性粒细胞均升高。

(三)X 线表现

1.充血期:X 线平片通常不易发现或仅见病区局限性肺纹理增粗、增浓。下叶肺炎同侧膈肌可轻度升高,动度受限,亦可出现极淡的云雾状影。CT 表现为磨玻璃样高密度影,界限不清。

2.实变期:表现为呈大叶性或肺段性分布的高密度实变区。其内肺纹理消失,可见支气管充气征。炎症实变的肺叶体积一般与正常时一致。

3.消散期:病变吸收,实变区密度逐渐减低,呈散在的、大小不一和分布不规则斑片状高密度灶。进一步吸收病变区仅留下少许条索状高密度灶,最后多恢复正常。在少数病例,特别是老年患者,全部吸收可延迟到 3 个月或更长时间,甚至演变为机化性肺炎。

此外,在诊断肺炎时,还应注意认识以下两个征象。①廓影征:又名剪影征、边缘掩盖征。当与纵隔横膈相邻的肺组织发生实变时,则实变的肺附近的纵隔、横膈边缘就变得模糊,这种现象叫廓影征。如果发现左、右心缘模糊,常表示有舌叶或右中叶的病变。如肺下野心缘旁发现大片阴影,若心缘清楚,则说明病变与心脏距离较远,可能为下叶病变。降主动脉位置偏后,若病变使降主动脉轮廓模糊或消失,则病变靠后。同样,升主动脉靠前,主动脉左缘偏后,亦可根据它们判断病变的位置。此征对纵隔肿瘤的前后定位同样有意义。②运动边缘线:是指肺部急性炎症时心脏搏动的边缘形成的一条透亮线。其产生机制一般认为是:当肺部急性炎症时,肺组织由于炎性渗出而变模糊,但靠近心脏和大血管边缘的肺组织受心脏搏动而产生的挤压、按摩作用,其炎症容易吸收消散,从而产生一弧形透亮线。由于这一透亮线系心脏的搏动而产生,所以称为运动边缘线。此征象易产生于肺部急性炎症,而且多见于成人大叶性肺炎、小儿的支气管肺炎等。

(四)鉴别诊断

1.支气管肺炎

①大叶性肺炎充血期表现为局限性肺纹理增粗、增浓或磨玻璃样高密度影。而支气管肺炎早期呈较弥漫的支气管炎、支气管周围浸润征象,HRCT 呈"树枝发芽征"。②大叶性肺炎于实变期呈均匀的密度增高影,无多灶性分布的特点。如呈大叶性,将呈现其相应形态,可有空气支气管征。肺叶体积一般变化不大。而支气管肺炎呈多灶性、界限不清的腺泡结节状或小片状实变影,可融合成片,但仍有多灶性征象。③大叶性肺炎的吸收消散期,可呈散在的、大小不一的和分布不规则的斑片状甚至条索状阴影,其后逐渐恢复正常,在少数病例可演变为机化性肺炎。而支气管肺炎的吸收一般不遗留下条索状影,但融合成片者亦可演变为机化性肺炎。

2.大叶性肺不张

大叶性肺不张亦可呈大叶性实变,但肺容积缩小、叶间裂凹陷,邻近组织器官向病变区移位。

3.干酪性肺炎

干酪性肺炎多见于右上叶,其实变为多中心性团絮状干酪灶的融合。其密度较大叶性肺炎高,但不均匀,其中见不规则空洞。邻近肺组织内常有支气管播散灶。结合临床可予以鉴别。

4.病毒性肺炎或支原体肺炎

病毒性肺炎或支原体肺炎有时也可出现肺部大片实变,但病变不按肺的解剖单位分布,称为假大叶肺炎或肺炎假大叶。此种假大叶肺炎缺少以叶间裂为界的整齐边缘,常跨叶侵犯,可实质与间质病变混合存在。

5.大叶性肺炎甚至支气管肺炎

大叶性肺炎甚至支气管肺炎在吸收过程中密度不均,但密度较结核低,无增生性、干酪性病灶表现;肺炎吸收时有纤维化表现,但无结核各种病灶混杂的特点。尽管如此,大叶性肺炎消散期、结核、支气管肺炎三者的鉴别仍可能有困难。

三、支气管肺炎

亦称为小叶性肺炎。主要发生于婴幼儿、青少年和老年体弱者。

(一)病因病理

常见的致病菌为肺炎双球菌、金黄色葡萄球菌、链球菌及嗜血性流感杆菌。此外,亦可为病毒和支原体引起。本病常为麻疹、百日咳、流感后的并发症。支气管肺炎的主要受损部位是在终末及呼吸性细支气管。本病以急性支气管炎或细支气管炎开始。如为毒性较剧的金黄色葡萄球菌和变形杆菌等,则坏死性支气管和细支气管炎能导致肺小动脉的栓塞。这些炎症反应经过细支气管壁而侵犯肺泡壁,随之而来的渗出液和炎性细胞进入肺泡造成小叶实变。肺泡内充满水肿液、血、多形核白细胞、透明膜和细菌。因为易致细支气管不同程度的阻塞,可出现小叶性肺气肿或肺不张。坠积性肺炎与患者的习惯性卧床体位有关。

(二)临床表现

发病急骤,有寒战、高热、咳嗽,咳稀薄粉色痰、脓性痰或血性痰,常有胸痛、呼吸困难。体检无明显实变,双肺有啰音。实验室检查包细胞计数和中性粒细胞可升高。

(三)X 线表现

早期呈较弥漫支气管炎、支气管周围浸润征象,即多发性、绒毛样或界限不清的小结节影,亦可表现为肺空气积聚现象。小叶实变后呈多灶性、界限不清的腺泡结节状或小片状实变影,可融合成片,但仍有多灶性征象。病变以两肺下叶、内中带为多见。支气管肺炎的吸收一般不遗留下条索状影,但久不消散的支气管肺炎可引起支气管扩张,融合成片者可演变为机化性肺炎。

美国著名的放射学家 James. C. Reed 认为:支气管肺炎常累及支气管和细支气管,所以偶可同时有支气管狭窄和黏液栓而导致气管阻塞。与大叶性肺炎相比,大叶性肺炎的阴影常呈非节段性分布,且很少出现肺不张。而支气管肺炎的阴影反而常呈节段性或大叶性分布,当然病灶形态仍不失多灶性的特点(并非多发病灶)。支气管肺炎仅局限于叶或段,以及随之而来的肺容积减少较常见,具有这种表现的支气管肺炎有时被称为不张性肺炎。如在其他肺叶也有多灶性阴影,则可诊断;如肺不张为唯一征象,则需结合临床及化验综合分析。

四、球形肺炎

球形肺炎是由细菌或病毒引起的急性炎症,以前者多见,常为肺炎双球菌和葡萄球菌感染。因其在影像学上表现为球形或类球形而称之为球形肺炎。

(一)病理

其机制尚不甚清,可能与下列因素有关:①炎性渗出物通过肺泡孔向周围呈离心性蔓延扩散。②因抗生素的广泛应用,往往使大叶或节段性肺炎的发展受到限制而呈球形;其形成又与病原菌的毒性程度、数量以及机体的反应能力有关。③大叶性或节段性肺炎在吸收消散时可从边缘开始,可能使肺炎呈球状。而且有人认为球形肺炎是慢性肺炎的特殊大体形态。④绝大多数病例病变位于分泌物易于滞留的下垂部位,提示支气管远端黏液潴留形成痰栓,嵌塞在相应的支气管导致阻塞性炎症与肺不张可能是其发病原因之一。

其基本病理变化为渗出、增生和实变。急性者以渗出为主,慢性者以增生硬化为主。

(二)临床表现

病程可长可短,短者1～2周即可吸收,长者可达几个月。有些可有明显的咳嗽、痰中带血、发热和胸痛等,也有些症状很轻或无症状。

（三）X 线表现

①病变呈孤立的球形块影,多为椭圆形或圆形;②病灶的密度取决于病灶的大小及厚度;③病灶边缘可模糊或清楚;④充血征象,可见粗长的增多、增粗、扭曲的血管纹理伸向病区;⑤病变邻近胸膜增厚、粘连或少量胸腔积液;⑥抗感染治疗吸收快,抗生素治疗后 2～4 周即有吸收缩小。

此外,CT 表现病变邻近胸膜时,病灶两侧缘垂直于胸膜,近刀切样边缘,致病变呈方形,国内有学者称为"方形征"。此征具有特征性,无论是堆积式还是伏壁式生长的肿瘤均未见有此特征。

（四）鉴别诊断

1.周围型肺癌

①球形肺炎密度中等,边缘模糊或部分模糊、部分清楚,无典型分叶;而肺癌密度较高,边缘分叶。②球形肺炎密度不均,其间见不规整小空泡状透亮区和支气管充气征;而肺癌一般密度均匀、致密,可有癌性空洞。③球形肺炎周缘有局部充血征,呈粗大而柔和的毛刺;而肺癌有短细毛刺征,无一定方向。④球形肺炎在 1 个月内有倍增,治疗及时 2～6 周病变缩小甚至消退;而肺癌在 2～10 个月内倍增,抗感染治疗很难缩小。⑤球形肺炎肺纹理可贯穿病灶;而肺癌很少有此征。⑥球形肺炎常出现胸膜增厚、粘连或少量积液;而肺癌则相对少见。

此外,结合临床有无急性上呼吸道感染症状可予以鉴别。但某些球形肺炎如边缘有分叶、毛刺,甚至临床表现不典型易误诊为肺癌。

2.结核瘤

结核瘤病程长、密度高、边缘清楚,其内有点状、片状或分层状钙化,周围有卫星灶。

3.肺良性肿瘤

肺良性肿瘤边缘光整清晰,多无分叶征、毛刺征、锯齿征,邻近胸膜无增厚,周围无充血、水肿、渗出表现,不难鉴别。

五、局限性慢性肺炎

肺炎病程在 4 周以上未完全吸收者称慢性肺炎。慢性肺炎常由于患者年龄大、治疗不及时、病原体的耐药性及免疫力功能低下等演变而成;有些无明确急性肺炎病史。

（一）病理

慢性肺炎其诊断标准为慢性炎性细胞即单核-巨噬细胞浸润及成纤维细胞增生,伴有不同的纤维化及肉芽组织形成,可有肺组织正常结构的破坏。本病从病理上分为:化脓性和非化脓性。慢性肺炎从病变范围上可分为:①局限性,影像学上呈肿块状、肺段或肺叶实变;②弥漫性,呈弥漫性间质性病变,多为慢支反复感染所致。

（二）临床表现

以 50 岁以上男性多见。局限性慢性肺炎以咳嗽、胸痛、痰中带血多见,WBC 多在正常范围。根据临床较难与肺癌鉴别。

（三）影像学表现

局限性慢性肺炎的影像学表现为结节、肿块及肺叶、肺段的实变。

1.肺内结节、肿块样病灶

①部位：国内有报道贴近胸膜（包括叶间裂者）占大多数（65％），并有 40％呈长轴贴近胸膜，少数亦可包绕、紧贴胸主动脉。②形态、轮廓：常呈扁平状形态，无膨胀感，且宽基底贴近胸膜，是支持肺炎的重要指标。CT 有时可见病变中心层面与邻近层面比较，其形态有明显改变。轮廓可光整或呈波浪状、锯齿状，甚至极不规则呈脑沟回状。③边缘及周围结构：边缘可模糊或清楚，可有粗长毛刺。病变周围可有毛玻璃样晕环、增粗血管影通入（通常认为见于肿瘤，但并非肿瘤之特征）、长条索影、局部胸膜肥厚。④密度：可见充气支气管征、空洞、空泡、病变内低密度（主要是化脓性所致）及钙化等。上述表现与局限性机化性肺炎并无本质区别。

2.肺叶、肺段的实变

体积缩小而根部（肺门侧）无肿块，实变区内含气的支气管扩张、充气及支气管狭窄扭曲。总之，病史较长的节段性或大叶性实变而根部无肿物者应首先考虑慢性肺炎。

（四）鉴别诊断

①结节、肿块样慢性肺炎：缺乏周围型肺癌的典型边缘征象（分叶征、毛刺征等）。而且各边缘征象不同如有的边缘似分叶，其他边缘无分叶；有的边缘形似毛刺，而其他边缘模糊、并无毛刺。化脓性者强化可较明显，并可见脓腔；也有的增强后鉴别困难。②肺叶、肺段实变阴影的慢性肺炎：多无支气管狭窄和梗阻（支气管轻度狭窄者较难诊断），可有支扩，且无肺根部肿块。但中心型肺癌和肺炎样肺癌亦可无明显支气管狭窄和梗阻，需纤支镜确诊。

六、局限性机化性肺炎

肺实质及肺间质的纤维化和炎性细胞浸润称为机化性肺炎。

（一）病理

机化性肺炎从病理上分为以实质为主的病变和以间质为主的病变。但其基本病理表现是一致的。共同的诊断标准是：①肺实质即呼吸性细支气管、肺泡管及肺泡腔内的炎性渗出物机化，代之以纤维母细胞、肌纤维母细胞增生。②在机化性肺炎部位可见到炎性细胞浸润，主要为淋巴细胞，还有浆细胞和单核细胞。③肺间质的改变为肺泡壁、小叶间隔、支气管血管束周围的纤维组织增生及炎性细胞浸润。这些机化性病理改变不仅见于肺炎，还可见于结核、结缔组织疾病、过敏性肺炎等多种疾病的边缘。

（二）临床表现

在临床上机化性肺炎可分为原发性和继发性。原发性中有的为隐源性；继发性是在慢性结缔组织病、血液系统恶性肿瘤、结核病以及应用某些药物的基础上伴发。从机化性肺炎的范围上可分为局限性和弥漫性。其中弥漫性多为隐源性，可表现为阻塞性细支气管炎并机化性肺炎（BOOP）。因而机化性肺炎的临床症状取决于肺内病变是原发性还是继发性，是局限性还是弥漫性。有些可无临床症状，部分患者可有发热、咳嗽及咯血等症状。弥漫性以呼吸困难为主。

（三）X 线表现

主要表现为圆形、卵圆形片影或块影，密度不均；边缘不规整且模糊，多有粗长毛刺；常见邻近胸膜增厚粘连;少数可见肺门淋巴结增大。与周围型肺癌难以鉴别,误诊率高。

(四)鉴别诊断

与周围型肺癌的鉴别常较困难,与 1cm 以下周围型肺癌的鉴别尤为困难。与胸膜接触面广呈楔形或多角形。病灶一边或多边向心性弓形凹陷。边缘多毛糙,有粗细不均、长短不一的毛刺。支气管壁增厚、支扩以及胸膜增厚和伴随的卫星病变等征象。而无边缘深分叶、短细僵直的毛刺等有助于与肺癌鉴别。

七、肺炎性假瘤

炎性假瘤的定义含糊,包括很多名称如黄色瘤、黄体瘤、硬化性血管瘤、组织细胞瘤、黄色肉芽肿、浆细胞瘤、假性淋巴瘤。其本质是增生性炎症。

(一)病理

其基本组织学改变是以淋巴细胞和浆细胞为主,还有成纤维细胞、异物巨细胞、组织细胞及泡沫细胞等组成的肉芽肿,纤维组织、支气管肺泡上皮及血管增生是增生组织的主要成分,肉眼呈肿瘤样,故称之为炎性假瘤。界限清楚者多有假包膜;而界限不清的无假包膜者,周围有增生性炎症和轻微的渗出性炎症。本病可恶变。

(二)临床表现

在临床上可无症状,也可有咳嗽,但痰中带血少见。结核菌素试验可为阳性,少数呈强阳性,故不能以此否定炎性假瘤的诊断。由于在形成炎性假瘤前无明确的肺炎阶段,因此诊断比较困难,并易误诊为结核或肺癌。急性肺炎也可呈结节状或肿瘤形状,但抗感染治疗 2~4 周吸收,而炎性假瘤经 3 个月或更长时间无变化。

(三)影像学表现

本病的影像学表现无绝对特征性。①单发多见,多位于表浅部位,多呈圆形或椭圆形。大小不一,直径 2~5cm 或更大。②因多有假包膜,边缘多清晰光滑,有时也毛糙,并有切迹或分叶。③病灶邻近的胸膜可局限性肥厚。由于病灶邻近胸膜有肥厚牵拉,病灶边缘呈桃尖样突起即桃尖征(尖端指向胸膜),有重要诊断价值。④病灶密度均匀,少数有钙化。⑤CT 增强扫描多为中度均匀强化,持续时间较长。亦可显著强化(国外有学者报道 CT 值升高约 35Hu)或强化不著。中心密度有时可较低。⑥一般不合并纵隔、肺门淋巴结增大和胸腔积液;少数可见同侧纵隔、肺门淋巴结轻度增大。

八、金黄色葡萄球菌肺炎

本病的致病菌为溶血性金黄色葡萄球菌。病理及临床分为支气管源性和血源性。

(一)病理

①原发性或支气管源性:早期为严重的支气管细支气管炎,其周围有散在的小出血、实变区,可发展为节段性或大叶性,末梢细支气管和肺组织坏死而形成肺脓肿。由于小支气管内有脓液和渗出物存在,常形成小支气管活瓣性阻塞而导致局限性肺气肿或大的囊样空腔即肺气囊。②继发性或血源性:是其他部位金葡菌感染(如疖、痈、蜂窝织炎、骨髓炎等)所产生的脓毒败血症,于肺内形成多发性小脓肿。这个过程比较短暂,最终与支气管源性完全一样。

(二)临床表现

本病好发于婴幼儿,体弱、多病的成人亦可发病。起病急骤,其临床表现比一般肺炎重,除寒战、高热、胸痛、咳嗽、咯脓血痰等外,全身症状较严重,在短期内有全身青紫、末梢循环衰竭征象。部分患者呈慢性迁延性。总之,本病以并发症多、变化快、死亡率高为特点。

(三)X 线表现

1.炎性浸润灶

炎性浸润灶以两肺广泛分布多见。病变大小、形态不一。小者呈粟粒、斑点状,大者呈片状或团絮状。少数呈节段性或大叶性浸润。病变进展迅速,常在较短的时间内出现单发或多发的空洞或液平面。治疗中可见一些病灶吸收,同时又有多数病灶融合或新病灶出现。

2.肺气囊

是本病的特征性 X 线表现。在 1~2 天内即可出现。囊壁薄,其大小、数目和分布可时有不同,甚至一日数变。大者可占据一叶或一侧肺,并对邻近组织和器官产生压迫移位。气囊亦可相互融合。有些肺气囊可见浅小液平面。气囊一般在炎症吸收后消失,也有延至数日后才会消失,消失的过程越长,继发脓肿的机会越多。

当产生多发性含气低密度区时应识别是肺气囊、正常充气的肺,还是空洞。①影像学呈圆形、界限清晰的含气腔隙伴连续光滑薄壁者,应想到是肺气囊;②界限不清的、没有明确的光滑规整边缘的含气区是更典型的重新充气的肺组织;③在实变区中间发生液气平面,且无明确的外壁者,应是组织坏死和脓肿形成。

3.并发症

常见者有胸膜炎、心包积液、支气管胸膜瘘、纵隔气肿、液气胸。肺部炎症早期就有大量胸腔积液、脓胸或脓气胸者,往往提示为金黄色葡萄球菌感染。

九、链球菌肺炎

本病很少见,常发生于呼吸道感染(包括咽喉部链球菌感染)后。

(一)病理

有急性支气管炎、细支气管炎及支气管周围炎,局部有多形核白细胞及淋巴细胞浸润。肺泡及气道内有水肿液、红细胞及病原体,并可见上皮细胞脱落。另一种感染方式是咽喉部链球菌感染经淋巴道向下蔓延到纵隔,发生蜂窝织炎和淋巴结炎,经肺门向支气管血管束周围、小叶间隔浸润。

(二)临床表现

小儿、青年和老年人多见,约 1/3 在 10 岁以下。多起病急骤,寒战、发热、胸痛、咳脓性痰,可闻及湿啰音。

(三)X 线表现

它有两种形式。

1.以肺泡实变为主

呈多发斑片状边缘较清楚的高密度影,亦可呈节段性分布的均匀实变。下叶多见,可双侧分布。斑片状病灶有融合倾向,常可出现空洞。少数有气囊,甚或有气胸。

2.以间质改变为主

肺门增大,边缘模糊,表现为细小浸润影自肺门向外扩散,伴细小粟粒状结节。可两肺或局部受累。可有纵隔增宽,伴气管旁或(和)肺门淋巴结增大。有时可见胸腔积液。纵隔的改变是由于咽喉部链球菌感染经淋巴道向下蔓延到纵隔所致。肺的改变由纵隔扩展而来。

十、肺炎克雷伯杆菌肺炎

肺炎克雷伯杆菌又称为肺炎杆菌和 Friedlander 杆菌。

(一)病理

其病理过程与肺炎双球菌所致大叶性肺炎相似,但不典型,而且具有化脓倾向。其渗出物比重高而黏稠,内有多核细胞和单核细胞。慢性病例有多发肺脓肿伴肺实质显著纤维化、胸膜增厚。

(二)临床表现

多见于中老年人,男性多见。很多患者有肺部慢性疾病、糖尿病或体质衰弱。急性患者多数突然起病,痰黏厚、黄色或呈巧克力色,有时带血丝。

(三)X 线表现

有文献将其分为 3 型:①肺纹理增多型;②小叶性或弥漫性肺炎型;③大叶实变型或称肺脓肿形成型。肺纹理增多型可发展为小叶性或弥漫性肺炎型。

本病主要是炎性实变,有累及多叶及两肺的倾向。病灶多为大叶实变,呈肺段或大叶性分布,呈大叶实变者右上叶多见。病变区密度相对较高,边缘相对清楚,常见叶间裂膨出较为特殊,如有化脓可形成空洞。实变呈小叶分布者,呈散在斑片状影,累及多个肺段或两肺,亦可形成空洞。本病易产生胸膜反应。急性期实变范围广泛者,恢复后常有较多的纤维收缩及广泛的胸膜增厚。

十一、铜绿假单胞菌肺炎

本病多见于住院体弱患者。接受多种抗生素和激素治疗,特别是气管切开使用呼吸机治疗者更易得此病。

(一)病理

其感染方式有两种:①由呼吸道吸入,感染后形成坏死性支气管炎和细支气管炎,进而影响肺实质。肺泡内有炎性渗出液。②菌血症所引起的肺炎的特征是血管炎,累及中、小血管,周围肺实质受累。

(二)临床表现

临床上患者发热、发冷,并呼吸困难。咳绿色或黄色黏痰。常有循环衰竭表现。

(三)X 线表现

两种感染方式的 X 线表现无显著差异。多表现为两肺广泛性斑片状或结节状实变阴影,边缘模糊。病变很快融合成节段性或大叶性实变。有化脓和肺气囊形成倾向,但脓肿一般<2cm。

十二、军团菌肺炎

1976 年 7 月,在美国费城举行退伍军人大会期间,与会人员和附近居民中相继出现以发热、寒战、胸痛、呼吸困难和腹泻为主症的病例。经研究证实,它是由嗜肺军团杆菌所引起,被称为军团杆菌病或军团病。它是一种以肺炎为主的全身性疾病,可散发也可局部流行。

(一)病理

病理改变一般局限于肺。病灶多呈局灶或大叶性实变,亦可呈弥漫性实变,肺泡内充血水肿或灶性出血。肺间质多不受累或轻度受累。常伴纤维素性胸膜炎。

(二)临床表现

本病多见于年老体弱或伴严重原有疾病的患者。可有咳嗽、发热、寒战、胸痛、呼吸困难、肌肉关节痛。血白细胞可升高或降低、血沉增快。可伴有消化(腹痛和腹泻)、泌尿及神经系统症状。红霉素及利福平治疗有效。

(三)X 线表现

①肺外周圆形或小斑片状影;②多发斑片影;③叶、段实变;④叶、段不张;⑤局限或弥漫性磨玻璃样高密度影;⑥约 10% 可形成表现多样的空洞;⑦似间质性肺炎或肺气囊形成似金黄色葡菌球菌肺炎;⑧胸膜肥厚或积液发生率高(32%～63%);⑨少数可伴心包积液和纵隔淋巴结增大。⑩X 线表现与临床症状可不一致,即临床症状经治疗后迅速好转,而 X 线征象可继续进展,2 周后才有明显改善。总之,军团菌肺炎影像学表现呈多样性,以及多叶、段受累为特点,常合并胸膜病变。

十三、革兰阴性杆菌类肺炎

从 20 世纪 60 年代至 21 世纪初,肺炎致病菌发病率经历了肺炎球菌→金黄色葡萄球菌→革兰阴性杆菌类肺炎的演变过程。目前,革兰阴性杆菌类肺炎占原发性肺炎的 20%,占继发性肺炎的 40%～60%。

(一)病因病理

常见的致病菌有大肠杆菌、绿脓杆菌、肺炎杆菌、变形杆菌、流感杆菌、假单胞杆菌等。其他还有军团杆菌、流感嗜血杆菌、克雷伯杆菌等。本病是一种坏死性支气管炎,以支气管肺炎表现形式多见。

(二)临床表现

多见于中老年人,男性多见。可有咳嗽、发热、胸痛等,WBC 升高。可有原发疾病如慢性支气管炎、脑血管病、恶性肿瘤、糖尿病等。

(三)X 线表现

其特点如下:①病变多为双侧广泛分布的结节状和斑片状高密度灶,易累及双肺下叶,而且部分病例呈多叶、大片状肺实变影;②易早期形成空洞,常为直径<2cm 的多发空洞,少有液平面;③可有肺气囊形成;④约 40% 伴有少量胸腔积液;⑤短期内复查病变范围可扩大或数目

增多;⑥病变吸收较慢,并形成纤维化。

十四、类鼻疽肺炎

类鼻疽又称伪鼻疽,是热带地区的传染性疾病,呈散发性,人兽均可感染致病。在我国的海南、广东、广西、香港、台湾等地均有散发病例。肺部感染是类鼻疽最常见的临床类型。本病临床和影像学表现复杂。

(一)病因病理

伪鼻疽伯菌又名类鼻疽杆菌,过去归类于假单胞菌属,现划归新建立的伯氏菌属。革兰氏染色阴性。肺部损害通常由于血行播散所致,有时亦可由于吸入含致病菌的气溶胶而直接感染。病理表现急性感染患者可在体内多部位发现小脓肿和坏死灶;脓肿内有坏死组织、中性粒细胞和大量致病菌,小脓肿可融合成较大空洞。慢性类鼻疽以肺部和淋巴结病变最突出,病灶由中性粒细胞组成的中心坏死及周围肉芽肿混合而成,并可见巨细胞,病灶内致病菌稀少。其次还累及肝、脾、肾、皮肤,其他如骨骼肌、关节、骨髓、睾丸、前列腺、肾上腺、脑和心肌等也可受累。

(二)临床表现

急性感染往往出现败血症、一过性菌血症等,病情凶险,病死率高,特别是类鼻疽肺炎患者;起病急骤,头痛、食欲缺乏、全身酸痛、寒战、高热、胸痛、咳嗽、咳痰、呼吸急促,胸部体征可能很少;有肺脓肿形成时,患者仅咯血丝痰,无脓臭痰。亚急性感染类似肺结核复发性感染,易误诊为肺结核。慢性感染呈多器官脓肿而形成消耗性疾病。糖尿病是类鼻疽最常见的基础性疾病,其次还有肺结核、酒精中毒、慢性肾病等。血液、脓液、痰液培养类鼻疽伯霍尔德杆菌是其确诊方式。

(三)影像学表现

1.肺部影像学表现

①两肺弥漫性斑片状模糊影,部分融合成大片状;②以肺叶或肺段为单位的大片状致密阴影,密度均匀,以叶间胸膜为界,可见空气支气管征;③以肺门为中心,向周围肺野呈放射状分布的条状模糊影;④双侧肺野多发结节状阴影,大小不等,边缘清楚;⑤单发或多发、薄壁或厚壁空洞形成,空洞内有较深液平,与一般肺脓肿相似;⑥双侧或单侧斑片状、颗粒状影,上肺病变类似于结核;⑦单侧或双侧肺门影增大模糊;⑧可有胸腔积液。

2.肺外影像学表现

肺外表现为单发或多发脓肿,可涉及肝脏、脾脏、骨关节、颅内、眼眶、腰肌、腹腔等。

十五、肺非结核分枝杆菌病

本病是指结核分枝杆菌和麻风分枝杆菌以外的非结核分枝杆菌(NTM)引起的疾病。其病理和临床与肺结核十分相似。NTM主要引起肺部病变,亦可引起全身其他部位病变,如淋巴结炎、皮肤软组织感染和骨骼系统感染,对严重的细胞免疫抑制者还可引起血源性播散。

(一)病因病理

NTM广泛存在于土壤、湖泊、河流、各种食物及家畜中,是正常环境菌丛的一部分。

NTM 感染主要是吸入尘土及雾化水滴中的病菌而致；在艾滋病患者中则可通过胃肠道获得病菌后，再累及肺部。NTM 有多种菌种，目前已知有 20 多种可使人类致病，最常见的有堪萨斯分枝杆菌、鸟复合分枝杆菌、鸟-胞内分枝杆菌。其感染可以是原发性感染，亦可继发于其他肺疾病。NTM 其病理改变与结核很难鉴别，但干酪坏死较少，机体组织反应较弱。主要是以淋巴细胞、巨噬细胞浸润和干酪坏死为主的渗出性反应；以类上皮细胞、朗格汉斯巨细胞性肉芽肿形成为主的增生性反应；以及浸润细胞消退伴有肉芽细胞的萎缩、胶原纤维增生为主的硬化性反应。常可见坏死和空洞形成。肉芽肿可累及大气道和细支气管导致气道狭窄，并破坏气道的肌肉层，形成支气管扩张。

（二）临床表现

该病多发于中老年人男性。症状与体征基本与肺结核相同，有咳嗽、咳痰、咯血、低热、乏力、夜间盗汗等。部分无症状。部分患者存在原有疾病如慢支、支扩、陈旧性肺结核、尘肺等，而有相应临床症状和体征。

（三）X 线表现

与肺结核表现甚似。病变以双侧多见，累及多个肺叶，且多种病变共存。斑片状及片状实变、空洞、纤维性病变和结节是其主要表现。斑片状及片状病灶如以渗出为主密度较淡，实变为主则密度较高，有时可见支气管充气征。空洞相对于结核多较小，壁亦薄。结节以<1cm 为主。国外有学者认为支气管扩张是本病的最常见表现。本病可合并胸膜肥厚粘连或胸水，以及肺门纵隔淋巴结增大。

总之，本病病程是一种慢性、惰性的过程，X 线上常可持续多年不变。在疑为肺结核甚至痰分枝杆菌阳性的病例中。经长期抗结核治疗无效或有反复发作，而影像表现呈多种病变形态共存并累及多个肺叶时，应考虑到该病可能，且尽早做非结核性分枝杆菌培养，以便确诊。

十六、肺炎支原体肺炎

本病由肺炎支原体致病，过去所谓非典型肺炎以肺炎支原体多见。本病占非细菌性肺炎的 1/3 以上或各种原因引起的肺炎的 10%。

（一）病理

基本病理改变为支气管肺炎或肺间质炎症、细支气管炎。支气管黏膜充血水肿，可有上皮细胞脱落。肺泡壁及小叶间隔有中性粒细胞、单核细胞及浆细胞浸润，肺泡内有炎性渗出物。电子显微镜可发现支原体存在于支气管内及支气管周围的间质浸润病灶中。胸腔内可有纤维蛋白渗出和少量渗出液。

（二）临床表现

潜伏期 2～3 周，通常起病缓慢。以儿童、青年多见。主要表现为乏力、咽痛、头痛、咳嗽、发热、食欲缺乏、腹泻、肌痛、耳痛等。咳嗽多为阵发刺激性呛咳，可伴少量黏痰，有时呈黏液脓性或血性痰。少有胸痛。实验室检查白细胞计数正常或略高，发病后 2 周后约 2/3 患者血冷凝集试验比值升高(>1：32)。

（三）X 线表现

①好发于中下野；②早期是间质性炎症，呈局灶性或密集长条索样影，以后发展为肺泡实

变,也可占据一段或一叶,发生上叶者应注意与肺结核鉴别;③多密度淡而均匀,但亦可密实不均;④一般 1～3 周吸收消失,长者达 6 周左右。

总之,本病影像学表现早期肺间质炎症为主,进而可呈实变表现。呈现为片状和融合性支气管肺炎或间质性肺炎伴急性支气管炎。少数有多发病灶或病灶有迁移表现,还有少数如治疗不及时可发生肺脓肿。胸水和淋巴结肿大少见。

(四)鉴别诊断

①少数患者临床症状明显,有发热(可持续性高热)、胸痛、咳嗽和白细胞计数升高,此时需与细菌性肺炎鉴别。随访示冷凝集试验升高或培养得到病原体有助于鉴别。②支原体肺炎有多发病灶或病灶有迁移表现者需与过敏性肺炎鉴别。但支原体肺炎周围血常规中嗜酸粒细胞计数不高,且过敏性肺炎吸收更快、迁移现象更著可资鉴别。必要时需做冷凝集试验或培养肺炎支原体作鉴别。

十七、婴幼儿腺病毒肺炎

本病是婴幼儿期最常见的病毒性肺炎之一。

(一)病理

主要病理改变为坏死性支气管炎和支气管肺炎。支气管壁和肺泡壁坏死,坏死物质堵塞支气管腔。支气管及其周围肺泡有明显水肿、出血及单核细胞和淋巴细胞浸润。于增生的肺泡上皮内可以见到典型的核内包涵体。腺病毒还可侵袭循环、消化、神经及泌尿系统。

(二)临床表现

多见于 7 个月至 2 岁的婴幼儿。常为散发,也可发生流行。多起病急骤,中毒症状重,有高热、咳嗽、喘憋、呼吸困难、面色苍白、神萎嗜睡。肺有实变体征和湿啰音。易发生中毒性心肌炎、心衰和中毒性脑病。WBC 正常或偏低,以淋巴细胞为主,常有异常淋巴细胞出现。

(三)X 线表现

发病 1～2 天内可见肺纹理增粗、肺气肿及中下野小结节影。一般于 3～10 天出现肺部炎性浸润,可为斑片状、大片状,密度较低、均匀,病灶融合可占据一个肺段或近乎整个肺叶。轻者呈斑片状高密度灶,部分亦可融合成片。肺门淋巴结可增大。偶有胸膜反应。本病吸收缓慢,多在 3～6 周,重者 4～12 周开始吸收消散。多遗留间质纤维化改变,少数后遗留支扩。

总之,婴幼儿期如表现为肺段或肺叶性实变,应结合临床考虑到腺病毒肺炎。此外,少数腺病毒以及其他病毒感染如呼吸道合胞病毒、巨细胞病毒、麻疹病毒等以间质肺炎为主,影像学表现小叶间隔增厚和网状结节改变,累及小叶时呈磨玻璃样密度,应注意认识和诊断。

十八、呼吸道合胞病毒肺炎

目前认为,本病已是婴幼儿期最常见的病毒性肺炎。

(一)病理

毛细支气管炎型表现为细支气管上皮增生、水肿和坏死,形成阻塞性毛细支气管炎。间质伴肺泡炎型除上述病理改变外,支气管、血管周围间质和肺泡腔内有水肿、细胞渗出和坏死。

（二）临床表现

上呼吸道感染后 2～3 天出现肺炎症状。约 70％为轻症病例,重症病例中 2/3 为 6 个月内幼婴,1/3 为新生儿。主要表现为发热、咳嗽和呼吸困难,肺部可闻及湿啰音及喘鸣音。

（三）X 线表现

①毛细支气管炎型以阻塞性肺气肿为主要征象,病变广泛累及两肺,有时可见广泛间质结节。②间质肺炎型以纤细条状间质改变为主,伴小斑片状增密影,密度较淡,边缘模糊,广泛累及两肺内中带。同时两肺有显著肺气肿。本病吸收消散 1～2 周,病变吸收后不留任何痕迹。

本病肺气肿弥漫且较重,而支气管肺炎之肺气肿相对轻而局限,可资鉴别。

十九、麻疹肺炎和麻疹并发肺炎

麻疹病毒由上呼吸道侵入,沿气管、支气管及肺泡蔓延,引起气道黏膜卡他性炎症。

（一）病理

麻疹肺炎主要为间质性肺炎,炎症主要累及支气管和血管周围、肺泡间隔、肺泡壁、小叶间隔,早期肺泡腔很少受累。毛细支气管内分泌物阻塞可致广泛性肺气肿,亦可致肺泡性不张。麻疹并发肺炎可为金黄色葡萄球菌、克雷伯杆菌、肺炎链球菌等感染,致肺组织出血、水肿、炎性细胞浸润及小脓肿形成,支气管、肺泡壁坏死等。

（二）临床表现

发热、咳嗽、流涕、咽部充血等卡他症状。在下臼齿黏膜上出现特征性的费-柯斑。多在发热后 3～4 天出现出皮疹,体温增高至 39～40.5℃,全身毒血症状加重。并发症有喉头水肿、肺炎、心肌炎、脑炎、肝损害。肺部症状有气促、呼吸困难、胸痛、哮喘等。麻疹并发肺炎多见于年幼、体弱、营养不良的患儿等。

（三）X 线表现

1. 麻疹肺炎

X 线表现与一般病毒引起的间质性肺炎相似。它可分为以下几型。①毛细支气管炎型:为两肺广泛的网格状阴影伴两肺气肿。②毛细支气管炎伴网状结节型:两肺广泛的网状阴影并伴有针尖大小的结节影。③毛细支气管炎伴肺泡炎型:两肺广泛网状阴影,散在分布多发的斑片状阴影,密度均匀,但较淡且边缘模糊。上述 3 种类型的 X 线表现随着病程进展而改变。一般出疹期及出疹后期以浸润型病变为主要表现。

2. 麻疹并发肺炎

麻疹并发肺炎又分为两种类型:①间质性肺炎伴小叶性肺炎;②间质性肺炎伴病灶融合性肺炎,即出现大片状融合影。在麻疹肺炎伴有融合性肺炎的病例中,肺内并发症的发生率较高,预后亦较差。并发症除支气管扩张外,尚可导致肺大疱、间质性肺气肿、纵隔及皮下气肿、气胸、胸腔积液等。

二十、水痘肺炎

水痘是由水痘-带状疱疹病毒引起的儿童常见传染病,少数成人亦可发病。原发性水痘肺炎是其严重的并发症之一。

（一）病理

水痘-带状疱疹病毒经上呼吸道侵入机体，在黏膜细胞内生长繁殖，然后进入淋巴结内繁殖，而后进入血液引起病毒血症和全身器官病变，如心、脑、肾、肺等，其中以肺部病变多见。侵犯肺间质引起广泛出血坏死，伴巨噬细胞、淋巴细胞和中性粒细胞浸润，血管内皮细胞肿胀。细支气管壁增厚。肺泡出血，肺泡及细支气管内充满纤维蛋白渗出物、红细胞及有包涵体的多核巨细胞。肺间质及细支气管周围有单核细胞浸润。

（二）临床表现

原发性水痘肺炎发病率约 4%，近年来有增多趋势。多见于成人和儿童，也可见于新生儿。常发生于皮疹出现后 1 周内。轻者症状轻微，仅有咳嗽、发热，严重者可有咯血、胸痛、呼吸困难、心动过速，甚至因呼吸衰竭而死亡。

（三）X 线表现

有学者将本病分为 3 型：①单纯间质性肺炎型：表现为肺纹理增多、模糊，部分呈网织状增高影，以两肺内中带及下肺明显。②间质性肺炎并弥漫结节型：该型是原发性水痘肺炎最具特征性的 X 线征象。在两肺间质性改变的基础上，有弥漫性结节影，边缘部分不清晰；大小不等，直径 2.0～10.0mm，以两肺中下部明显，肺尖多正常。③间质性肺炎并肺泡炎型：在两肺间质性改变的基础上，出现散在分布的斑片状或大片状阴影，边缘模糊，密度均匀。

原发性水痘肺炎常发生于皮疹出现后 1 周内，WBC 升高，但分类无明显异常。而水痘继发肺炎，多在皮疹出现后 1 周后，WBC 升高且中性粒细胞多升高。X 线表现多无结节，而呈斑片状或片状。

二十一、严重急性呼吸综合征（SARS）

本病是于 2003 年全球流行的一种新的危害性极大的呼吸道疾病，我国命名为传染性非典型性肺炎，WHO 将其命名为严重急性呼吸综合征（SARS）。它是由新型变异的冠状病毒（SARS-CoV）感染引起的一种具有明显传染性、可累及多个脏器系统的特殊肺炎。SARS 在我国首发病例于 2002 年 11 月的广东省，随后在当地引起一定规模的局部流行，然后疫情蔓延至 25 个省份。WHO 于 2003 年 4 月 16 日正式宣布引起 SARS 的病源为冠状病毒属中出现的一种新病毒，并正式命名 SARSvirus。

（一）临床表现

起病急，以发热，多以高热为首发症状。偶有畏寒，可有全身酸痛、乏力、腹泻，还可有咳嗽，多为干咳，偶有血丝痰。胸部影像学检查可见肺部炎性浸润；实验室检查外周血 WBC 计数正常或降低；抗生素治疗无效是其重要特征。重症病例表现明显的呼吸困难，并可迅速发展成为急性呼吸窘迫综合征。

（二）诊断标准

主要依据 2003 年 5 月中华人民共和国卫生部和 WHO 颁布的诊断标准：①发病前 2 周有密切接触史或生活在流行区；②有发热（＞38℃）、咳嗽、气促、呼吸窘迫、肺部啰音；③早期 WBC 计数正常或降低；④X 线示肺部出现斑片状浸润灶；⑤抗生素治疗无明显效果。

总之,结合流行病学史、临床症状和体征、一般实验室检查、胸部影像学变化,配合 SARS 病原学检测阳性,排除其他类似疾病,可以做出 SARS 的诊断。具有临床症状和出现肺部影像学改变是诊断 SARS 的基本条件。流行病学方面有明显支持证据和能排除其他疾病,是能够做出临床诊断的最重要支持依据。

(三)X 线表现

1.早期

于发病 1～11 天(平均 3 天),出现肺实质和肺间质异常。前者表现为双下肺中外带斑片状阴影,密度较淡、边界模糊,部分呈磨玻璃样。此期主要病理变化是肺泡和细支气管周围渗出性改变。

2.进展期

于发病后 6～23 天(平均 8 天)。表现为病灶增多、相互融合、范围扩大、密度增高,呈界限不清的大片实变影。此期病理表现为大量炎性细胞浸润,大量纤维素和蛋白渗出,肺泡间隔增宽。如得不到及时、有效治疗,迅速发展为进行性纤维化或机化,导致呼吸窘迫而死亡。少数病例其病灶有游走现象。无钙化、空洞、胸腔积液、淋巴结增大。

3.消散期

肺部阴影逐渐完全吸收或仅遗留下少许纤维条索影。首次发现胸部异常到病变消散持续时间为 7～46 天,平均 19 天。

国内有学者将其 X 线表现分为 5 型。①单纯局限型:由单一局部病灶(片状、类圆形肺实变)到范围扩大(涉及范围≤2 个肺野)或无明显继续增大。②局限-广泛型:单一局部病灶迅速发展为广泛分布(≥3 个肺野)。③多发型:早期即为多发(≥2 个)结节状、片状或(和)团片状病灶,其后病变扩大或发展至广泛分布,形成双侧或单侧多发实变。④间质-实质型:早期以间质性炎症为主,并可有少许肺实质浸润,其后迅速出现明显的肺实质病变。⑤间质型:以肺间质渗出改变为主要表现。

二十二、禽流感病毒性肺炎

禽流感病毒属甲型流感病毒,该病毒与人流感病毒存在受体特异性差异,不容易感染给人。个别造成人感染发病的禽流感病毒可能是发生了变异的病毒。人禽流感肺炎是人类感染 H5N1 禽流感病毒所引起的、继 SARS 后又一种凶险性很高的肺炎。H5N1 禽流感病毒毒力较强,引发的传染性变态反应(Ⅳ型变态反应)导致进行性肺炎、急性呼吸窘迫综合征(ARDS)和多器官功能障碍综合征等严重并发症。

(一)临床表现

发病初期有发热,体温大多在 39℃以上,持续 1～7 天,可伴有流涕、鼻塞、咳嗽、咽痛、头痛、全身不适,肌肉痛和白细胞减低等全身毒血症样反应。部分患者可有恶心、腹痛、腹泻、稀水样便等消化道症状。

(二)影像学表现

早期胸片可以正常或肺炎很轻微,表现为肺内局灶性实变,呈局限性片状影或散在絮状阴影。病灶范围可较广,但密度较低,透过病变仍能看到肺纹理。重症患者肺内病变进展迅速,短期内病灶迅速蔓延、扩大。病变后期多为双肺弥漫性实变影。临床症状消失后肺部仍有较多纤维化病灶，且肺部纤维化病灶的吸收持续时间长。少数可合并单侧或双侧胸腔积液。

有文献认为本病主要的影像学特点为弥漫性肺实变和间质改变，伴广泛的纤维化和肺叶萎陷，以及进展迅速、吸收缓慢。

二十三、甲型 H1N1 流感病毒性肺炎

2009 年 3 月，墨西哥暴发"人感染猪流感"疫情，并迅速在全球范围内蔓延。世界卫生组织（WHO）初始将此型流感称为"人感染猪流感"，后将其更名为"甲型 H1N1 流感"。

（一）病因

甲型 H1N1 流感病毒属于正黏病毒科、甲型流感病毒属。甲型 H1N1 流感患者为主要传染源，无症状感染者也具有传染性。目前尚无动物传染人类的证据。主要通过飞沫经呼吸道传播，也可通过口腔、鼻腔、眼睛等处黏膜直接或间接接触传播。接触患者的呼吸道分泌物、体液和被病毒污染的物品亦可能引起感染。

下列人群出现流感样症状后，较易发展为重症病例：①妊娠期妇女。②伴有以下疾病或状况者：慢性呼吸系统疾病、心血管系统疾病（高血压除外）、肾病、肝病、血液系统疾病、神经系统及神经肌肉疾病、代谢及内分泌系统疾病、免疫功能抑制（包括应用免疫抑制剂或 HIV 感染等致免疫功能低下）、19 岁以下长期服用阿司匹林者。③肥胖者（体重指数≥40 危险度高，体重指数在 30～39 岁可能是高危因素）。④年龄＜5 岁的儿童（年龄＜2 岁更易发生严重并发症）。⑤年龄≥65 岁的老年人。

（二）临床表现

潜伏期一般为 1～7 天，多为 1～3 天。通常表现为流感样症状，包括发热、咽痛、流涕、鼻塞、咳嗽、咯痰、头痛、全身酸痛、乏力。部分病例出现呕吐和（或）腹泻。少数病例仅有轻微的上呼吸道症状，无发热。体征主要包括咽部充血和扁桃体肿大。可发生肺炎等并发症。少数病例病情进展迅速，出现呼吸衰竭、多脏器功能不全或衰竭。可诱发原有基础疾病的加重，呈现相应的临床表现。病情严重者可以导致死亡。实验室检查白细胞计数一般不高或降低，部分病例出现低血钾。病原学检查可确诊。

（三）X 线表现

多无明显异常或仅表现为肺纹理增重。有肺部异常者多为住院患者和进入 ICU 的患者，早期最常见呈磨玻璃样密度影，多沿支气管分布，双肺受累多见，以中下肺野中外带为著；少数弥漫性分布。随病情进展，病变范围扩大、数量增多，呈斑片状、片状密度增高影或肺叶、肺段的实变，其内可见小囊状透光区。病变多发、大小不等，且变化迅速。

二十四、手足口病

（一）病因

有数种病毒可引起手足口病。最常见的是柯萨奇病毒 A16 型（Cox A16）和肠道病毒 71 型（EV71），此外柯萨奇病毒 A 的其他株也可引起手足口病。柯萨奇病毒是肠道病毒的一种。

病毒通过污染的食物、饮料、水果等经口进入体内,并在肠道增殖。感染后只获得该型别病毒的免疫力,对其他型别病毒再感染无交叉免疫,即患手足口病后还可能因感染其他型别病毒而再次患手足口病。

(二)临床表现

本病夏秋季最易流行。多发生于 5 岁以下的儿童,尤以 3 岁以下婴幼儿最为常见。但成人也有可能得病。潜伏期 3～7 天,有低热、全身不适、腹痛等前驱症。病儿常以发热起病,其热度不等,也有不发热者,但以低热者居多。临床以口腔、手、足、臀、肛周等部位的斑丘疹或疱疹为主要特征。且常伴有咳嗽、流涎、流涕、口痛、咽痛及厌食等症状。一般经过良好,全病程 5～10 天,多数可自愈,预后良好。重型患儿因并发无菌性脑膜炎、脑炎、肺水肿、肺出血及心肌炎等,病情变化快、病程较长,易死亡。

(三)X 线表现

本病的胸部 X 线表现虽呈多样性,但仍有一定特点:①X 线表现大多在发病后 2～4 天出现。②轻型患儿以支气管炎、支气管肺炎、肺炎改变为主,表现为肺纹理增强、斑片状或片状阴影,以单侧多见。③重症患儿病变分布多呈双侧性,表现为片絮状阴影。合并肺水肿时呈磨玻璃样表现。④动态变化:肺部病变出现早,一般在发病后 2～4 天出现。重型病例常合并肺水肿,肺部阴影变化快,病变易反复。肺水肿较炎性病变吸收快,病变局限者较广泛者吸收快。⑤病变吸收常滞后于临床症状的好转。⑥经及时有效治疗病变可完全吸收,一般不残留纤维化等改变。

二十五、流行性出血热

本病由流行性出血热病毒所致。

(一)病理

病毒毒素作用于全身小血管,引起广泛的中毒性损害,致毛细血管扩张充血、通透性增加和血浆渗出。肺实质有出血和水肿,可继发感染。心肌和心包充血、水肿、出血及炎性细胞浸润。

(二)临床表现

主要为高热、皮肤黏膜出血点、蛋白尿、血小板减少。患者呈醉酒貌。临床分为发热、低血压、少尿、多尿和恢复 5 期。

(三)X 线表现

①肺充血:为早期表现,肺门影增大、模糊,肺纹理增多、增粗、模糊。②肺水肿:可呈泡性和间质性水肿表现。③胸膜改变:一侧或双侧少量或中量胸腔积液,以及胸膜增厚粘连。④心影多呈普大型增大,如心肌病或心包积液。⑤病灶变化快,一般于 2～8 天内吸收消散。

二十六、恙虫病

立克次体病涉及呼吸系统者主要为恙虫病及 Q 热。恙虫病鼠类是其主要的传染源,恙螨幼虫是其传播媒介。病原体在恙螨体内繁殖经卵传至第二代,次幼虫亦可通过叮咬人或动物而传播。Q 热野鼠和家畜为其主要传染源,蜱为传播媒介。近些年来,人粒白细胞无形体病亦时有发生。

(一)病理

立克次体病的主要病理改变是受累器官的急性间质性炎症、血管炎及血管周围炎。实质器官充血、水肿,细胞变性,以致灶性坏死。有人认为立克次体被吞噬细胞溶解后,其降解产物作为一种变应原,引起机体超敏反应而致多个器官受损害。

(二)临床表现

国内有资料统计恙虫病发病年龄在 1.5～80 岁,平均 30 岁,6～9 月份为发病高峰,以农民野外作业为多见,次为学生。表现为高热(100%),热程 3～4 天。皮肤焦痂和溃疡(70%)、皮疹(40%)、淋巴结增大(50%)、全身酸痛(72%)、腹痛腹泻(12%)、尿频尿急(15%),少数可有脑部症状。实验室检查:少数 WBC 可升高、血小板减少、ESR 常增快,尿检常有蛋白、管型、白细胞及红细胞,肝、肾功能可有损害。血清外-菲反应多为阳性。

(三)影像学表现

恙虫病有肺部异常影像学表现者近 40%:①肺间质和肺实质炎症:肺纹理增粗模糊,肺渗出性病变可呈小斑点状、斑片状、磨玻璃状、大片状;②少数可有空洞形成及胸腔积液;③可见肺门淋巴结增大;④可涉及心肌和心包,出现心脏增大及心包积液;⑤此外,还可有肝、脾增大,甚至脑出血。

Q 热临床和影像学表现亦与上述相似,但无皮疹和淋巴结增大。

我们观察了 1 组发热伴血小板减少综合征患者(于 2010 年由卫生部暂且命名),该综合征有少部分是人粒白细胞无形体病,大部分可能为一种新型布尼亚病毒所致病,发现该综合征以 5～8 月份为发病高峰,其影像学表现与上述表现相似。我们认为出现多发性纵隔淋巴结肿大与肺部渗出性病变等影像学表现的患者,若伴发热、白细胞和血小板减少及多脏器功能损害等主要临床表现时,应想到该综合征的可能。

二十七、肺钩端螺旋体病

本病以四川和广东流行较广。多见于农民和青壮年。接触疫源者均可发病。

(一)病因病理

鼠类和猪是钩端螺旋体的主要宿主,由于食入带病原体的动物或由这些动物污染的水和食物而致病。钩端螺旋体的毒素能使广泛的末梢血管产生严重的变性松解,造成不同程度的出血。显微镜下虽可见到一些白细胞浸润及吞噬细胞活动,但无明显的炎症性病变的表现。最为突出的是局部或广泛的肺内出血和水肿。

(二)临床表现

本病潜伏期 5～15 天。多起病急骤。患者畏寒高热,继之全身肌肉酸痛,以腓肠肌疼痛最为明显。肺部症状为咳嗽、咯血,甚至呼吸急促、胸闷等。

(三)X 线表现

本病的影像学表现无特异性。发病后 24～72 小时后出现异常表现,5～10 天内大部分吸收。早期表现为肺纹理增粗模糊,进而有磨玻璃样渗出。进一步发展可见比较小的斑片状局部渗出灶像支气管肺炎,也可呈大片、节段或团块状。还可见两肺弥漫的斑片状、网状结节影、结节状影,直径 2～5mm,以中下部为多。病灶分布可稀、可密,以外带较密集。可有轻度胸膜反应,但无明显积液。肺门淋巴结不大。

二十八、吸入性肺炎

按照吸入方式和吸入物质的不同可将吸入性肺炎分为:①急性吸入性肺炎;②慢性吸入性肺炎;③类脂质肺炎;④羊水吸入性肺炎;⑤胎粪吸入性肺炎;⑥呕吐物吸入性肺炎。

(一)病理

由于吸入物质的阻塞,可导致阻塞性肺气肿和肺不张。由于吸入物质的化学性和机械性刺激,在支气管和肺内产生无菌性炎症。如吸入物内含有细菌,可产生肺化脓性炎症。

(二)临床表现

咳嗽、咳痰、呼吸困难、发热等。其预后因吸入物质的多少、肺炎的严重程度及有无继发细菌感染而异。

(三)影像学表现

①急性肺水肿;②阻塞性肺气肿和肺不张;③支气管肺炎;④纤维化、肉芽肿及“石蜡瘤”,后者为类脂质肺炎(即吸入矿物类如液体石蜡等)慢性阶段的表现;⑤肺脓肿。其中肺不张、纤维化及肺脓肿为慢性吸入性肺炎的 3 个常见并发症。慢性吸入者可发展为蜂窝样影。

总之,吸入性肺炎无特征性影像学表现,需密切结合病史才能做出病因诊断。

二十九、内源性脂性肺炎

亦称为胆固醇肺炎,是胆固醇沉积所致的肺泡炎症及间质纤维化改变,是一种少见疾病,远较因吸入油类所致的外源性脂性肺炎少见。

(一)病因病理

其病因尚不清楚,可以原发,也可继发于肺部慢性疾病。有人认为可能由于慢性肺疾病如肺炎、结核、癌肿等病因刺激使肺泡上皮细胞大量破坏,胆固醇等类脂质变性释放并被组织细胞吞噬形成泡沫细胞沉积在肺泡腔内或肺泡壁所致;也有人认为吸烟引起 II 型肺泡上皮细胞内形成或含胆固醇过多。病变多累及肺段或叶,其体积常有缩小,胸膜常增厚并钙化,病变进展时呈现纤维化、小支气管扩张及慢性支气管炎样改变,但极少有肺泡钙化。总之,本病在组织学上早期主要为肺泡腔和肺泡管内充盈大量泡沫细胞(大单核细胞),晚期可累及肺泡间隔导致其纤维化及细支气管炎改变。

(二)临床表现

多见于 40～60 岁,男∶女为 4∶1。以发热、咳嗽、胸痛、血痰为主要表现。

(三)影像学表现

①肺段或肺叶实变型:按肺段或叶分布的实变、浸润并呈扇形或三角形,近肺门侧密实,外界淡薄,其内可有含气支气管,实变区 CT 值低(≤10Hu)。②肿块型:肿块呈分叶状,伴粗毛

刺;无明显胸膜牵拉征象,局部胸膜增厚;可有空洞和液平面;肿块CT值较低(≤20Hu)。③肺不张型:按肺叶或段分布,合并病灶周围小结节影及条索影。此外,有报道本病可合并纵隔淋巴结增大。

本病影像学无特异性,最终确诊依赖于肺活检或术中病理发现泡沫细胞。

三十、间质性肺炎

(一)病因

间质性肺炎按病因分为病毒性肺炎、特发性间质性肺炎、结缔组织疾病性等;按病程分为急性和慢性两种。急性者大多为病毒感染所致,也可继发于化脓性肺部炎症,如百日咳、麻疹和流行性感冒、呼吸道合胞病毒肺炎等。慢性者多继发于肺和支气管的慢性疾病,如慢性支气管炎、支气管扩张、尘肺、结缔组织疾病等。

(二)病理

其特征是炎症累及肺间质,沿间质的淋巴管蔓延,可引起局限性淋巴管炎和淋巴结炎。由于小支气管的炎性阻塞,常伴有不同程度的阻塞性肺不张或肺气肿。慢性间质性肺炎则以间质组织纤维化或肉芽组织形成为主。

(三)临床表现

病毒性等感染所致者主要表现为发热、咳嗽及气急等症状,而呼吸系体征较少。而特发性多表现为亚急性、慢性的咳嗽和呼吸困难,但其中的急性间质性肺炎(AIP)起病急,有发热、咳嗽和暴发性气短,患者可先出现上呼吸道病毒性感染,几天后可发生严重的用力性呼吸困难,甚至进展为对吸氧无反应的呼吸衰竭。结缔组织疾病性等慢性疾病所致者,有相应的临床症状和体征。

(四)X线表现

1.弥漫性不规则的纤细条纹状阴影,自肺门向外伸展,边缘较清晰,相互交织成网状,增厚越显著网影越粗糙,故可分为细、中、粗网影。其中夹杂有间质增厚或肺不张造成的小点状影或肺气肿形成的小圆形透亮区。细网状影可见间隔线征象。

2.肺门影增大增浓,结构紊乱模糊。

3.婴幼儿期急性间质性肺炎(毛细支气管炎)中,由于细支气管的不完全阻塞而导致广泛性阻塞性肺气肿。急性肺膨胀是间质性肺炎急性阶段的重要征象。

4.慢性间质性肺炎常表现为肺纹理增多,分布紊乱,呈广泛分布的绳索状或粗网状阴影,达蜂窝肺的程度,可并发支气管扩张。

第三章　腹部疾病 X 线诊断

第一节　胃肠道疾病

一、胃疾病

（一）先天性肥厚性幽门狭窄

由胃的幽门环状肌先天性高度肥厚引起的幽门狭窄，伴有不同程度的梗阻，称为先天性肥厚性幽门狭窄。

1.病因病理

本病病因不明，可能与幽门管通过受阻，引起幽门肌肉代偿性肥厚；或由于幽门肌间奥氏神经丛发育不全或变性而致幽门肌肉开放不良；或由炎症刺激、功能失调等原因引起幽门管通过受阻。病理可见幽门环肌增厚肥大，并逐渐向正常胃壁移行，在十二指肠侧突然终止于十二指肠的起端。肿块一般长约 2~3cm，直径 1.5~2.0cm，肥厚的肌层厚约 0.4~0.6cm。

2.临床表现

男性远较女性发病率高，8~9∶1。少数有家族史。主要表现为呕吐，多开始于出生后 2~3 周，少数第 1 周内发病，呈进行性加剧。呕吐物不含胆汁。右上腹可触及坚硬肿块。

3.X 线表现

检查时让患儿用奶瓶吸吮钡剂后以俯卧位观察为佳。①幽门部狭窄变形：幽门管狭窄延长，并于球基底部及胃幽门前区见有蘑菇样充盈缺损，其间为线样管道为诊断本病的最可靠 X 线征象。②胃扩张、排空迟缓：平片即可见胃充气扩张，下缘低于第 2 腰椎水平，其内可见斑片状、泡沫状胃内容物。③小肠和结肠充气减少。

钡餐检查可见到以下较为特征的 X 线征象。

（1）幽门线样征：幽门呈一线状影，呈凹面向上的弧形或直线状，长 1.5~3.0cm，代表狭窄的幽门管。

（2）双肩征：幽门管狭窄，于十二指肠球基底部及胃窦幽门前区见有蘑菇样充缺，形成所谓"双肩征"。幽门肿瘤可有类似表现。

（3）毛刺胃窦征：肥厚性幽门狭窄的狭窄段轮廓呈毛刺状，局部蠕动消失。这是由于肌纤维群不均匀肥厚所致。

（4）鸟嘴征：钡剂在幽门前区未进入狭窄的幽门管或幽门管完全梗阻，显影似鸟嘴状。

(5)幽门乳头征:显示梗阻的胃窦及其在胃窦小弯向外突起,似乳房及乳头。此突起是由于持续性蠕动企图通过梗阻段而形成,又称幽门"小突征"。

(6)幽门双轨征:程度较轻的幽门肥厚性狭窄,幽门管变扁平,钡剂涂布在幽门管的两侧所形成。

4.鉴别诊断

本病应注意与幽门痉挛鉴别。后者为暂时性,开放时可达正常,幽门不延长、肥厚,无胃扩张,无肿块可及。

(二)胃憩室

胃壁局限性向外膨出的囊袋状结构称为胃憩室,本病少见。

1.病因病理

分先天性及后天性两种。先天性者多位于胃贲门区近小弯侧后壁,是因此处为胃壁生理性薄弱点,缺乏肌层所致。后天性多发生于幽门附近,常为胃周围淋巴结等炎性瘢痕粘连牵引所致。大多数单发。病理分为3种类型。①真性憩室:憩室壁具有胃壁各层结构。②假性憩室:憩室壁无肌层参与。③壁内憩室:即胃黏膜面突入胃肌层内,未超过浆膜面,此种憩室十分少见。

2.临床表现

多无症状,有的亦可引起上腹部不适,当有并发症时可产生溃疡、出血或穿孔等症状。

3.X线表现

先天性多位于贲门区上下的小弯侧或后壁,多呈圆形或椭圆形,有窄颈囊袋样突出(大者可呈长袋状下垂),排空差,易并发炎症。后天性者多位于幽门附近,由于多为炎性粘连牵拉所致,故多为宽颈;排空可。憩室大小多在2.0～3.0cm,有的长径可达6.0cm。壁内憩室多在胃窦部大弯侧,直径不超过1.0cm,底浅平光滑,颈部较窄,随着胃的舒缩可有变化。

无论是何种性质的憩室,憩室内有正常黏膜纹与胃黏膜纹相连续,壁光滑柔软,是与胃溃疡及胃癌的重要鉴别依据。

(三)急性胃炎

1.病因病理

急性胃炎分为外来与内生两大类。前者系指口服物理或化学的刺激性饮食或药物所致,后者系指全身或局部细菌感染所致(包括幽门螺杆菌)。病理变化为轻重不一的胃黏膜层充血、水肿、糜烂、出血和坏死,严重者可深达肌层,甚至穿孔。急性胃炎可为单纯性、糜烂性、化脓性、腐蚀性。

2.临床表现

胃肠道症状为上腹部疼痛、恶心、呕吐等。全身症状常见于腐蚀性胃炎和细菌感染所致的胃炎,前者为休克或虚脱的症状,后者多为全身感染症状。

3.X线表现

急性胃炎一般不依赖X线检查,尤其病情严重并怀疑穿孔者,忌做钡餐检查。病理变化轻微者无阳性发现。病理变化达到一定程度时,可见胃黏膜纹增粗、紊乱,胃内滞留液增多,腐蚀性胃炎可有胃窦狭窄。化脓性细菌感染可致胃部蜂窝织炎。平片检查可见胃部扩张,如为产气菌感染或有气体自黏膜之破溃处进入胃壁,可见积聚的小气泡。总之,急性胃炎的 X 线检查意义不大。

(四)慢性胃炎

1.病因和分类

目前认为幽门螺杆菌是慢性胃炎的主要致病因素,可能还与下列因素有关:急性胃炎经久不愈,刺激性食物(如烈酒、浓茶、辣椒)或药物(如水杨酸类)的长期作用,反流十二指肠液(包括胆汁)的持续刺激,吸烟等。部分萎缩性胃炎患者血清中有抗胃壁细胞抗体和抗内因子抗体,因而认为部分萎缩性胃炎的发生与自身免疫有关。所以,根据萎缩性胃炎是否与自身免疫有关,及有无伴发恶性贫血,可分为 A、B 两型。A 型的发生与自身免疫有关,多伴有恶性贫血。我国绝大多数属于 B 型。A 型病变主要在胃体和胃底,B 型病变主要在胃窦。

1990 年在悉尼世界胃肠病学大会上提出了新的胃炎和分级系统,尽管仍有争议,但大多倾向于采用它。该会将慢性胃炎分为 3 类。①非萎缩性:即浅表性(主要与幽门螺杆菌有关)。②萎缩性:包括自体免疫性、多灶性萎缩性(主要与幽门螺杆菌、饮食因素有关)。③特殊型:包括化学性(包括胆汁反流性)、放射性、淋巴细胞性、非感染性、肉芽肿性、嗜酸细胞性、其他感染性胃病。

2.临床表现

部分患者可以没有症状。多有食欲缺乏、上腹不适、饱胀、嗳气、反酸或无酸、疼痛、恶心、呕吐等,病情具有时缓时发的特点。有的可与溃疡病相似,即有规律性上腹部疼痛。少数有呕血。萎缩性胃炎可出现萎缩性舌炎、口角炎、贫血和营养不良等。

3.X 线表现

过去通常将慢性胃炎分为浅表性、肥厚性和萎缩性。表现如下:

(1)慢性浅表性胃炎:常无明显异常 X 线表现;可见胃窦及体部局限性不规则挛缩波,黏膜纹略粗、紊乱,有时可见浅表小溃疡,局部压痛,壁柔软。

(2)慢性萎缩性胃炎:黏膜纹常纤细、稀少或消失,呈光滑无凸征象(特别是气钡双重造影有价值);黏膜沟增宽,大于 5mm;有时也可见局限性挛缩波,胃张力低。

(3)慢性肥厚性胃炎:黏膜纹隆起、粗大而宽(胃体大弯侧黏膜纹宽有时可达 1cm 以上)、排列紊乱、扭曲不整,皱襞数量减少、表面粗糙,常有多发表浅小溃疡及大小不等的息肉样结节。本病多发生于胃窦,常致功能挛缩狭窄。胃内有滞留液。可见胃壁柔软及黏膜纹可塑性,无破坏中断。常伴胃黏膜脱垂及十二指肠球炎和溃疡。气钡双重造影可见胃小区增大。

就病理而言,慢性胃炎可见黏膜层充血、水肿、炎性细胞浸润和纤维组织增生。或伴有上皮细胞变性、坏死、剥脱和增生等。日本学者尸检发现从出生三天后,胃黏膜即可有炎性浸润,也就是说人类几乎 100%患有慢性胃炎。上述改变可不伴胃腺体的变化,也可伴有胃腺体的萎缩,即主细胞和壁细胞数目减少,腺体变小变少,严重者可致腺体完全消失,这就是所谓的萎缩性胃炎;在个别情况下,还可见腺体增生、肥大,这就是所谓的肥厚性胃炎;如果没有腺体变化,上述上皮变化和炎性浸润仅限于黏膜层者即所谓的浅表性胃炎。

萎缩性胃炎发展到一定阶段,腺体萎缩极其显著,腺外组织的炎性浸润可以消退,以致黏膜层变得很薄,黏膜皱襞变少、变浅甚至消失,胃内壁变得平坦一片。

综上所述,萎缩性胃炎黏膜纹并非一定变细、稀少。病变早期或程度较轻者,甚至可有黏膜粗大表现。同时也应注意由于检查手法不当等原因可使黏膜纹局部显示不清(诚然,萎缩性胃炎的黏膜纤细、稀少为弥漫性)。所以说,X线对肥厚性、萎缩性胃炎的分法是不恰当的,萎缩性胃炎的黏膜纹亦可较为粗大。必须认识到,约90%的幽门螺杆菌感染者可见胃窦黏膜皱襞轻到中度增粗,严重者增粗皱襞可达1cm以上。有时幽门螺杆菌胃炎也可见胃体和胃底部黏膜皱襞粗大。

但有学者认为用肥厚性胃炎或胃窦炎(慢性胃窦炎除外)等病名并不恰当,应予废用。至于由壁细胞增生、胃小凹细胞增生所致的胃黏膜皱襞肥厚应分属于 Zollinger-Ellison 综合征、Menetrier 病,但因后二者与胃炎存在着相似的影像学表现。

(五)胃窦炎

胃窦炎也称为慢性胃窦炎。是一种原因不太清楚而局限于胃窦的慢性非特异性炎症。

1.病理

其病理变化多局限于黏膜层,但亦可延及肌层和浆膜层。黏膜固有层充血水肿,有大量炎性细胞浸润,腺体囊样扩张,以及淋巴滤泡和间质增生包括黏膜肌的增生等。此外,黏膜面糜烂、腺体萎缩与肠化生也常能见到。病变延及肌层后肌层肥厚,部分肌层增厚明显而黏膜层不厚,甚至稍变薄。

2.临床表现

多见于30岁以上成人。常有中上腹部或右上腹隐隐作痛、胀痛或难以忍受的疼痛,常呈周期性发作。有的可与溃疡病相似,即有规律性上腹部疼痛。可伴恶心、呕吐、食欲缺乏等症状,少数有消化道出血的症状。部分无症状。

3.X线表现

除少数病理变化较轻的不出现阳性 X 线征象外,多数出现下列部分或全部 X 线征象。①胃窦激惹:胃窦特别是幽门前区呈半收缩状态,不能在蠕动波到达时扩大如囊状,但能缩小至胃腔呈线状,还常出现不规则痉挛收缩。②黏膜纹增粗:黏膜纹宽度超过胃体之黏膜纹,有时增粗的黏膜纹迂曲盘绕,X线下呈息肉状透光区。慢性胃窦炎患者 2.20%～3.25%可见肥厚性幽门前区皱褶(又称为肥厚性幽门窦皱褶,此征偶见于无症状患者),表现为幽门近端小弯侧、与胃长轴平行的、长约 2.0cm 的边缘光滑的或略分叶状的黏膜下块影,随蠕动或扪压略有改变,此征可能与幽门窦或幽门括约肌的解剖和功能异常有关。③黏膜纹紊乱:虽然胃窦呈半收缩状态,但黏膜纹仍多呈横行或环行。④黏膜纹不及正常柔软:黏膜纹不能像正常那样容易用手法压平,并且蠕动波到达时黏膜纹也不会变得像正常那样细。⑤胃窦向心性狭窄:为胃窦或幽门前区痉挛,持续较长时间后进一步造成肌层肥厚所致。其柔软度减低,形态比较固定,故有人称为僵直性胃窦炎。而且狭窄段压在十二指肠球底部,可形成光滑对称或不对称的压迹。⑥胃黏膜脱垂。

4.鉴别诊断

(1)胃窦溃疡:多数胃窦溃疡因不能显示龛影而被误诊为胃窦炎。但少数胃窦炎黏膜纹紊乱较重,钡餐停留在皱襞间沟纹交叉处,显示为点状密度增高影时,被误诊为溃疡龛影。但这种点状影有以下特点可与溃疡相鉴别:①与皱襞间沟纹相通,并位于沟的交叉点上;②手法加压,形态和大小甚不固定;③随黏膜纹的排列、走向发生变化而消失。

(2)胃窦癌:胃窦炎的胃窦狭窄有下列特点可与胃窦癌鉴别:①有黏膜纹存在;②轮廓光滑整齐;③可缩小至极细,即有一定柔软度。此外,胃窦炎的黏膜息肉样变化,扪之较软、形态可变、胃壁柔软、蠕动存在等特点可与胃癌鉴别。

(3)成人幽门肥厚症:表现为幽门管狭长、内有黏膜纹通过。可为先天性幽门肥厚的继续,也可继发于其他原因的幽门括约肌肥厚。胃窦炎的肌层肥厚可以局限于幽门括约肌,这实际上就是继发性成人幽门肥厚症。但多数胃窦炎的肌层肥厚不仅限于幽门括约肌,狭窄段长度相对较长,鉴别不难。

(六)胃糜烂

任何原因(物理的、化学的、生物的)所造成的胃黏膜局限性和浅表性(只伤及黏膜层而不深达黏膜下层)缺损均可称为胃糜烂。它可见于胃炎或非胃炎(无症状)患者的胃黏膜上。当然,更常伴发或并发于许多不同病理的胃黏膜上。

胃糜烂是急、慢性胃炎的一种特征性征象,它常由 3 种致病因素(幽门螺旋杆菌感染、非甾体抗炎药和饮酒)中的一种或几种引起。长期以来,一直把"糜烂性胃炎"看作一个病目,而且国外有学者提出糜烂性胃炎在影像学上可显示皱襞增厚、息肉样结节和糜烂灶,但这 3 种表现常同时出现于多种病因和不同类型的胃部慢性炎症,尤其萎缩性胃炎中,故 1990 年在悉尼世界胃肠病学大会上认为所谓"糜烂性胃炎"可能就是浅表性胃炎和萎缩性胃炎的某些表现,不应将它列为一种病目或特殊型胃炎。

1.分型

胃糜烂胃镜检查可分为 3 型。Ⅰ型:即完全型,糜烂位于隆起的黏膜上,其边缘有壁围绕,即通常所说的痘样糜烂或疣状胃炎。Ⅱ型:即不完全型,糜烂灶位于平坦的黏膜上,周边围以粉红色边缘,即片状糜烂。Ⅲ型:即出血-糜烂性胃炎,在平坦的黏膜上有多个小出血性糜烂灶。其中以Ⅱ型最常见(占 81%)。

2.X 线表现

钡剂造影只有双对比造影才能较好地显示胃糜烂,一般造影只能显示胃镜所谓的完全型(Ⅰ型)糜烂,对不完全型(Ⅱ型、片状糜烂)常不能显示。这种片状糜烂可显示为由正常或异常胃小区包绕的涂钡不均匀区,状如扁平型早期胃癌。对胃镜所谓的Ⅲ型糜烂一般不能显示。

Ⅰ型糜烂的 X 线表现见后述。但目前认为,糜烂可见于多种胃炎或胃病,而并非特异性糜烂性胃炎或疣状胃炎所特有。

(七)胃溃疡

胃溃疡是胃壁溃烂形成的缺损,又称壁龛。是一种较常见的消化系统疾病,其病因不甚明了。

1.病理

溃疡有急、慢性两种,急性常为多发,慢性常为单发。溃疡先从黏膜层开始,逐渐殃及黏膜下层、肌层,以至浆膜层,形成深浅不一的壁龛。溃疡呈圆形或椭圆形;溃疡的底部一般平坦,但也可高低不平;溃疡的口部光滑整齐。如溃疡穿破达浆膜,称为穿透性溃疡;如溃疡穿破浆膜层,称为穿孔;若溃疡穿孔通向游离腹腔,即所谓急性穿孔;若胃壁与邻近组织或脏器粘连,溃疡穿入邻近组织或脏器,即所谓的慢性穿孔或穿孔性溃疡。

胃溃疡多为单发,少数为多发,多发者常见于胃窦,而胃体前后壁、大弯和胃底较为少见。国内有资料统计:97.0%为单发,3.0%为多发。发生部位分布如下:胃体小弯(包括角切迹)51.0%、胃窦40.4%、胃底3.8%、胃体前后壁2.9%、胃大弯1.9%。有人提出,对胃大弯侧及前后壁溃疡应首先考虑到癌性溃疡。

2.临床表现

常有比较长期的上腹疼痛,多在进食后不久出现,持续1~2小时后逐渐减轻至消失。可伴有饱胀感、烧灼感及消化不良等。临床症状常反复发作。病情重者可反复呕吐,甚至上消化道出血而有呕血和柏油样黑便等。并发穿孔出现急性腹膜炎症状和体征。

3.X线表现

急性穿孔时禁忌钡餐检查,必要时可采用适量含碘造影剂检查。

(1)主要X线征象

①龛影与胃腔关系:乳头状半圆形突向腔外,甚至呈长方形。壁龛内如含有食物残渣或血块等物,密度可不均匀。溃疡愈合过程中可呈锥形。

②龛影的正面观:呈圆形或椭圆形,边缘光滑整齐。少数轮廓十分锐利,但不十分光滑整齐,这是由于溃疡形态欠规整,也可因四壁有血块等附着物所致。溃疡底部的高低不平和龛影密度不均,同样可以反映在正面和斜面观上,表现为龛影内结节状或不规则充缺。这种充缺伞部位于龛影内,而口部可光滑整齐,不要误为恶性病变。

③龛影口部情况:光滑整齐,正面观可呈细线样环状阴影,切面观平直锐利。

④龛影邻近胃壁的特征:a.良性溃疡边缘的黏膜线,亦称Hampton线;b.狭颈征和项圈征;c.龛影周围黏膜纹特征,表现黏膜纹纠集及"黏膜纹通入龛影征",有些溃疡由于龛影浅小而没有皱襞纠集或由于溃疡的所在部位特殊(如胃底)不易显示或因重力的关系,纠集皱襞受牵拉而倾向于纵向平行;d.溃疡周围隆起,正面观加压呈宽窄一致的透亮区,切面观隆起与上下正常胃壁相移行,无明显界限。

(2)次要X线征象

①胃小弯侧溃疡对侧大弯侧出现指状压迹致胃体环形狭窄,形成"葫芦胃"、"沙钟胃"。

②胃小弯缩短,形成"蜗牛形"胃。

③幽门狭窄和梗阻。

④局部压痛。

⑤胃分泌增加。

⑥蠕动的变化,即溃疡较大时邻近胃壁蠕动可减弱。

(3)相关X线征象解析

①Hampton线:即良性溃疡周围黏膜线。切线位时龛影与胃腔交界处可显示一宽约1~2mm的透亮细线,为轻微凸出并略向溃疡腔倒卷的肿厚黏膜固有层所造成,为良性溃疡的特征。常见于龛影的上下两端,但亦可见于龛口的整个边缘。

②狭颈征和项圈征:切面观溃疡口部与胃腔连接处宽0.5~1.0cm一段的口径狭于龛影的口径,形如颈状,称狭颈征。有时狭颈表现为宽0.5~1.0cm,边界光整的密度减低区,形如颈

部带有一项圈,称为项圈征。有时溃疡并无狭颈,但口部也可见类似透光带,为项圈征的另一表现。上述两征象其形成机制与 Hampton 线大致相同,但后者宽度小。

③"黏膜纹通入龛影征":溃疡周围胃壁肿胀,向胃腔内、外隆起。切面观察,凸出于胃壁轮廓之外的,与壁龛四壁相延续的那部分胃壁并非真正的壁龛。其表面的黏膜层仍存在,可造成好像黏膜纹通入龛影的现象。这种现象是一种可靠的良性征象,故曾被称为"黏膜纹通入龛影征"。它实际上仍是黏膜皱襞到达溃疡口部的表现。

(4)特殊部位的溃疡

①胃窦溃疡:半数以上的胃窦溃疡,由由于为多发和壁龛较浅或浅而小,所以出现下列特殊的表现。a.局限性胃炎征:为壁龛较小,伴发局限性胃窦炎的变化显著及胃内潴留液较多所致。b.盘状龛影:有的胃窦溃疡并不小,但很浅,且愈近口部愈浅。通常深在 0.5cm 以下,直径约 2cm 左右,形如盘状,易误为恶性。但局部黏膜纹随蠕动和收缩而变化,龛口无裂隙征和指压迹征,邻近胃壁柔软,治疗 2~4 周可见龛影明显缩小,有助于与胃癌鉴别。

②胃底和贲门区溃疡往往并不出现曲型表现。直径在 1cm 以下的溃疡显示困难,直径在 1.5cm 以上的较大溃疡或穿透性溃疡与癌肿鉴别困难,而且贲门下区溃疡以恶性多见。胃底和贲门区的较小溃疡,往往首先被发现的是胃底和胃体上部大弯侧指状切迹和贲门痉挛等次要 X 线表现,较大溃疡则易出现胃底贲门癌的 X 线征象。下列征象判断为良性溃疡:a.龛影位于腔外;b.狭颈征;c.龛口光整;d.周围黏膜纹广泛、均匀纠集并达龛口。

③幽门溃疡可表现幽门较长,易误为十二指肠球部溃疡,可致幽门梗阻。亦可由于周围黏膜牵拉而闭锁不全。

(5)穿透性溃疡:穿透性溃疡除具有胃溃疡的一般 X 线表现之外,其特征为龛影甚深,至少在 1cm 以上,形如囊袋状,即其狭颈十分明显。壁龛内常有液体和气体潴留。可见龛影内阴影分为 3 层,即由上至下为气体、液体和钡剂。

穿透性溃疡恶性变的可靠指征有:①龛影底部不规则或呈结节状增生;②龛影邻近胃黏膜呈杵状或波浪状不规则;③龛影邻近胃黏膜呈杵状增粗或中断破坏;④龛影邻近胃壁僵直。以上四种征象既可单独出现,也可同时出现。对于蠕动减弱乃至消失并不能作为鉴别的可靠依据。因为良性胼胝性溃疡大量纤维组织增生及胃周粘连亦可使蠕动减弱乃至消失,并使胃壁固定。

(6)胼胝性溃疡:胼胝性溃疡在病理上是以大量纤维组织增生为特征的。溃疡底的纤维组织常厚达1~2cm,而正常各层结构均消失。溃疡四周的黏膜下层和肌层也全被较硬的纤维组织所代替。其宽度和厚度常达 1~2cm,甚至更多。溃疡四周的黏膜固有层存在。这类溃疡呈圆形或椭圆形,常较大,直径多超过 2cm,多相对较浅。其深度不超过 1cm,少数也可深达 2~3cm。部分病例表现溃疡位于腔内或半腔内,龛周似有环堤而易误诊。但常见下列特征可与溃疡型胃癌相鉴别:①龛影口部光滑整齐,没有裂隙征和指压迹征;②有时正面观钡餐充填在溃疡口部向溃疡腔倒翻的黏膜层和溃疡腔之间的缝隙内,形成一沿龛影口部 1~2mm 的整齐的线状不透光影,不出现于溃疡型胃癌;③龛影周围的透光带,宽窄一致,表面光整,与溃疡腔和正常胃壁之间的分界十分光滑整齐。

(7)胃线形溃疡:胃线形溃疡尚没有公认的定义。国内有学者认为线形溃疡和杆样溃疡的长度应≥8mm,宽度分别为1.5mm和2.5mm以下。线形溃疡为良性溃疡的一种表现形式。其形成有多种因素,主要为壁龛发生及其修复过程中瘢痕组织增生牵拉所致。日本学者研究认为胃线形溃疡的形成有4种方式:①从开始起病即呈线形壁龛;②为大的圆形壁龛呈纵向修复,以致胃长轴短缩而形成线形壁龛;③为圆形溃疡的多次复发和愈合形成;④为复发性溃疡的融合。十二指肠线形溃疡的形成机制与X线表现与胃线形溃疡相似。

X线表现:形态多种多样,有单线形、点线形、蝌蚪形、马鞍形、弧线形、螺旋形。应与溃疡瘢痕鉴别。溃疡瘢痕无龛影存在。

(8)多发溃疡、复合溃疡:在胃内发生两个以上的溃疡称为多发溃疡。如胃和十二指肠同时发生溃疡则称为复合溃疡。如胃多发溃疡的位置相距较近,常造成诊断上的困难。胃窦多发浅小溃疡,可表现为局限性胃炎或出现局限性胃壁浸润征。较大的溃疡由于下列因素存在易误为溃疡型胃癌:①两个以上的龛影重叠在一起,表现龛影很大,口部不规则,甚至形成"指压迹征";②每个溃疡周围的炎性浸润和纤维增生联在一起。可造成分界清楚的环堤,皱襞纹中断,龛周结节状缺损等;③各个溃疡之间的疤痕收缩和牵拉,形成各个壁的轮廓极不规则。鉴别诊断甚为困难。

(9)卓-艾综合征:本病又称胃泌素瘤,是一种由胰腺或十二指肠的产胃泌素肿瘤引起的,以明显的高胃泌素血症、高酸分泌和消化性溃疡为特征的综合征。有顽固性多发性溃疡或有异位性溃疡,胃次全切除术后容易复发,多伴有腹泻和明显消瘦。患者胰腺有非β细胞瘤或胃窦G细胞增生,血清胃泌素水平增高,胃液和胃酸分泌显著增多(与壁细胞增生引起的胃酸分泌过多有关)。75%溃疡位于胃和十二指肠球部,25%位于球后部和近端空肠。

X线诊断依据为增粗的胃和十二指肠黏膜皱襞、球后溃疡、多发溃疡及胃内大量潴留液。

(八)胃癌

胃癌是胃肠道最常见的癌肿之一。胃癌好发于胃窦(占50%～60%),其次为贲门和胃体小弯,胃大弯和胃底少见。残胃癌的发病率两倍于胃未手术者,主要原因是胆汁胰液的反流、胃酸的缺乏及胃内细菌的繁殖。

1.病理

胃癌起源于胃黏膜上皮细胞,为腺癌。

(1)早期胃癌的病理学分型:当前国内外多采用日本内窥镜学会所提出的早期胃癌分型。

①Ⅰ型:为隆起型胃癌。肿瘤突向胃腔,高度超过5mm,呈圆形或类圆形,边界清楚,宽基底,表面毛糙。

②Ⅱ型:为表浅或平坦胃癌。肿瘤沿黏膜和黏膜下层生长,分界不清,形状不规则。Ⅱ型早癌又分为3亚型:Ⅱa型,即表浅隆起型,隆起轻微,不超过5mm,Ⅱb型,表浅平坦型;Ⅱc,即表浅凹陷型,凹陷轻微,深度不超过5mm。

③Ⅲ型:为凹陷型胃癌。肿瘤发生溃疡,深度在5mm以上,界限清楚,形状不一。

上述几型中,凡同时存在两种以上者称为混合型。

(2)中、晚期胃癌病理学分型:中、晚期胃癌总称为进展型胃癌。病理也分为3型。

①增生型:亦称蕈伞型、息肉型、肿块型等。肿瘤向腔内生长、突出,基底较宽广,形如蕈伞,表面高低不平如菜花状,易发生糜烂及溃疡,肿瘤与周围胃壁有明分界。

②浸润型：亦称硬性癌。癌组织浸润从黏膜层直至胃壁各层组织，致使胃壁僵硬，黏膜皱襞消失，与正常区域分界不清。侵犯全胃时，胃呈皮革样。一般说，胃癌浸润多限于胃幽门环，但在少数情况下，也可越过此界，侵及十二指肠。

③溃疡型：这是最常见的一种类型。可形成大而浅的盘状溃疡，常深达肌层。溃疡边缘隆起称为环堤，为黏膜下层癌肿浸润增生所致。

上述分型混合存在时则称为混合型。

（3）胃癌的转移途径其转移途径

①淋巴转移：根据癌肿所在部位不同，首先分别转移到胃各组淋巴结（幽门上组、幽门下组、胃上组和脾胰组），其次是腹膜后、肠系膜、门静脉周围淋巴转移。还可以通过胸导管到肺门淋巴结或到左锁骨上淋巴结。

②血行转移：通过门静脉系统转移到肝内是十分常见，肺、骨等处的转移机会比较少。

③直接侵犯和移植：胃癌侵及腹膜后，可直接侵犯邻近脏器如胰腺、结肠等。晚期可移植于腹膜或直肠凹。

2.临床表现

本病多发于 40 岁以上，男多于女。早期症状不明显或有一些缺乏特征性的症状，如消化不良、食欲缺乏等。待症状明显时，则多为晚期，如上腹部饱胀不适、疼痛、呕吐、便血等，相继出现的有消瘦、贫血，甚至恶病质。常于上腹部触及肿块。出现转移后有相应的症状和体征。

3.X 线表现

（1）早期胃癌：早期胃癌病灶直径＜2cm 时，一般不易为 X 线所发现。病灶直径＞3cm 之后，X 线显示机会增多。

①Ⅰ型：表现为小圆形充缺，表面毛糙不，在气体的衬托下可见微小的丘状或颗粒类圆形致密影。

②Ⅱ型：其Ⅱb 型在造影片上很难甚至不发现；Ⅱa 与Ⅱc 型发现率亦不高，在良好双对比造影片上表现为胃小区消失或黏膜失去正常均匀结构。

③Ⅲ型：可出现低凹积钡影，形态不整，界限清楚，切线位片呈小的尖刺状突出影，深度在5mm 以上（图 3-1-1）。

（2）中、晚期胃癌：中、晚期胃癌的基本线表现有：①黏膜皱襞的改变：表现增生定、隆起变形、破坏中断、凹凸不平、边毛糙、溃疡形成；②充盈缺损；③癌性溃疡；④蠕动改变：表现浅弱或消失。

①增生型显示为突入腔内的充盈缺损，充缺的轮廓不整，表现凹凸不平，可呈菜花状，表面常有溃疡形成（图 3-1-2）。但少数亦可表面光滑，形态扁平，甚似胃壁内肿瘤。充缺周围黏膜纹中断或消失。胃壁也稍僵硬，但有时可表现较柔软。

②浸润型：表现为病变区胃壁僵硬，轮廓平直，蠕动消失，形态固定（图 3-1-3）；黏膜纹僵直、平坦或破坏消失，亦可增粗呈脑回状。同时可见表浅溃疡。广泛浸润型胃呈皮革囊状，幽门受侵而闭锁不全，从而使胃排空加快。局限浸润型表现局限胃壁僵硬或狭窄。当侵犯胃腔的半圈或小半圈时，可表现"双重阴影"。

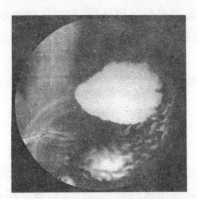

图 3-1-1　胃癌（手术证实）

胃角切迹僵硬，局部有少许钡剂存留，邻近黏膜纠集

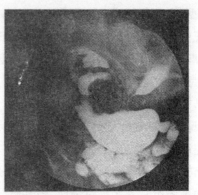

图 3-1-2　增生型癌

胃窦部有不规则充盈缺损

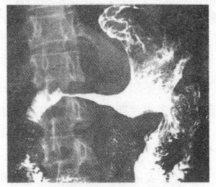

图 3-1-3　浸润型胃癌

胃窦部胃壁僵硬，轮廓平直，形态固定

③溃疡型：a.龛影口部：不规整，出现指压迹征和裂隙征（图 3-1-4）。b.龛影与胃腔的关系：龛影位于腔内或半腔内为恶性溃疡的特征。c.龛影的环堤：即龛影周围一圈不规则透亮区。d.龛影周围黏膜纹：黏膜纹至环堤边缘突然中断，断端呈杵状或结节状增粗，黏膜纹可呈不规则纠集。

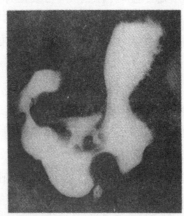

图 3-1-4　溃疡型胃癌

胃角切迹处可见不规则龛影，龛口有指压迹征、裂隙征和环堤征

④混合型:常见的是以溃疡为主伴有增生、浸润改变。总之,晚期胃癌难以划分其类型,常表现为以某种类型为主的混合型。

(3)Borrmann 对进展期胃癌的分型:Borrmann 将进展期胃癌从大体形态上分为 5 型。Ⅰ型:无明显溃疡,为孤立的息肉状癌。Ⅱ型:有环堤和境界鲜明的溃疡形成癌。Ⅲ型:浸润溃疡型。Ⅳ型:弥漫性癌。Ⅴ型:代表一种未分化类型,即类似于Ⅱc 型早期胃癌的进展期胃癌。Ⅱ、Ⅲ型相当于我国的溃疡型。

Borrmann Ⅱ型和Ⅲ型胃癌在 X 线表现上区别如下:①Ⅱ型的癌堤多呈环带状隆起,连续完整,可见环堤外缘呈清晰锐利的致密白线(暂称环堤外缘线),与正常胃壁分界清晰,是因为堤外胃壁无癌浸润。Ⅲ型的癌堤不规则,不能显示环堤外缘线,与正常胃壁分界不清,是因堤外胃壁有癌浸润。②"癌堤角"的大小是区别两型的另一可靠 X 线征象。所谓"癌堤角"即当病灶侧面观时,隆起癌堤与邻近胃壁形成的角度。Ⅱ型为锐角(或直角),即≤90°;Ⅲ型是钝角,即>90°这一征象对位于小弯或大弯的癌灶观察意义较大。

总之,BorrmannⅡ型以团块状和巢状生长方式为主,Ⅲ型以弥漫生长方式为主;Ⅲ型未分化癌所占比例明显高于Ⅱ型;而且Ⅲ型侵及浆膜或穿过浆膜者亦显著高于Ⅱ型。也就是说BorrmannⅢ型恶性程度高。故术前鉴别 BorrmannⅡ、Ⅲ型有重要的临床意义。

(4)胃癌主要的相关 X 线征象

①指压迹征:表现为龛影口部有凸面向着龛影的弧形压迹,如手指压迫状。它的病理基础为黏膜层和黏膜下层结节状癌浸润所造成。

②裂隙征:又名角状征。表现为从龛影口部向外伸出数毫米至 2cm 左右的尖角状或树根状钡剂充填影。其病理基础为溃疡周围破溃裂痕或两个癌结节之间的凹陷间隙。

③环堤征:是指溃疡周围的不规则透亮区。其病理基础为癌肿破溃后留下的一圈隆起的边缘。其形态和宽窄随压力的改变变化不著,而良性溃疡周围的透亮区宽窄则随压力的改变有明显变化。

④半月征:若龛影骑跨于角切迹或小弯垂直部,作切线位加压投照可构成半月征。

⑤袖口征:消化道癌性狭窄近端之正常管道,随蠕动的推进套在僵硬的狭窄段近端之上,似袖口状。多见于胃窦癌。

⑥肩胛征:消化道特别是胃窦部癌性狭窄,与其近端正常之管壁交界处呈肩胛状,局部形成折角,又称癌折角征。

⑦胃小弯切迹征:胃癌好发于胃窦,在胃体部仅占 10%。胃体上部癌,特别是位于胃体上 1/3 部位诊断较困难。已故放射学专家林贵等发现 53 例胃体癌中有 42 例表现小弯切迹征,占 79.2%。其病理基础是癌肿的下限或恶性溃疡的环堤与正常胃壁的交界,切迹以上胃壁僵硬,而切迹以下胃壁柔软。这个切迹的深浅与癌肿侵犯的深度、病变大小、胃的充盈程度以及病变是否转到切线位有关。他们还发现有 5 例显示上下两个切迹。上、下两切迹的形成机制同上。

切迹征的出现证明癌肿已侵及肌层或全层,为中晚期胃癌的 X 线征象。尽管这不是早期胃癌的 X 线表现,但当癌肿显示不典型时,对此征又不认识,可延误诊断和处理。他们同时发现胃体上部癌以溃疡型最为常见,所以抓住切迹征,显示好该区域的溃疡十分重要。他们同时强调胃体上部癌以黏膜像、充盈像、双重对比和多位置、多角度,尤其是右前斜位观察十分重要。

(5)胃溃疡恶变的 X 线征象:胃溃疡恶变均发生于溃疡的边缘。大多发生于直径 1cm 以上的良性溃疡。恶变分为细胞学阶段、肉眼阶段和溃疡型胃癌阶段。胃溃疡一旦恶变则发展迅速,1~3 个月内可以从第一期发展到第三期。

X 线表现是在良性胃溃疡基础上,龛影口部及其周围出现一种或数种癌变征象:①龛影口部结节状影及指压迹征。②个别黏膜纹呈杵状中断。③小段环堤形成。④龛影口部呈钝角状,良性溃疡切面观,口部平直或整齐自然弯曲,癌变后溃疡口部表现为上、下两条直线相交形成钝角。⑤溃疡变浅变大:溃疡愈合表现变小变浅同时进行,趋向呈小锥体状。而恶变表现为变浅变大或相对变浅变大(即深度不变但变大或大小不变但变浅)。⑥早期癌变与良性溃疡无法鉴别(图 3-1-5),后期(第三阶段)表现如溃疡性胃癌。

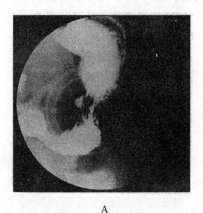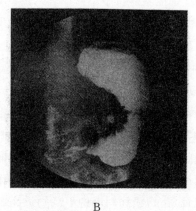

A   B

图 3-1-5 胃溃疡恶变(手术证实)

胃小弯近角切迹处可见腔外龛影,龛口较规整,邻近黏膜纠集(与良性溃疡不易鉴别)

(6)贲门管区癌的分类:据病理组织学分为鳞癌和腺癌 2 大类;据病理形态学分为浸润型、增生型和溃疡型 3 类;根据发病的区域可分为:①癌组织以贲门管为主向上、下浸润者,称为贲门管癌;②癌组织主要位于胃体侵及贲门管者,称胃体贲门癌;③癌组织以胃底为主侵及贲门管者,称胃底贲门癌;④癌组织来自食管下段侵及贲门管者,称食管贲门癌。

X 线表现:①黏膜皱襞粗大、平坦、中断;②管壁和胃壁切线位可出现癌折角,胃体及胃底的黏膜纹向折角处聚拢;③癌肿处黏膜皱襞增生呈息肉样改变;④贲门管扭曲、不对称性狭窄,有时抬高或下压移位;⑤贲门管僵直、闭锁不全;⑥胃泡内有软组织块影,胃泡变形,胃底肥厚,胃贲门切迹角增大;⑦钡流分叉、转向和喷射现象;⑧食管下段浸润相当常见,是诊断贲门区癌的主要依据之一。

(7)弥漫性浸润型:胃癌的漏诊原因分析早期局限浸润型胃癌的确容易漏诊,而弥漫浸润型漏诊或误诊为慢性胃炎原因如下。

①检查方法的片面性:胃癌的变化首先表现在黏膜层,故重视对胃黏膜纹的观察无疑是正确的。但此型胃癌的 X 线特征,如胃腔缩小、胃壁不规则,在充盈像中显示最好,所以应重视

充盈像的观察,而不要只看到黏膜纹紊乱就诊为胃炎。

②不注意胃大小及形态的变化:正常人胃在空虚状态下可较小,边缘不规则(尤其是大弯侧),但服大量钡剂或产气粉后应有增大,边缘光滑,变换体位如由立位变为仰卧或俯卧观察胃的各部,其大小、形态可有变化,如变换体位各部胃壁形态不变,甚至如管状,就是胃壁僵硬、胃腔狭窄。

③不注意胃蠕动和排空情况:弥漫浸润型胃癌蠕动不活跃,排空比正常要快。

总之,对弥漫浸润型胃癌的诊断,关键是思想要重视,尤其是对中老年患者,当看到黏膜纹广泛紊乱或黏膜显示不明确时,应注意分析,不可轻易诊为胃炎。服用产气粉后对胃内壁轮廓线、胃大小形态变化及蠕动的观察分析尤为重要。

4.鉴别诊断

(1)溃疡型胃癌与良性胃溃疡的 X 线鉴别诊断:见表 3-1-1。

(2)胃窦良、恶性狭窄的 X 线鉴别诊断:见表 3-1-2。

表 3-1-1 溃疡型胃癌与良性胃溃疡的鉴别诊断

	溃疡型胃癌	良性胃溃疡
溃疡的口部	不规则,有指压迹征、息肉状缺损、裂隙征;无狭颈征、项圈征、口部黏膜线	光滑整齐,无指压迹征、息肉状缺损和裂隙征;但有狭颈征、项圈征、口部黏膜线
溃疡和胃腔的关系	切线位观察,位于腔内或半腔内	位于腔外
溃疡的环堤	有环堤征	无环堤征
溃疡周围的黏膜纹	突然中断,近口部呈结节状或杵状增生,黏膜纹呈不均匀纠集或局限纠集	到达龛影的口部,且黏膜纹愈近日部愈细,黏膜纹呈广泛均匀纠集

表 3-1-2 胃窦良、恶性狭窄的鉴别诊断

	良性	恶性
狭窄段近端(入口)	病变与正常分界呈渐行性,可伴有小弯良性溃疡龛影	病变与正常分界突然,有肩胛征和袖口征
狭窄段	黏膜纹存在呈横行或排列紊乱,有时可见浅表溃疡,胃壁可收缩和扩张,狭窄形态可变	黏膜纹破坏消失或呈息肉样增生,呈漏斗形胃壁僵硬不变,有时可见双重阴影
狭窄段远端(出口)	球部无压迹可伴有胃黏膜脱垂、球溃疡	球底不对称性压迹,可伴有"截断"现象

(3)胃泡内肿块影的分类和鉴别:胃泡内肿块影大致分为 3 类。①胃外正常结构或病变结构造成的块影:包括心脏、肝脏左叶、异位脾脏、异位肾脏、左肾上腺、胰腺、膈下脓肿、小网膜肿物以及增大淋巴结等胃外结构所造成的胃泡软组织块影。转至切线位把软组织块影移到胃外。胃外的压迫只能将贲门区黏膜压扁平,并不像癌肿一样的黏膜纹破坏中断,一般不难鉴别。②胃内良性病变:包括良性溃疡、胃底静脉曲张、肥厚性胃炎、良性肿瘤、贲门腺肥大、胃底憩室、食管胃套叠等。其中良性溃疡和良性肿瘤与贲门癌难以鉴别,但贲门癌多侵及贲门出现相应 X 线表现有助鉴别。③胃底贲门癌及其他恶性肿瘤:两者鉴别困难。

二、结肠息肉

结肠息肉相当常见。在普通人群双对比检查时可高达 10％～12％。息肉只是一种形态学名称，并不表示其组织学性质。好发于左半结肠，可单发或多发。

(一)病理

息肉的种类很多。国外有学者分为下列几类。①肿瘤性息肉：单发的有腺瘤、乳头状腺瘤、绒毛状腺瘤；多发的有家族性腺瘤性息肉病。②错构瘤性息肉：单发的有青年息肉；多发的有青年息肉病等。③炎症性息肉：单发的有良性淋巴样息肉；多发的有良性淋巴样息肉病。④未分类息肉：单发的有化生性息肉；多发的有化生性息肉病。

上述各类中，以炎症性息肉和肿瘤性息肉比较常见。炎症性息肉是在炎症病变(如克罗恩病、溃疡性结肠炎等)的基础上发生的；而肿瘤性息肉则具有肿瘤性质，以腺瘤和乳头状腺瘤多见。

结肠息肉可分为有蒂息肉和无蒂息肉，有蒂息肉根据其基底部与肠壁的关系又分为广基和狭基两种。

肿瘤性息肉容易恶变，尤以乳头状瘤和乳头状腺瘤恶变率最高。息肉大小与恶变密切相关：＞2cm 的息肉恶变率可在 50％以上，＜1cm 的在 2％～10％，而＜0.5cm 的息肉罕有发生恶变者。

(二)临床表现

多数无明显症状。肿瘤性息肉的突出症状是无痛性便血。继发感染在便血的同时，可有黏液和脓。巨大息肉可并发肠梗阻和肠套叠。有长蒂的息肉可自肛门脱出。

(三)X 线表现

本病 X 线检查以钡灌肠为主，应包括注钡充盈像、排钡后黏膜像和气钡双对比像。

1.充盈像

较大的息肉可呈圆形或卵圆形充盈缺损，表面光滑或略呈分叶状。带蒂者可表现明显的移动性。多发性表现充缺大小不等。对＜0.5cm 的息肉常不易发现。

2.黏膜像

表面附着钡剂，形成环状致密影，而息肉本身呈圆形或椭圆形的透明影，黏膜纹多属正常。宽基底息肉可见偏心性充缺的表面高低不平，但周围黏膜纹正常。

3.双对比像

对息肉的显示最佳。如表面涂有薄层钡剂呈环状致密影，如表面涂有较厚的钡剂，则显示为致密而均匀的块影。如完全没有涂上钡剂，则在气体衬托下呈软组织块影，应注意与憩室的轴位像鉴别。

三、小肠癌

小肠良性肿瘤有小肠间质瘤、脂肪瘤、腺瘤和血管瘤等。小肠恶性肿瘤有腺癌、淋巴瘤、小肠恶性间质瘤、类癌等。

（一）临床与病理

小肠腺癌起源于肠黏膜上皮细胞,好发于十二指肠及近段小肠。肿瘤可呈息肉状突向腔内或浸润肠壁形成环形狭窄。临床表现主要为出血、梗阻、黄疸及腹部肿块。

小肠淋巴瘤好发于末端回肠,侵犯肠管的范围往往较长,以管壁增厚、僵硬为主,肠梗阻的程度相对较小肠腺癌轻。常常同时伴有肠系膜及腹膜后淋巴结广泛肿大,甚至融合成团。主要症状为腹痛、腹部包块、间歇性黑便。

小肠间质瘤为肠壁肌层发生的肿瘤,以往称为小肠平滑肌瘤,近年来病理学免疫组织化学及细胞超微结构研究发现不少平滑肌瘤的梭形细胞同时还有神经组织的成分或分化趋向。现在病理上将这类肿瘤定名为胃肠道间质瘤（GIST）。病理学统计 GIST 远较单纯的平滑肌瘤多见。小肠间质瘤可向肠腔内或腔内、外同时生长。肿瘤边界清楚,肠黏膜破坏不明显。而且肿瘤一般只侵犯一侧肠壁并不侵犯整个肠管的周径,所以一般没有明显肠梗阻。大部分患者因消化道出血而就诊。

（二）X 线表现

小肠腺癌 X 线表现为肠管局限性环状狭窄、黏膜破坏、不规则充盈缺损及龛影形成,狭窄段肠管僵硬,钡剂通过受阻,近端肠腔有程度不等的扩张。

小肠淋巴瘤 X 线表现可为:①受累肠管管壁僵硬、管腔狭窄、黏膜皱襞破坏消失,呈"铅管状"改变;②肠腔内不规则多发结节状或息肉状充盈缺损;③肠壁破坏、肠管呈"动脉瘤样"扩张;④向腔外发展形成肿块,可表现为占位、推移肠管,肿块坏死可形成与肠腔相通的不规则腔隙;⑤末端回肠淋巴瘤常可引起肠套叠。

小肠间质瘤在小肠灌肠双重对比造影表现为一侧肠壁边缘光滑的局限性充盈缺损,其表面的黏膜皱襞被展平,破坏不明显,邻近肠管正常。血管造影可见小肠间质瘤血供丰富、染色明显,有粗大的供血动脉,静脉期可见粗大引流静脉。

第二节　胆道系统疾病

一、急性胆囊炎

（一）病因病理

本病多由结石嵌顿于胆囊颈部、胆囊管或细菌感染所致。病理可分为 4 类。①急性单纯性胆囊炎:胆囊黏膜充血、水肿、炎性细胞浸润。②急性化脓性胆囊炎:炎症波及胆囊壁全层,胆囊壁水肿、增厚,浆膜面纤维素渗出,胆囊内充满脓液。③急性坏疽性胆囊炎:胆囊壁缺血坏死及出血,胆囊内充满脓液,并可穿孔。④气肿性胆囊炎:由产气杆菌（多为梭状芽孢杆菌、产气荚膜杆菌,其次为大肠杆菌等）感染所致,胆囊内及其周围可见气体产生;30% 发生于糖尿病患者,50% 不存在结石。

（二）临床表现

主要为急性右上腹痛,向肩胛区放射。多伴有高热、寒战、恶心、呕吐、轻度黄疸。既往有胆绞痛发作史。莫菲征阳性。

（三）X 线表现

①可见增大的胆囊影和右上腹反射性肠郁积征；②偶可见胆囊区阳性结石或胆囊积气(气肿性胆囊炎在发病24～48小时后胆囊内或胆囊周围开始积气)；③有时可见膈肌升高、运动减弱，右侧胸腔少量积液及肺下部炎症；④胆系造影极少应用；⑤B超可见胆囊增大，胆囊壁水肿增厚，甚至胆囊窝有积液表现。

二、慢性胆囊炎

（一）病因病理

本病为常见的胆囊疾病，可为急性胆囊炎的后遗症。也可一开始就是慢性的，约有70％并存结石。可因细菌感染、化学刺激、乏特壶腹的炎症和肥厚等引起胆汁淤滞，以及代谢异常等所致。病理上胆囊黏膜萎缩、破坏；胆囊壁纤维化增厚，并可钙化；胆囊浓缩及收缩功能受损；胆囊可萎缩变小，亦可积水增大。

（二）临床表现

多见于30～50岁女性。主要为右上腹痛及反复发作性急性胆囊炎。其他有上腹不适、消化不良、饱胀等一般性症状。

（三）X 线表现

1.平片表现

常无异常表现，10％～20％可发现阳性结石。少数见到肿大的胆囊影、胆囊壁钙化、钙胆汁或胆囊积气等。

2.造影检查

①口服法胆囊显影延迟、大而淡，浓缩排出功能差，诊断较为明确；②口服法胆囊不显影，结合临床排除其他因素后可考虑本症，必要时再行静脉法造影；③静脉法胆管造影胆囊不显影，应考虑有胆囊病变，常为胆囊或胆囊颈结石阻塞所致，常并有胆囊炎；④胆囊明显扩大或缩窄，边缘不整或平直或呈固定的屈曲现象，有诊断意义；⑤显影的胆囊中有结石存在，常有诊断价值；⑥胆囊显影正常，脂餐后排空延迟、体积不缩小或胆囊显影淡而排空正常，均不应作为慢性胆囊炎的诊断依据。

B超显示胆囊壁均匀性增厚，厚度＞3mm，且回声增强，有定性意义。

三、胆囊癌

（一）临床与病理

胆囊癌70％～90％为腺癌，少数为鳞癌。肿瘤常发生在胆囊底部或颈部，80％呈浸润性生长，胆囊壁呈环形增厚；20％呈乳头状生长，突入胆囊腔。肿瘤增大，可占据整个胆囊，形成软组织肿块，并侵犯周围肝组织，还可发生淋巴结转移。约70％合并胆囊结石。临床表现右上腹持续性疼痛、黄疸、消瘦、肝大和上腹部包块。

（二）X 线表现

胆囊癌侵犯胆管，PTC出现胆管不规则狭窄，充盈缺损及胆管梗阻。

(三)诊断与鉴别诊断

超声和 CT 为目前胆囊癌最常用的影像学检查方法,MRI 及 MRCP 可从多方位显示肿块。这些检查显示胆囊壁不规则增厚、胆囊内大小不等的肿块,诊断大多不难。已经波及周围肝实质的肿块型胆囊癌,易与肝癌混淆。但胆囊癌发生胆管侵犯时,扩张比较明显;而肝癌发生胆管侵犯时胆管扩张较轻,并容易发生门静脉侵犯和癌栓。厚壁型胆囊癌需与胆囊炎鉴别,胆囊壁明显不规则增厚、对比增强 CT 明显强化、明显的胆管扩张、周围肝实质侵犯和肝内转移则支持胆囊癌诊断。

四、胆管癌

(一)临床与病理

胆管癌是左、右肝管及其以远的肝外胆管癌,不包括肝内胆管细胞癌。其中 80% 为腺癌,少数为鳞癌。肿瘤依形态分为结节型、浸润型和乳头型,浸润型最常见。结节型和乳头型肿瘤在胆管内生长,形成肿块;浸润型则引起胆管局限性狭窄。晚期均易发生胆管梗阻。肿瘤好发于上段胆管,占 50%。临床常表现为进行性黄疸、脂肪泻、陶土样大便和上腹包块以及胆囊增大。

(二)X 线表现

PTC 和 ERCP 均可直接显示胆管癌的部位和范围。浸润型可见胆管狭窄,狭窄范围较短,境界清楚,边缘不规整。结节型和乳头型,则在胆管内显示表面不规整的充盈缺损,胆管阻塞,其上部肝内外胆管明显扩张。

(三)诊断与鉴别诊断

胆管癌的 CT、MRCP 和超声检查都易于发现显著扩张的胆管,在扩张的胆管远端若发现胆管突然中断、不规则的胆管狭窄或发现胆管内软组织肿块、胆管壁增厚等征象,结合临床表现可做出诊断。鉴别诊断主要有胆管结石和胆管炎。于扩张胆总管末端如见到结石影则支持胆管结石诊断;长范围扩张的胆管呈逐渐变细的鼠尾状狭窄,末端既不显示结石影,也不显示软组织肿块,则可诊断慢性胆管炎。

第三节 胰腺、肝脏及脾脏疾病

一、胰腺疾病

(一)急性胰腺炎

急性胰腺炎为最常见的胰腺疾病,也是常见的急腹症之一。

1.病因

(1)胆源性:在国内半数以上伴胆管疾病如结石、炎症和狭窄等。由于壶腹部梗阻,胆汁反流,胰液外溢导致胰腺无菌性炎症;胆盐激活脂肪酶导致脂肪坏死。

（2）酒精性：酗酒和饱餐后引起胃肠道充血水肿、十二指肠乳头括约肌痉挛，胆汁和胰液反流，同时胰液分泌增加等导致胰腺炎。

（3）十二指肠梗阻、ERCP 术后、胃肠和胆道术后及腹部创伤。

（4）感染性：如腮腺炎、病毒性肝炎、内毒素和外毒素作用等。

（5）药物性和代谢性：后者如高脂血症、高血钙症。

（6）特发性：即原因不明。

2.病理

可分为两型：①单纯水肿型（轻型）：又称为急性间质性胰腺炎，多见。主要表现为胰腺间质性水种及胰腺周围坏死，没有胰腺实质的坏死。此型可演变为出血坏死型；②出血坏死型（重型）：占 10%～20%。表现为胰周及胰腺广泛的脂肪组织坏死，胰腺实质的坏死及出血可以局限或弥漫。胰腺坏死是由于胆囊收缩素-促胰酶素高于正常，促使胆囊收缩及胰液大量分泌，使胰腺组织自身发生消化作用，急性胰腺炎含胰酶的液体渗出物累及胰腺间质、胰周围间隙脂肪组织。但两型并无截然分界线，且也并非完全是一个病症的两个发展阶段。CT 也难以做出明确诊断。

3.临床表现

多见于成年人，起病急骤。主要症状有：①上腹部疼痛，通常为持续性，程度剧烈，常放射到胸背部；②发热及白细胞计数升高；③恶心、呕吐等胃肠道症状；④重者有低血压和休克；⑤腹膜炎体征；⑥其他如黄疸、多器官功能衰竭和各种并发症；⑦化验除白细胞升高外，多伴有血和尿淀粉酶升高及胰蛋白酶升高。

4.X 线表现

急性胰腺炎并无直接 X 线征象，但应注意认识以下间接 X 线征象。

（1）反射性肠郁积：表现为胃、十二指肠、空肠及横结肠的扩张、胀气，立位可见小液平。

（2）压迫和痉挛现象：①十二指肠环内缘压迹：在十二指肠郁积同时出现内缘平直压迹，具有确诊价值；②结肠截断征：胰腺炎常导致横结肠的右侧或全部胀气，而在脾曲呈截断现象，是炎性渗出物扩散波及横结肠所致。

（3）炎性浸润及扩散征象：胰腺区软组织密度增高，边缘模糊；还可出现左侧腰大肌及左腹脂线增宽、模糊或消失；也可出现左膈升高、运动受限，左胸腔积液，左下肺炎症和盘状肺不张。

（4）钡餐检查：主要表现为胃、十二指肠受压移位，在胃部出现"垫征"，以及黏膜增粗和胃肠道功能改变等。

（二）慢性胰腺炎

其病因和发病机制比较复杂，意见尚不统一。

1.病因病理

最常见的是胆道疾病及酒精中毒，其他还有急性炎症反复发作、营养不良、高钙血症（甲状旁腺功能亢进）、遗传性因素和结石等。偶尔也可由胆管硬化、胰腺特发性纤维化或肾衰竭引起。病理特点为胰腺纤维化，质地变硬、体积缩小、正常小叶结构丧失；晚期腺体完全萎缩，被纤维和脂肪组织取代，胰岛组织也遭受破坏。其改变可为局限性、节段性或弥散性，伴有胰管不同程度的扩张。

2.临床表现

上腹痛向背部放射,其疼痛可以很严重,也可以完全无痛。视其功能受损的不同其临床表现也不同,常伴有胰腺功能不全的症状如糖尿病、消化不良、脂肪泻、吸收不良和消瘦等。

3.X 线表现

慢性胰腺炎急性发作时,急性胰腺炎表现均能见到。如胰腺肿胀或纤维增生不显著,而又无发作的情况下,胃肠道钡餐造影多无异常发现。而在胰腺肿胀明显时,可出现"垫征",胃部前移,十二指肠圈扩大等。有时可见胰腺部有多少不等的、散在点状或不定形钙化影。慢性胰腺炎胆道造影时可见胆总管胰段僵直、成角(多轻微)、狭窄,但边缘光滑,呈漏斗状。ERCP:慢性胰腺炎可见胰管有不规则狭窄与扩张,有时呈串珠状,分支端扩大如棍状,并可有假囊形成(即扩大的腺管分支),类似囊性支气管扩张。

(三)胰腺囊肿

1.病理

依病理性质和来源分为 3 类。①真性囊肿:内壁衬有胰腺上皮层,囊内含有胰腺分泌物。又分为先天性囊肿(可单发或多发)、潴留囊肿、囊性肿瘤(如皮样囊肿、囊性畸胎瘤、囊性腺瘤、囊性腺癌等);②假性囊肿:囊肿缺乏上皮层,代之以腹膜、网膜或纤维组织。主要病因为外伤和急、慢性胰腺炎;③寄生虫囊肿:主要为包虫囊肿。

2.临床表现

小的胰腺囊肿多无临床症状,大的囊肿常有上腹部钝痛或绞痛、恶心、呕吐、消化不良等表现。可触及光滑柔软的肿块。

3.X 线表现

胰腺囊肿小者平片常无阳性发现,大者可显示软组织块影,边缘光滑,有时可见囊壁环形钙化。钡餐检查 X 线表现大致分为以下 4 型:

(1)胃十二指肠型:囊肿位于胰头,表现为十二指肠曲扩大,胃窦上移。压迹边缘光滑,肠腔变窄,黏膜平直,钡剂通过缓慢。若囊肿发生于胰头右侧,则十二指肠球、降部向左前移位。

(2)胃肝型:来源于胰腺网膜结节或胰体,右上缘。囊肿位于胃肝间,表现为肝脏上移,胃体、窦小弯侧呈弧形向左下移,十二指肠空肠曲下降。

(3)胃横结肠型:囊肿来源于胰颈或体部,位于胃体、窦与横结肠之间,倾向于向下发展,使胃体大弯呈弧形向前上移,黏膜变平直或纵行,横结肠中段下移。

(4)胃脾型:囊肿发生于胰尾,位于胃体上部大弯侧与脾脏之间,使胃体上部向右前移。大弯出现光滑的弧形压迹,黏膜伸直、变细。胰尾部囊肿少数可使胃、结肠上移,有人称为肠系膜型。CT 对胰腺囊肿的定位与定性优于 B 超,有特异性价值。

(四)胰腺癌

本病近年来有明显上升趋势。

1.病理

主要为导管细胞源性的导管细胞癌(好发于胰头),其次为腺泡细胞癌(好发于胰体尾),两者均属于腺癌。其他为少见的囊腺癌等。胰腺癌胰头部占 60%～70%,体部约 10%～15%,胰尾部约占 5%;有时弥散性分布于胰腺各部属弥散性胰腺癌,占 15%～20%。病灶呈坚硬的结节样肿块,与周围胰腺组织界限不清,较大时易变性坏死。因胰腺癌通常发生于胰管上皮,且具有围管式生长和嗜神经性生长(向后方)的特性,因此常伴胰管及胆管阻塞,造成梗阻远端胰管局限扩张和胰腺萎缩,有时可在胰内形成潴留性囊肿。胰腺癌常侵及邻近血管结构,甚至侵及胃、十二指肠等脏器。

2.临床表现

多见于中老年人,男女之比约1.8∶1,偶见于儿童。①腹痛:约半数以腹痛和腹部不适为最早出现的症状;②黄疸:无痛性黄疸为其最突出的症状,黄疸呈持续性、进行性加重,也可有波动。少部分早期甚至中、晚期亦无黄疸;③其他:消瘦、纳差、乏力和恶心呕吐等,脏器转移者可出现相应临床症状。

3.X线表现

钡餐检查病变早期无明显异常。晚期肿瘤较大时主要表现为胃肠道的压迫和侵蚀。

(1)压迫性改变:①肿瘤长到一定大小,可使胃肠道发生不同方向的移位;②胃窦区或胃体出现"垫征",个别胰头上部癌肿可出现十二指肠球部"垫征";③胰头癌可使十二指肠曲出现"双边征"及反"3"字征;④胰头癌引起胆系梗阻,使胆总管扩张、胆囊增大,出现球后"笔杆征"、球后及球部右上出现弧形压迹。

(2)侵蚀性改变:①受累的胃、肠壁局部僵硬、固定、边缘毛糙呈锯齿状或毛刷状;②管腔内息肉状或结节状充盈缺损;③不规则溃疡龛影。

此外,ERCP及PTC可见胰管和胆管不规则变形、狭窄、梗阻等表现。CT增强扫描对本病的诊断优于X线和B超检查。

二、肝脏疾病

(一)肝脓肿

1.临床与病理

肝脓肿为肝组织局限性化脓性炎症。临床上以细菌性和阿米巴性肝脓肿常见。这些致病菌通过血液循环到达肝脏,产生溶组织酶,病变的肝组织充血、水肿及大量白细胞浸润。随之,白细胞崩解,组织液化坏死,形成脓腔,周围肉芽组织增生形成脓肿壁,脓肿壁周围肝组织可有水肿。脓肿常为单房,部分为多房,可单发或多发。临床上表现为肝大、肝区疼痛和全身性炎症反应。

2.X线表现

较大的脓肿,平片可见右膈膨隆,肝区可出现含气或液平的脓腔影。肝动脉造影显示血管受压移位,脓肿周围可见新生血管或脓肿壁染色,脓腔不染色。

3.诊断与鉴别诊断

CT和超声是肝脓肿首选的影像学检查方法,MRI则有助于肝脓肿的鉴别诊断。细菌性和阿米巴性肝脓肿有共同的CT和超声征象,大多表现为厚壁的囊性病灶,同时出现典型的"环征"和病灶内的小气泡。两者的鉴别诊断有赖于临床资料,后者血白细胞和中性粒细胞计数不高,粪便中可找到阿米巴滋养体。早期肝脓肿未出现液化时需与肝细胞癌鉴别,结合临床有无炎症反应,甲胎蛋白(AFP)是否升高或短期复查脓肿有明显变化可以鉴别,必要时可穿刺活检确诊。

(二)肝细胞癌

1.临床与病理

原发性肝癌中,90％以上为肝细胞癌(HCC),HCC 常简称为肝癌。男性多见,好发于30～60 岁。发病与乙型、丙型肝炎和肝硬化密切相关。早期一般无症状,中晚期表现肝区疼痛,消瘦乏力,腹部包块。大部分患者 AFP 阳性。

病理学上分三型:巨块型,肿块直径≥5cm,最多见;结节型,每个癌结节<5cm;弥漫型,<1cm 的小结节弥漫分布全肝。直径不超过 3cm 的单发结节或 2 个结节直径之和不超过3cm 的结节为小肝癌。肝细胞癌主要由肝动脉供血,90％病例血供丰富。

肝细胞癌容易侵犯门静脉和肝静脉引起血管内癌栓或肝内外血行转移;侵犯胆道引起阻塞性黄疸;淋巴转移可引起肝门及腹主动脉或腔静脉旁等处淋巴结增大;晚期可发生肺、骨骼、肾上腺和肾等远处转移。

2.X 线表现

肝动脉造影可出现以下改变:供血的肝动脉分支扩张;肿瘤内显示病理血管;肿瘤染色,勾画出肿瘤的大小;邻近肝血管受压拉直、移位或被肿瘤包绕;动静脉瘘;肿瘤湖征。

3.诊断与鉴别诊断

影像学检查在肝癌的临床诊断中占有举足轻重的地位。肝癌的影像学诊断依据包括:肝内肿块,肿块边缘出现假包膜征,对比增强肿块表现"快进快出"征象,肿块 MRI 表现 T_1WI 低或等信号、T_2WI 为稍高信号。还可发现门、腔静脉癌栓,肝门或上腹部淋巴结增大,肝外器官转移灶等。超声和 CT 对肝癌大都能做出诊断,包括肿瘤的类型、部位、大小及肝内外转移等。MRI 对小肝癌的鉴别诊断要优于 CT 和超声。表现不典型的肝癌需与血管瘤、肝硬化再生结节、炎性假瘤、肝转移瘤、肝腺瘤、局灶性结节增生等鉴别。

(三)肝囊肿

1.临床与病理

肝囊肿是胆管发育异常形成小胆管丛;逐渐扩大融合形成的肝囊性病变。囊肿的大小从数毫米到数厘米,囊壁很薄,囊内充满澄清液体。临床症状轻微,巨大囊肿可致上腹胀痛。偶有囊肿破裂、出血。

2.X 线表现

肝动脉造影,巨大囊肿时动脉期显示血管受压移位,实质期可出现边缘光滑的无血管区。

3.诊断与鉴别诊断

超声和 CT 对肝囊肿的检出比较敏感,MRI 显示囊肿也有较高价值。典型的肝囊肿,CT和超声容易诊断。有时要与囊性转移瘤、肝脓肿、囊型肝棘球蚴病等鉴别,依病变囊壁的显示、厚度、钙化和强化表现,通常不难鉴别。

(四)肝硬化

1.临床与病理

肝硬化病因很多,常见病因为病毒性肝炎和酗酒。肝硬化早期,肝细胞弥散性变性、坏死,进一步发展致纤维组织增生和肝细胞结节状再生,使得肝变形、变硬,肝叶萎缩或增大,同时引起门静脉高压。

2.X 线表现

胃肠道钡餐造影可显示食管、胃底静脉曲张。动脉造影可见肝动脉分支变小、变少、扭曲;脾、门静脉扩张。

3.诊断与鉴别诊断

影像学检查不是诊断肝硬化的主要手段,但在检查时可以发现肝硬化。早期肝硬化影像学表现缺乏特异性。中晚期肝硬化 CT、超声、MRI 一般都可做出诊断。30%～50%的肝硬化合并肝癌,诊断中必须提高警惕。再生结节有时需与早期肝癌鉴别,前者为门静脉供血而非肝动脉供血,故动脉期 CT 增强扫描结节没有强化,而静脉期只有轻度强化,与肝癌增强表现不同。

三、脾脏疾病

(一)脾脓肿

1.临床与病理

脾脓肿是细菌侵入脾内形成的局限性化脓性感染。多继发于全身性感染的血源性播散或为脾周围感染的蔓延,也可为外伤、梗死后的并发症。脓肿为单房或多房,可孤立或多发。临床少见,症状及体征无特异性,可表现为全身感染症状并脾区疼痛。

2.X 线表现

可见左上腹肿块,左膈升高,活动受限,常伴发胸膜反应、胸腔积液及左下肺盘状肺不张。

3.诊断与鉴别诊断

根据影像学表现,结合临床,一般可做出诊断,但应注意与膈下脓肿、脾囊肿等鉴别,诊断困难时可行超声或 CT 引导下穿刺活检。

(二)脾梗死

1.临床与病理

脾梗死系继发于脾动脉或其分支的栓塞,造成局部组织的缺血坏死。常见原因为左心系统血栓脱落,脾周围器官的肿瘤和炎症引起脾动脉血栓并脱落,某些血液病和瘀血性脾增大等。脾梗死灶大小不等,可数个病灶同时存在或有融合,病灶多呈楔形,有时可呈不规则形,肉眼上有贫血性梗死和出血性梗死两类,梗死区常有大量含铁血黄素沉着,梗死愈合后由于纤维化和瘢痕组织形成可使脾局部轮廓凹陷。脾梗死可无症状或有左上腹疼痛、左膈抬高、左胸腔积液、发热等表现。

2.X 线表现

陈旧性梗死灶内偶见钙化,选择性脾动脉造影可见受累动脉中断,并可见一三角形无血管区,尖端指向脾门。

第四章　MRI 检查技术

第一节　MRI 成像原理

磁共振成像(MRI)的物理学基础是核磁共振(NMR)现象。为避免"核"字引起人们恐惧并消除 NMR 检查有核辐射之虞,目前学术界已将核磁共振改称磁共振(MR)。MR 现象于 1946 年由美国斯坦福大学的 Bloch 和哈佛大学的 Purcell 分别发现,两人因此荣获 1952 年诺贝尔物理奖。1967 年 Jasper Jackson 首先在动物身上获得活体组织的 MR 信号。1971 年美国纽约州立大学的 Damadian 提出有可能利用磁共振现象诊断癌症。1973 年 Lauterbur 利用梯度磁场解决了 MR 信号的空间定位问题,并首次获得水模的二维 MR 影像,奠定了 MRI 在医学领域的应用基础。1978 年第一幅人体的磁共振影像诞生。1980 年用于诊断疾病的 MRI 扫描机研制成功,临床应用由此开始。1982 年国际磁共振学会正式成立,加快了这种新技术在医学诊断和科研单位的应用步伐。2003 年,Lauterbur 和 Mansfield 共同荣获诺贝尔生理学或医学奖,以表彰他们在磁共振成像研究方面的重大发现。

随着科技的进步,MRI 技术不断更新。这使得初学者认为 MRI 是一门非常复杂而深奥的科学。一方面要学习 MRI 诊断的基本知识,同时又要不断接受日新月异的新技术,一些人因此望而生畏。实际上万变不离其宗,只要掌握最基本的 MR 成像原理,其他难题便可迎刃而解。在这里我们将层层分解 MR 的物理知识,并逐一讲述 MR 成像的基础、原理、图像对比度、各种加权像、常用扫描序列、特殊采集技术等内容。

一、磁共振成像基本原理

MR 成像的过程颇为复杂,这里仅介绍最基本的物理原理。为此,我们需要了解一些物理名词的基本含义,这对理解 MR 成像的基本原理非常有益。

(一)原子核

1.原子的构成

自然界中所有的物质均由原子构成,包括人体结构。原子非常微小,500000 个原子合起来还不及一根头发丝粗。同种或不同种的原子组合后形成分子。人体内含量最高的原子是氢,它与氧结合后形成水分子,与碳原子结合后形成脂肪及其他化合物。

虽然原子微小,但却由三种亚原子结构组成(图 4-1-1)。居中的原子核由带正电荷的质子和不带电荷的中子构成;外围的电子带负电荷,形成电子云壳。质子的数量决定原子的化学性质。通常质子和中子的数量相同,因此,原子核内微粒子的数量多为偶数。但在有些原子核内部,中子的数量会稍多或少于质子,由这种原子核构成的原子,称为该元素的同位素,这些物质在 MR 成像中具有重要作用。

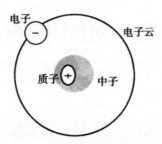

图 4-1-1 氢原子核结构示意图

氢原子核由居中的质子和中子以及周边飞速运转的电子构成。质子带正电荷,电子带负电荷

电子是围绕原子核不间断地无规则运动的微粒子。它飞速地绕着原子核运动,形成一个包绕原子核的云雾状结构。这就是通常所说的电子云。电子云最外缘就是原子的边界。电子的数量通常与原子核中质子的数量一致。

对一个原子来说,带正电荷的质子和带负电荷的电子的数量相等,总电量是零。当某种外源性能量打破质子和电子的这种平衡时,就会导致原子所带的电量不平衡,进而引起能量发射,在医学物理学上就称这种原子具有某种活性,此时我们将这种原子称为离子。

2.MR 活性元素

MR 活性元素在 X 线成像中,我们重点关注的是这些亚原子中电子的数量,带电量的多少,以及当 X 线光子撞击电子云壳中电子时发生的变化。MR 成像与 X 线不同,它关注的重点是亚原子中原子核内的质子。

MR 成像的物质基础是带正电荷的质子的自旋。原子核内质子和中子均有自旋运动,但因大小相同、方向相反,且两者数量相等,故原子核总的自旋是零。但是,当中子与质子的数量不一致时,就会存在剩余的自旋。由于质子带正电荷,而运动的电荷会形成电流,根据电磁物理学的右手定律,这个绕轴旋转的质子将产生一个小磁场(图 4-1-2)。剩余的自旋意味着剩余的磁场,因此,每个质子都有自己的磁场。人体内质子群可被看作无数自旋着的一个个小磁棒,而且具有南极和北极。这个自旋且带有小磁场的质子在物理学上称为磁矩。自然状态下,生物体内由氢质子形成的小磁矩的方向任意排列(图 4-1-3)。但是,当存在外磁场时,这些磁矩的磁场方向就会与外磁场的方向一致(图 4-1-4)。具有剩余自旋的质子受外磁场作用而发生反应并改变磁矩的排列方向,这样的元素被称为具有 MR 活性的元素。

人体内有很多 MR 活性元素(表 4-1-1)。人们可利用每一种 MR 活性元素进行 MR 成像。实际上在活体组织中,氢质子(H)含量最丰富,约占体内所有元素的 1/4;在物理特性方面,氢的磁矩最大。综合这两个原因,常规 MR 成像均以氢元素作为能量来源。下面我们以氢质子为代表,讨论 MR 的成像原理。

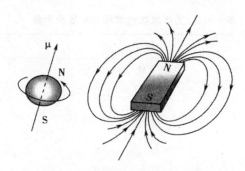

图 4-1-2　氢质子的自旋示意图

　　带正电荷的氢质子在自旋的同时形成电流。根据物理学中右手定量,电流会产生一个小磁场,后者具有南极和北极。氢质子可被看作是一个小磁极或小磁棒

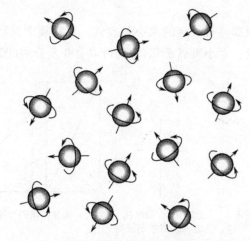

图 4-1-3　生物组织的氢质子任意排列,方向杂乱
氢质子在自然状态下排列方式

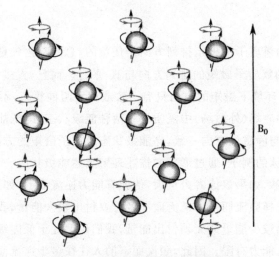

图 4-1-4　氢质子在外磁场内排列方式
在外磁场作用下,氢质子的小磁矩沿外磁场的方向排列,但与外磁场的方向相同(多数)或相反(少数)

表 4-1-1　活体组织内常见 MR 活性元素

原子	标识	序数
氢	H	1
碳	C	13
氮	N	15
氧	O	17
氟	F	19
钠	S	23
磷	P	31

3.磁化矢量

　　每个氢质子形成的磁矩都具有一定的大小和方向。在物理学及数学上,将同时具有方向和大小的量称为矢量或向量。大小可以求和,方向可以合并或分解(图 4-1-5)。

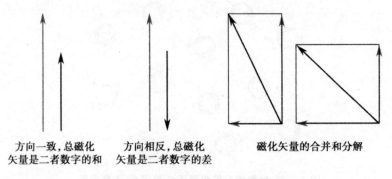

方向一致,总磁化　　　方向相反,总磁化　　　磁化矢量的合并和分解
矢量是二者数字的和　　矢量是二者数字的差

图 4-1-5　矢量的计算和分解示意图

(二)排列与进动

1.氢质子的排列

　　自然状态下,人体内氢质子的磁矩排列方向是任意的,总的磁化矢量为零。在静磁场(B_0)环境下,具有 MR 活性的氢质子磁矩的排列方向与 B_0 平行。而且,大多数磁矩的方向与 B_0 一致,少数与 B_0 相反。B_0 环境下磁矩的方向只有一致或相反两种状态,不存在第三种状态。

　　根据量子理论,在静磁场(外磁场)中氢质子有两种能级状态,即低能级和高能级。低能级状态氢质子磁矩的方向与静磁场方向一致,高能级状态氢质子磁矩的方向与静磁场方向相反。这可以借用在河流中游泳的例子,通过形象的描述理解上述能级状态。

　　一个人在河水中游泳,如果该泳者力量大,他就有能力逆流而上;如果力量小,不能抵抗水流力量的阻击,他只能选择顺流而下。逆流而上者需要付出较大能量,我们说他处于高能级状态;顺流而下者仅需付出较少能量或无须付出能量,我们说他处于低能级状态。

　　现实生活中,多数人能力有限。因此,顺流而下的人往往多于逆流而上的人。如果水流缓慢,能够逆流而上的人也会较多(图 4-1-6)。但当水流湍急时,逆流而上的人数就会明显减少,顺流而下的人数相应增多(图 4-1-7)。

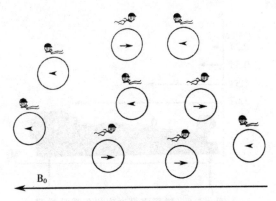

图 4-1-6　水流速度对游泳者的影响

河流中有 9 人在游泳。水流缓慢时,5 人顺流而下,4 人逆流而上。相互抵消的结果,1 人游向下游

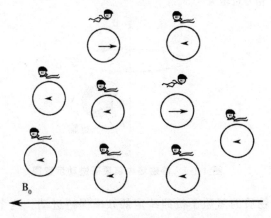

图 4-1-7　水流速度对泳者的影响

河流中有 9 人在游泳。水流湍急时,7 人顺流而下,2 人逆流而上。相互抵消的结果,5 人游向下游

假设河水的流速是 B_0(静磁场强度),泳者代表氢质子,所有泳者各种状态的总和代表总的磁化矢量(M_0)。那么,在静磁场强度较低时,处于高能级状态氢质子的数量稍微少于处于低能级状态的氢质子。两者相互抵消后,总的磁化矢量较小。换言之,可用于 MR 成像的氢质子的绝对数量较少,最后产生的 MR 信号较小。

当静磁场强度较高时,处于高能级状态的氢质子数量明显少于处于低能级状态的氢质子。两者相互抵消后,总的磁化矢量较大。因此,可用于产生 MR 信号的氢质子数量较多,最后的 MR 信号较大。这解释磁场强度增加时,MR 信号强度增大的原因(图 4-1-8)。

2.质子的进动

自然状态下,人体组织的氢质子不间断沿自身轴旋转(核自旋)。静磁场环境下,这些氢质子还产生另一种运动,即以静磁场的方向为中轴旋转,作快速的锥形旋转运动(图 4-1-9)。氢质子的这种旋转类似地球围绕太阳运动,即一方面围绕自身轴旋转,另一方面又以静磁场为中轴旋转。这种运动模式称为进动。

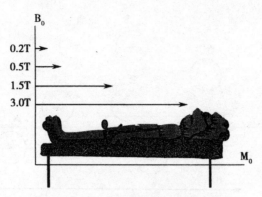

图 4-1-8　磁场强度对磁化矢量的影响

人体处于静磁场中,体内会产生一个与 B_0 方向一致的初始纵向磁化矢量(M_0)。随着磁场强度增加,产生的 M_0 增大,最后的 MR 信号也增大

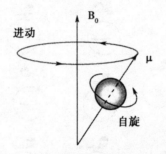

图 4-1-9　静磁场中氢质子进动示意图

在静磁场中,各种物质的氢质子按照特定的频率保持进动。这个频率称为 Larmor 频率,计算公式如下:

$$W_0 = B_0 \times \lambda$$

W_0:进动频率,表示质子每秒进动多少次,单位为 Hz 或 MHz。

λ:旋磁比,是一个常数,表示在 1.0T 磁场强度下,MR 活性元素的进动频率,单位为 MHz/T。各种物质均有自己的 λ 值,氢质子的 λ 为 42.6MHz/T。

B_0:静磁场强度。

公式 4-1-2 说明两个问题:第一,在相同的静磁场强度下,不同元素仍然保持不同的进动频率,这是我们在 MR 成像时能够特异性选择[1]H,而不受其他 MR 活性元素干扰的原因,详情后述。第二,同一种质子的进动频率与静磁场强度成正比,例如,质子在 3.0T MRI 系统的进动频率是 1.5T MRI 系统进动频率的 2 倍。常见 MR 活性元素的旋磁比见表 4-1-2。

表 4-1-2　不同元素的旋磁比

元素名称	λ
[1]H	42.6
[13]C	10.71
[19]F	40.04

续表

元素名称	λ
^{23}Na	11.3
^{31}P	17.24

（三）共振

将一种物质置于某种固定的振动频率下,当周围的振动频率和该物质本身固有的振动频率完全一致时,两者发生共振。共振能够发生,实际上是该物质从外界的振动中获取能量,从而引发物质自身振动。当外界的振动停止后,该物质振动的能量来源随即消失,物质自身的振动将逐渐减弱,直至停止。

了解共振原理最常用的试验是声波。如图 4-1-10 所示,每一个音叉都有自身的振动频率。这些音叉中,有两个音叉的振动频率完全一致。如果我们敲打这两个音叉中的一个,另一个音叉将会发生共振。其他的音叉也会发生共振吗？答案是不会有任何反应,因为它们的频率与被敲打音叉的频率不一致,即无共振频率,因而不能发生共振。

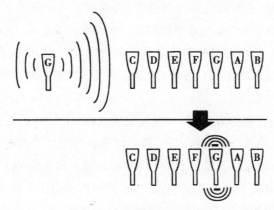

图 4-1-10　音叉共振示意图

具有相同振动频率的音叉,在一个音叉振动时将发生能量交换,产生共振

总之,共振是这样一种现象:当一种信号传播一定的距离后,如果另一物质的固有频率与该信号的频率相符合,另一物质就会吸收该信号的能量并发生振动。简单说,共振是能量的释放与吸收。要点是,只有当两种物质的固有频率吻合时才会发生共振。频率的一致性越高,能量的交换越有效。

在 MR 成像过程中,MRI 系统会发射具有特定频率的电磁波,即射频脉冲,简写为 RF 脉冲。RF 脉冲是 MR 成像时能量的来源。欲使体内氢质子和 RF 脉冲发生共振,RF 脉冲的频率应与氢质子的进动频率一致。体内其他的 MR 活性元素因与氢质子的进动频率不同,故不能与这个 RF 脉冲发生共振,也不产生 MR 信号。以特定频率发射 RF 脉冲,并引起氢质子共振的现象,称为激发。

静磁场中氢质子受 RF 脉冲激发作用后,将吸收 RF 脉冲的能量。一些低能级状态的氢质子吸收能量后可跃迁到高能级状态。

这些低能级氢质子跃迁将对初始纵向磁化矢量(M_0)产生影响,导致 M_0 的方向逐渐偏离

B_0 的方向。当达到新的能量平衡时，M_0 和 B_0 之间会形成一定的角度，这个角度称为 RF 脉冲的翻转角。翻转角的大小取决于 RF 脉冲的能量，即 RF 脉冲的振幅和持续时间。

具有一定能量的 RF 脉冲可以通过共振使氢质子的 M_0 翻转到适当的角度。例如，90°激发脉冲能使 M_0 偏离静磁场方向 90°，即完全翻转到与 B_0 垂直的平面。通常规定 B_0 的方向为 Z 轴，而与 B_0 垂直的平面为 XY 平面。小于 90°的激发脉冲只能使部分的 M_0 翻转到 XY 平面。如果 RF 脉冲的能量足够大，甚至可能使 M_0 翻转到与 B_0 完全相反的方向，即形成 180°翻转，我们称这个 RF 脉冲为 180°激发脉冲。注意，另有一种 180°RF 脉冲，其作用目标是 XY 平面的氢质子磁矩，可以使 XY 平面的氢质子相位发生 180°逆转，我们称这个 RF 脉冲为 180°相位回聚脉冲或复相脉冲。

处于静磁场环境的每个氢质子磁矩都有自己的进动轨迹。在平衡状态下，即使它们的磁矩方向一致，即沿着主磁场（B_0）方向排列，且频率相同，并假设它们都是单纯的氢质子，未受任何外来因素影响，它们在进动轨迹上的位置也各不相同，而是随机分布在各点且保持进动（有方向性）。一个氢质子某一时刻在自己进动轨迹上所处的方位，称为该质子的相位。相位含有方向和位置的双重信息，还与特定的时间有关，所以它是一个氢质子磁矩信息在时间、方向和位置三方面的集中体现。RF 激发脉冲作用后产生两个结果：其一，纵向磁化矢量因吸收能量翻转到 XY 平面；其二，原本随机分布的氢质子相位变得一致，也就是说每个氢质子磁矩在一个时间点都位于其进动轨迹上同一方位，所有氢质子的磁矩在同一时间指到同一方向。

（四）弛像

射频脉冲以 Larmor 频率发射时，一些氢质子吸收 RF 脉冲的能量，发生能级跃迁。RF 脉冲中止后，氢质子磁矩受到静磁场影响，逐渐释出吸收的能量并恢复到原来静止时的低能级平衡状态，这一过程称为弛豫。弛豫过程中，同时而又独立地发生两方面的磁矢量变化：一是 Z 轴方向的纵向磁化矢量由小到大恢复；二是 XY 平面的横向磁化矢量由大到小衰减，同时，瞬间相位一致的氢质子磁矩发生方向离散，进而导致失相位。

在纵向弛豫过程中，氢质子释出其所吸收的能量，将其转移到周围的组织或晶格中。这种现象会导致翻转到 XY 平面的磁化矢量逐渐恢复到纵向。纵向磁化矢量的恢复是一个指数化过程，往往采用一个常数，即纵向弛豫时间（T_1 弛豫时间、T_1 时间、T_1）描述。T_1 时间指纵向磁化矢量恢复到其初始值 63% 所需要的时间。由于 T_1 时间与氢质子将能量与周围组织（晶格）交换有关，所以又称自旋-晶格弛豫时间。

翻转到 XY 平面的氢质子小磁矩最初相位一致，并形成横向磁化矢量。随后发生相位失散，横向磁化矢量也相应变小。导致横向磁化矢量衰减和消失的原因是，相邻原子核在无规则的运动过程中发生能量交换，这种现象称为自旋-自旋弛豫。横向磁化矢量的衰减也是一个指数化过程，往往采用一个常数，即横向弛豫时间（T_2 弛豫时间、T_2 时间、T_2）描述。T_2 时间指横向磁化矢量由最大值减少到其 37% 所需要的时间。

一般认为，T_1 弛豫与热能交换有关，一个氢质子从高能状态返回到低能状态的过程中，需要释放能量至周围组织（晶格），故 T_1 时间长短依赖组织成分、结构、环境及静磁场强度；T_2 弛豫则与热能交换无关，而由质子失相位引起，质子失去相位一致性的原因包括质子之间的相互作用、外部磁场不均匀及组织内部局部磁场本身的不均匀。人体组织在 1.5TMRI 的 T_1 及 T_2 时间见表 4-1-3。

表 4-1-3 人体组织在 1.5TMRI 的弛豫时间

组织类型	T_1 时间(ms)	T_2 时间(ms)
脂肪组织	240～250	60～80
血液	1350	200
脑脊液	2200～2400	500～1400
脑灰质	920	100
脑白质	780	90
肝脏	490	40
肾脏	650	60～75
肌肉	860～900	50

（五）扫描参数简介

在 MR 成像过程中，最基本的一套扫描步骤包括：发射一系列功能各异的 RF 脉冲，多次产生并多次采集 MR 信号，为下一次 RF 激发脉冲储备较大的纵向磁化矢量或使已变小的纵向磁化矢量快速恢复。这三个步骤周而复始，直至完成图像重建.形成符合诊断要求的 MR 影像。每一个脉冲序列都包含许多扫描参数，其中，TR 和 TE 时间长短不仅完全由人工设置，而且影响图像对比度最直接、最明显。

（六）MR 信号产生

相位是描述静磁场中任意时刻氢质子磁矩方向与位置的物理量。静磁场中氢质子的小磁矩不间断围绕 Z 轴（B_0）方向进动，并形成自己的进动轨迹。当 MRI 系统发射 RF 激发脉冲后，发生共振的氢质子磁矩都移动到其进动轨迹上的同一个位置点，并且保持相同的方向，出现同相位，并且以 Larmor 频率进动。由这些同相位的磁矩合成的总横向磁化矢量（也具有自身的磁场及进动频率）会在 XY 平面内绕着 Z 轴进动或旋转，并一次次经过（切割）环状的接收线圈。根据法拉第定律，磁力线切割环状的导线时会诱发电流。因此，远近不断变化的横向磁化矢量会在接收线圈内感应电流，这就是 MR 信号。氢质子磁矩具有相位属性，说明其方向和位置可随时间变化，故由这些磁矩合成的横向磁化矢量也将随时间变化（衰减），即在一次 RF 脉冲激发作用后，氢质子磁矩的相位起初一致而后失散，随着失相位逐渐加剧，横向磁化矢量也将逐渐变小，接收线圈感应的电流信号也逐渐变小。

一般来说，氢质子磁矩的同相位并非恒定不变，它仅保持片刻。RF 脉冲中止后，相位失散随即开始，直至完全丧失一致性，至此横向磁化矢量也完全消失，感应电流信号随之消亡。为了再一次形成同相位，可以再一次发射 RF 脉冲，周而复始。可见，同相位与失相位始终在动态变化，有时会交替出现。同相位形成之初便是失相位开始之时。氢质子磁矩的相位决定横向磁化矢量大小，后者决定感应电流信号大小。所以，MR 信号实际上是一个正弦波或余弦波的电信号，具有自身特有的振动频率、振幅及相位信息。

二、MRI 图像特点

(一)多参数灰阶图像

MRI 成像的主要参数有 T_1、T_2 和质子密度等,故可分别获得同一解剖部位、同一层面的 T_1WI、T_2WI 和 PDWI 图像。图像都是由黑到白不同灰度的灰阶图像。在表述上,不论哪一种加权像,白影都表述为高信号,黑影表述为低信号,灰影表述为中等信号,如黑白影混合存在则表述为混杂信号。应当指出,同一组织的信号在不同加权像上其信号强度可以不同,例如脑脊液在 T_1WI 上为低信号(黑影),而在 T_2WI 上则为高信号(白影)。表 4-1-4 是几种正常组织在 T_1WI 和 T_2WI 上的信号强度与影像灰度。

表 4-1-4　几种正常组织在 T_1WI 和 T_2WI 上的信号强度与影像灰度

		脑白质	脑灰质	脑脊液和水	脑膜	肌肉	脂肪	骨皮质	骨髓
T_1WI	信号强度	较高	中等	低	低	中等	高	低	高
	影像灰度	白灰	灰	黑	黑	灰	白	黑	白
T_2WI	信号强度	中等	较高	高	低	中等	较高	低	中等
	影像灰度	灰	白灰	白	黑	灰	白灰	黑	灰

T_1 长的组织在 T_1WI 上呈低信号(长 T_1),反之在 T_1WI 上呈高信号(短 T_1);而 T_2 长的组织在 T_2WI 上呈高信号(长 T_2),反之在 T_2WI 上呈低信号(短 T_2)。上述长 T_1、短 T_1 和长 T_2、短 T_2 是用来表述影像上 MR 信号高、低的常用术语。

(二)多方位断层图像

MRI 可直接获得人体横断位、冠状位、矢状位和任意斜位的断层图像,图像的分辨力高,逼真,有利于显示解剖结构和病变。

(三)流空效应

流动的液体,例如心血管内快速流动的血流,在成像过程中采集不到信号而呈无信号黑影,即流空效应。血液流空效应使血管腔不注入对比剂就可显影。有时流动液体可表现为高信号。

(四)MRI 对比增强效应

顺磁性物质作为对比剂可缩短周围质子的弛豫时间,称之为质子弛豫增强效应。应用此效应可行 MRI 的对比增强检查。

(五)伪彩色的功能图像

利用不同的功能成像技术,可使正常组织结构或病变组织以伪彩色的影像显示在解剖影像的背景上。例如,脑皮质功能区和脑白质纤维束的彩色显示,脑缺血区和脑瘤灌注的彩色显示等。

第二节　MRI检查技术

一、头颅MRI检查技术

(一)线圈的选择及体位

选用头颅专用线圈。采用标准头部成像体位,受检者仰卧于检查床上,头先进,双手置于身体两侧,头置于头托架上,肩部必须靠近线圈,两眼连线位于线圈横轴中心,对准"十"定位灯的横向连线,头颅正中矢状面尽可能与线圈纵轴保持一致并垂直于床面,对准"十"定位灯的纵向连线,尽可能保证患者左右对称。

(二)颅脑常规扫描方位

1.横断面(轴位)扫描

横断面(轴位)扫描以矢状面和冠状面定位像做参考,设定横断面的具体扫描平面。在冠状面定位像上,使横断面层面平行于两侧颞叶底部连线,以保证图像左右侧的对称性;在矢状面定位像上,标准横断面的扫描平面应该平行于胼胝体膝部下缘和压部下缘的连线或平行于前联合和后联合的连线:扫描范围从脑顶部至颅底,以左右方向作为相位编码方向。FOV一般为22～24cm,层厚5～6mm,层间距1～2mm。

2.矢状面扫描

矢状面扫描以冠状面和横断面定位像做参考,设定矢状面成像位置。在冠状面定位像上使成像层而与大脑镰及脑干平行,在横断面定位像上使其与大脑纵裂平行。扫描范围根据头颅左右径和病变的大小设定,以前后方向作为相位编码方向。FOV一般为22～24cm,层厚4～5mm,层间距0～2mm。

3.冠状面扫描

冠状面扫描以矢状面和横断面定位像做参考,设定冠状面成像位置。在横断面定位像上使其与大脑纵裂垂直,在矢状面定位像上使其成像层面与脑干平行。扫描范围根据患者头颅前后径和病变大小设定,以左右方向作为相位编码方向。FOV一般为22～24cm,层厚4～6mm,层间距0～2mm。

(三)颅脑扫描常用的序列

1.2D SE T_1WI或IR-FSE T_1WI(T_1-FLAIR)是基本扫描序列,其信噪比好,灰白质对比度佳,伪影少,能很好地显示解剖结构,同时也是增强扫描的常规序列。SE T_1WI序列的TR一般为300～600ms,TE小于30ms,矩阵256×256或320×256,NEX＝2。

2.2D FSE(TSE)T_2WI也是基本扫描序列,扫描速度相对较快,对含水组织敏感,病变显示较好。TR一般为3000～4000ms,TE为85～110ms,矩阵512×320或320×256,NEX＝2,ETL＝12～24。

3.FLAIR(T_2-FLAIR)序列是在T_2WI基础上,加了反转时间,选用长T_1抑制脑脊液信号,避免邻近脑室或蛛网膜下隙的病灶在T_2WI上被高信号的脑脊液所遮盖。TR一般为

8000ms 以上,TE 为 120ms,TI 为 1500～2500ms,矩阵 256×192 或 320×256,NEX=2。

4.DWI 是检测水分子的热运动,反映水分子扩散受限程度。TR 为 3000～4000ms,TE 为 75～100ms,b 值一般取 1000,矩阵为 128×128 或 160×160,层厚 6ms,无间隔,NEX=1。

5.SWI 是磁敏感加权成像序列,是利用不同组织间的磁敏感性差异提供对比增强机制的新技术。它是由强度和相位两套图像信息组成,是一种 3D 薄层重建、具有完全流动补偿的梯度回波序列。SWI 图像可以清楚地显示静脉血管、微出血以及铁沉积。TR 为 40～50ms,TE 为 23～40ms,矩阵 118×256 或 512×512。

二、肺 MRI 检查技术

(一)适应证与禁忌证

1.适应证

①肺部良、恶性肿瘤和肿瘤样病变;②纵隔肿瘤、淋巴结肿大和大血管病变;③肺血管性病变;④胸部手术后疗效评价。

2.禁忌证

MR 检查及 MR 对比剂相关禁忌证。

(二)检查前准备

1.受检者在进入 MRI 机房前必须除去身上所有的金属物品及磁卡、录音带等磁性物品。脱去外衣,换上干净的检查服。

2.早期妊娠(3 个月内)的妇女应避免 MRI 检查。

3.向受检者说明在检查时机器会发出较大的响声,不必紧张,不要移动身体,保持安静及平稳的呼吸,以减少幽闭恐惧症的发生。一旦出现幽闭恐惧症应立即停止检查,让受检者脱离现场。

(三)检查技术

1.线圈

常规使用体部线圈或体部柔软阵列线圈。

2.体位、采集中心和范围

仰卧标准解剖位,线圈与胸部对应,线圈横轴中心对准胸骨正中点,受检者双手上举过顶并交叉放置。需要 ECG 门控时将心电门控导联安装于受检者左前胸,也可用周围门控代替;需要呼吸门控时连接呼吸门控感应器。成像范围自胸廓入口到肺下界(横膈)。

3.常规成像方位,相关脉冲序列及其参数

(1)基本图像包括横断面 T_1WI、T_2WI;冠状面 T_1WI。推荐组合:横断面 SE-T_1WI、TSE-T_2WI 和冠状面 TSE-T_2WI。

(2)定位成像:常规采用快速扫描序列,采集正交三方位像或冠状面和矢状面定位像(图 4-2-1)。

(3)横断面成像:主要以冠状面图像定位,并设定扫描层数、采集矩阵,取矢状面定位像调整位置和角度,根据横断面图像的大小和位置关系设定 FOV 并校正采集中心,于颈部和上腹部设置饱和带,相位编码方向取 AP 方向。常规采用 SE、TSE 或 GE 序列的 T_1WI(图 4-2-2)、T_2WI(图 4-2-3),T_2WI 加或不加脂肪抑制,快速成像(TSE)时需要屏气(图 4-2-4)。

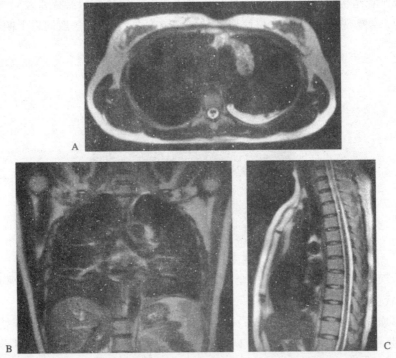

图 4-2-1　常规体轴三位

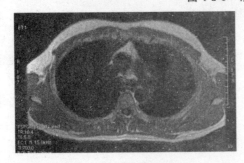

图 4-2-2　横断面 T_1MI

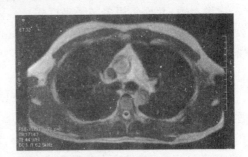

图 4-2-3　横断面 T_2MI

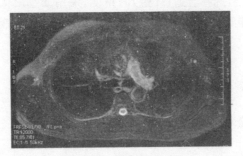

图 4-2-4　横断面 T_3MI

(4)冠状面成像:取横断面图像定位,并以矢状面图像调整成像角度,常规与体轴平行,观察中央气道时,冠状面前倾并与气管主支气管截面平行;相位编码方向取 LR 方向,常规 SE、TSE 或 GE 序列 T_1WI(图 4-2-5)或 T_2WI,显示肿瘤、淋巴结等时采用 IR 序列成像(如STIR),显示血管结构时可以采用 True FISP 成像。为了清楚显示器官和大支气管情况,可以选择斜冠状面成像,在矢状面上定位使切面与气管走行大致平行,一般向后下倾斜 15°左右。

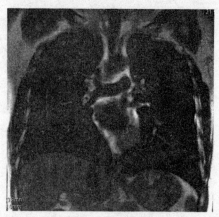

图 4-2-5 冠状面 T_1WI

(5)矢状面成像:主要用于纵隔病变的检查,取横断面和冠状面成像定位,常规在体轴方向上与前述冠状位垂直;相位编码方向取 AP 方向,常规快速 GE 序列成像。

(6)造影增强采用快速手推方式或高压注射器注射对比剂,注射完后即开始增强扫描,成像程序同增强前横断面和冠状面 T_1WI 序列,部分病例可根据需要加增强后 5 分钟延迟扫描。一些肿块或结节性病变的鉴别诊断可以采用动态增强扫描。

(7)成像参数:常规采用多层采集模式,FOV 35~40cm,采集矩阵(128~256)×256,重建矩阵 256×256,512×512;NSA:2~4,层厚/gap:5~10mm/(10~20)%。必要时加用 ECG 门控,有时也加用呼吸门控。一个心动周期的 R-R 间期最大允许成像层面不足以包括兴趣范围时分二次成像。

T_1WI:TR/TE 400~600ms/10~20ms(SE);TR/TE 1R-R/20~30ms(门控);动态增强扫描适当调整参数。

T_2WI:TR/TE1800~3000ms/80~150ms(SE);TR/TE2~4R-R/70~90ms(门控)。

4.其他成像方位,可用脉冲序列及其参数

邻近胸壁或纵隔的病变,选择合适(任意)的角度,采用动态成像(呼吸动态电影或多时相FSPGR)可以评价病变的相对自由活动度,确定病变与邻近壁层胸膜的关系,从而进一步判断病变性质。

(四)摄片方法

按顺序拍摄定位片和各个成像序列的扫描图像。

三、肝脏 MRI 检查技术

(一)适应证与禁忌证

1.适应证

①肝脏良、恶性肿瘤及肿瘤样病变,如原发性肝癌(HCC)、肝内胆管细胞癌、转移瘤、淋巴

瘤、肝肉瘤、血管瘤、局灶性结节样增生(FNH)、腺瘤、血管平滑肌脂肪瘤等;②肝脏弥漫性病变,如肝硬化、脂肪肝、肝血色素沉着等;③肝脏感染性病变,如肝脓肿、肝结核、肝脏炎性假瘤、肝包虫等;④肝移植术前评估和术后的随访;⑤肝脏病变治疗前后的评估及先天性病变和其他肝脏病变。

2.禁忌证

心脏起搏器等体内植入物及 MRI 检查和 MRI 对比剂相关禁忌证。

(二)检查前准备

空腹,对受检者进行适当的平静均匀的呼吸和屏气训练。

(三)检查方法和技术

1.线圈

常规使用体部线圈或其他表面线圈。

2.体位、采集中心和范围

通常取标准仰卧位,定位十字线对剑突;受检者双手上举过头,也可环抱头部,尽量使受检者感到舒适。呼吸门控感应器置于受检者呼吸幅度最大的部位,有时也可用腹带捆绑腹部以限制受检者的腹式呼吸。采集范围包括整个肝脏。

3.常规成像方位,相关脉冲序列及其参数

(1)定位成像:常规采用快速扫描序列,采集正交三方位像,以冠状图或矢状位图定位横轴面,以横断面图定位冠状面扫描(图 4-2-6)。

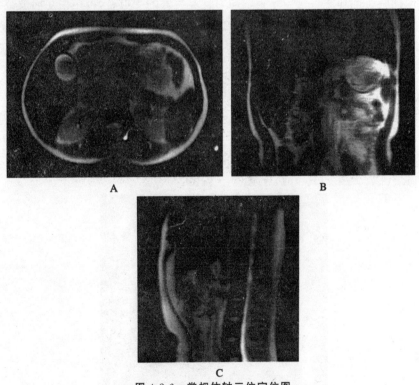

图 4-2-6 常规体轴三位定位图

A.横断面 T_2WI;B.冠状面 T_2WI;C.矢状面 T_2WI

（2）基本图像：包括横断面 T_1WI 和 T_2WI；冠状面 T_1WI 或 T_2WI。推荐组合：横断面 FRFSE-T_2WI（压脂）、SPGR-T_1WI（同、反相位），冠状面 FIES-TA 或 SS-FSET$_2$WI，横断面 T_1WI 多期动态增强。

（3）横断面成像：主要以冠状面图像定位，并设定扫描层数、采集矩阵，层厚 6～8mm，层间距 1～2mm，取矢状面定位像调整位置和角度，根据横断面图像的大小和位置关系设定 FOV 并校正采集中心，根据实际情况设定 FOV，一般在 32cm×32cm～36cm×36cm，可于膈面上方和肝脏下方适当位置设置饱和带，相位编码方向取左右方向。以前多数肝脏检查以自旋回波（SE）作为 T_1 成像最常用的序列，由于 SE 序列扫描时间长，无法做屏气检查，随着梯度回波（GRE）快速序列的改进与推广，如 GE 公司的 SPGR 序列、西门子公司的 FLASH 序列、飞利浦公司的 FFE 序列逐渐取代 SE 序列，成为肝脏 MR 常规 T_1 平扫的首选，这些序列能在一次屏气时间（10～20 秒）内完成全肝扫描，图像质量好且有很好的 T_1 对比。

SE-T_1WI：采用呼吸补偿（RC），TR/TE 400～600ms/min，矩阵：256×256，NEX：2～4。

SPGR-T_1WI：采用呼吸门控（RT）屏气扫描，TR/TE：120～140ms/2～10ms；矩阵：512×512；加和不加脂肪抑制（脂肪抑制一般用频率选择饱和法），为了检出病灶内的少量脂肪，可用反相位 T_1WI，其对脂肪肝、肝血管平滑肌脂肪瘤、含脂的肝肿瘤等诊断有一定帮助。

FRFSE-T_2WI：采用流动补偿（FC）及呼吸门控（RT）触发技术，TR：1～3 个呼吸周期（R-R，3000～4000ms），TE：70～100ms，矩阵：512×512；常规加脂肪抑制技术（中高场 MR 一般采用频率选择脂肪饱和法）；对于呼吸较均匀且屏气好的受检者，可用中短回波链（ETL：7～10），对于呼吸不均匀但屏气较好的受检者，可用较长的回波链（ETL：20～35）；当受检者呼吸不均匀，又不能很好屏气，FRFSE 序列成像质量太低时，可考虑用单激发快速自旋回波 SS-FSE 进行 T_2WI 检查。

（4）冠状面成像：取横断面图像定位，并以矢状面图像调整成像角度，频率编码方向取上下方向；层厚：6～8mm，层间距：1～2mm；FOV：40cm×40cm，矩阵：512×512。冠状面主要是显示解剖结构及对病灶进行多方位观察；常用 FIESTA（西门子公司称 trufi，屏气扫描，TR 及 TE 极短，1～5ms，该序列为白血序列，对门脉及其癌栓的显示有一定优势）（图 4-2-7）或 SS-FSET$_2$WI（TR/TE：2000ms/100ms，1NEX）。

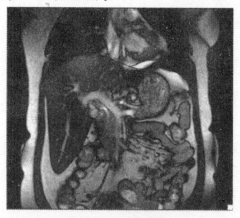

图 4-2-7　肝横断面图

4.动态增强

采用常规 MR 增强剂 Gd-DTPA15～20mL(0.2mL/kg),高压注射器或快速手推方式注射,注射完后行多期动态增强扫描,通常动脉期扫描开始时间为 15 秒左右,门脉期扫描时间为 50～70 秒,平衡期为 90～120 秒,必要时在增强后可延迟更长时间进行扫描。肝脏增强为屏气压脂 T_1WI 扫描,LAVA、FLASH 等序列能屏气扫描并获得质量很好的图像。根据受检者屏气时间的长短及肝脏扫描的层数,选择 TR 100～200ms,TE 选择最小值,通常在 1.5TMR 上,TE 范围是 1.1～2.9ms,在此范围内,水、脂的旋进正好处于反相位,具有脂肪抑制效果;也有报道认为,一些含有脂肪的组织在 Gd-DTPA 反相位图上信号不增加反而下降,影响判断病灶增强情况,因而建议用正相位增强,TE 选择为 4.2～4.5ms。通常增强行横断面扫描,层厚、层距及 FOV 等与平扫横断面相同,可便于比较,必要时可在完成横断面多期增强扫描后增加冠状位 T_1WI 增强扫描(图 4-2-8)。

动态增强扫描期相大于 4 个时相,完成扫描后可做后处理,对病灶取感兴趣区,构建动态增强曲线(图 4-2-9)。

5.其他肝脏成像特殊方法

(1)弥散加权成像 DWI:呼吸门控、屏气扫描,采用 DWI-EPI 序列,TR/TE:根据所取 b 值改变,通常为 4000～8000/30～50ms,层厚/间距:4～6mm/2～4mm,矩阵:128×128 或 256×256,频率编码方向为左右,NEX 1,b 值取 500～1000;可于扫描范围上下方添加饱和带,以减少呼吸运动及腹壁脂肪等对图像的影响(图 4-2-10)。

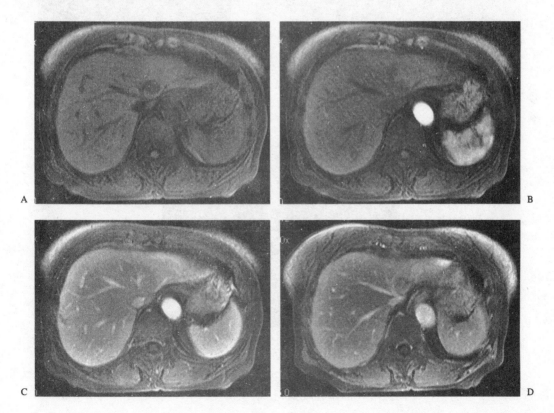

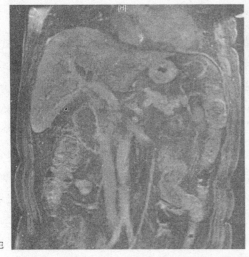
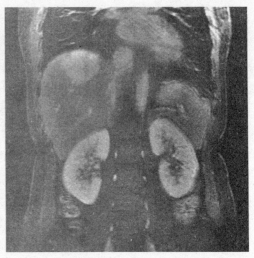

图 4-2-8　SPGR-T$_1$WI 动态增强图

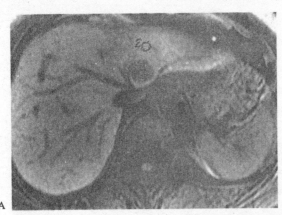

图 4-2-9　动态增强曲线图

A.显示感兴趣区;B.显示增强曲线

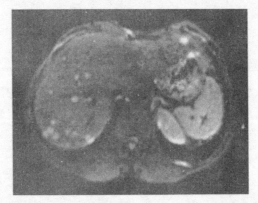

图 4-2-10　EPI-DWI 图(b＝600,清楚显示肝内多发转移瘤)

　　(2)肝脏波谱成像:随着 MR 硬件及软件的不断发展,MRS 技术应用于肝脏的研究及报道不断增多,是目前一种无创性研究活体肝脏代谢、生化变化及化合物定量分析的方法。但是,由于呼吸运动的影响、数据后处理(必须要有专门的分析软件)较为复杂等因素,肝脏 MRS 技术还有待进一步提高。肝脏 MRS 有 1H MRS 及 31P MRS 两种,扫描前必须进行匀场,推荐用单体素点分辨选择波谱(PRESS)技术,TR/TE:1500ms/35ms,NEX:2,VOI:24cm × 24cm×24cm。

(四)摄片方法

按顺序拍摄定位片和各个成像序列的扫描图像。

四、胆道系统 MRI 检查

(一)适应证与禁忌证

1.适应证

①胆囊及胆系肿瘤;②胆道梗阻;③胆石症;④先天性胆系疾病;⑤其他,如胆道疾病治疗后随访等。

2.禁忌证

心脏起搏器等体内植入物及 MRI 检查和 MRI 对比剂相关禁忌证。

(二)检查前准备

空腹,有利于胆囊的显示和减少伪影;对于情况允许的受检者,必要时使用低张药,如静脉或肌内注射山莨菪碱 20mg,能进一步减少胃肠道的运动伪影。MRCP 检查时,为了更好地抑制胃肠道信号,减少其内液体信号影响,可服用枸橼酸铁铵泡腾颗粒。对受检者进行平静均匀的呼吸和屏气训练。

(三)检查方法和技术

1.线圈

常规使用体部线圈或表面线圈。

2.体位、采集中心和范围

仰卧标准解剖正位,定位十字线对剑突(胆总管下端梗阻受检者可稍偏下),正中矢状面对准线圈横轴中心;受检者双手上举过头或环抱头部。呼吸门控感应器置于受检者呼吸幅度最大的部位,可用腹带捆绑腹部以限制受检者的腹式呼吸。采集范围包括整个肝脏及胆道系统。

随着快速序列的发展,多家公司分别推出了各种不同的增强序列,如 GE 公司的 LAVA 技术、西门子公司的 VIBE 技术、飞利浦公司的 THRIVE 技术等,在加快扫描速度的同时,不断改进肝脏动态增强图像的质量。在高场 MR 扫描仪上,还可使用三维(3D)成像技术,使肝脏增强扫描的层厚更薄,空间分辨力更高,并且能进行多方位重建,常用超快速容积内插 3D 扰相梯度回波 GRE-T$_1$WI。

3.常规成像方位,相关脉冲序列及其参数

MRI 显示胆道及病变离不开肝脏、胰腺、血管等周围组织的衬托,所使用的技术目的是使胆道与周围组织有较强的信号对比和清晰的分辨力,基本方法、扫描序列及参数设定与肝脏检查相似,但胆道常常需要用薄层扫描,层厚常用 3～5mm,层间距常用 2～3mm。对于胆道梗阻患者,可先做 MRCP 明确梗阻部位后,再做常规横断面(薄层)、冠状面,必要时做平行于胆道的斜冠位扫描。胆系常规 MR 扫描常用的是 SE 或 GRE T_1 序列及 SE 或 FSE T_2 序列。推荐组合:横断面 FRFSE-T_2WI(压脂)、SPGR-T_1WI(非压脂及压脂),冠状面 FIES-TA 或 SS-FSE T_2WI;胆道梗阻者常规增加 MRCP 检查;需要增强的受检者做薄层横断面 T_1WI 多期动态增强,必要时做冠状位或斜冠位增强扫描(图 4-2-11)。

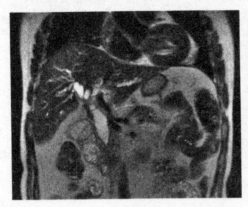 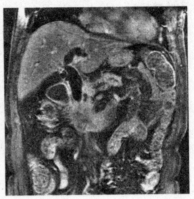

图 4-2-11 SS-FSE 冠状位图

4.其他成像方位,可用脉冲序列及其参数

磁共振胆胰管成像(造影),MRCP:以很长的 TE 成像,使长 T_2 的胆汁等呈现高信号,而短 T_2 的肝脏等周围组织显示低信号,MRCP 成像以重 T_2 加权脉冲序列为基础,常用的序列及推荐参数如下:

(1)梯度回波序列(GRE)。

2D 采集:TR/TE = 17ms/7ms,翻转角 70°,矩阵 256×256,层厚 5mm,FOV:35cm×35cm,每次屏气 16~20 秒。

3D 采集:TR/TE:17ms/7ms,翻转角 90°,矩阵 128×256,层厚 32mm,间距 4mm,FOV:15cm×35cm,每次屏气约 20 秒。

由于 GRE 序列图像质量不高、空间分辨力较低,屏气时间较长,正常不扩张的胆胰管显示不理想,所以目前逐渐已被其他新序列所取代。

(2)快速自旋回波(FSE)。TR/TE:6000~12000ms/200~250ms,矩阵:256×256 或 512×512,层厚 3mm,间距:0mm,FOV:24~35cm,NEX:2~3,回波链 ETL:16~32,应用流动补偿(FC)及脂肪抑制技术(FS)。

FSE 序列 MRCP 图像信噪比好,磁敏感性低,可间断屏气或不屏气扫描,结合脂肪抑制技术,能更好地显示扩张和不扩张的胆胰管,在临床中较常用,2D 层厚最小为 3mm,3D 最小层厚可小于 1mm。

(3)其他成像技术。单次激发快速自旋回波半傅里叶采集(HASTE)序列:TE = 87ms,ETL:128~240,层厚:5mm,间距:5mm,屏气 10 秒,FOV:20cm。

单次激发快速自旋回波技术:TE = 600~1200ms,矩阵:240×256,ETL:240,FOV:22cm,层厚:2~15cm,单次激发,长回波链,一个层面成像时间约 2 秒,图像不需要再处理,且可多个方位成像。

（四）摄片方法

按顺序拍摄定位片和各个成像序列的扫描图像。

五、胰腺 MRI 检查

（一）适应证与禁忌证

1.适应证

①胰腺肿瘤；②胰腺先天性发育异常；③其他胰腺病变。

由于 CT 扫描速度快，空间分辨力高，在胰腺病变检测中，常作为胰腺病变的首选检查，但磁共振由于可做多平面成像，软组织分辨力高，检查序列多，信息量大，在胰腺病变的检测中应用越来越多，CT 检查和 MRI 检查两者可互补。

2.禁忌证

心脏起搏器等体内植入物及 MRI 检查和 MRI 对比剂相关禁忌证。

（二）检查前准备

空腹；呼吸门控感应器置于受检者呼吸幅度最大的部位；对受检者进行平静均匀的呼吸和屏气训练。

（三）检查方法和技术

1.线圈

常规使用体部线圈或表面线圈。

2.体位、采集中心和范围

仰卧标准解剖正位，定位十字线对剑突与肚脐连线中点；受检者双手上举过头顶或环抱头部。采集范围包括整个胰腺（一般在冠状位定位像上，由肝门以上扫描至肾门以下）。

3.常规成像方位，相关脉冲序列及其参数

胰腺 MR 成像要求空间分辨力较高，通常在 1.5T 以上的 MR 扫描仪上进行。胰腺 MR 扫描一般以冠状面图像定位，扫描以横断面图像为主，为了更好地显示胰腺全貌及其与周围组织的关系，必要时可进行斜冠位或斜轴位扫描。由于胰腺体积较小，周围脂肪组织丰富，胰腺本身血流丰富，其多数肿瘤相对缺乏血供，因此，胰腺 MRI 检查强调应用薄层扫描、压脂及动态增强技术，通常层厚为 3～5mm，层距为 0～1mm，其常规扫描序列与肝脏基本相同。

推荐组合：横断面 FSE-T_2WI（压脂）、SE 或 SPGR-T_1WI（非压脂及压脂）；对于胆总管、胰管扩张的患者，可扫描 SS-FSE 重 T_2WI 序列及进行 MRCP 检查（图 4-2-12），以显示胆胰管扩张程度和明确其内有否结石和其他病变；需要鉴别囊肿和其他病变时，可用 FLAIR 序列；疑有胰腺肿瘤时，一般需要进行横断面薄层 T_1WI 多期动态增强（图 4-2-13）。

横断面 SE-T_1WI：采用呼吸补偿及脂肪抑制技术，TR/TE：400～600ms/min，层厚间距：3～5mm/1mm，FOV：32cm×32cm，矩阵：256×256 或 256×192，NEX：2～4；增强参数与平扫相同。

横断面 SPGR-T_1WI：采用呼吸门控（RT）屏气扫描，TR/TE：120～140ms/2～10ms，矩

阵:512×512 或 256×256,FOV:32cm×32cm。动态增强参数相同。

横断面 FSE-T$_2$WI:采用流动补偿(RC)及呼吸门控(RT)技术,TR:1～2 R-R,TE=80～120ms,回波链 ETL:8～32,FOV:32cm×32cm,矩阵:256×256,扫描定位线与 T$_1$WI 保持一致。

FLAIR 序列:TR/TE/TI:9000ms/100ms/2200ms,NEX:1,FOV:32cm×32cm,矩阵:256x224。

MRCP:SS-FSE T$_2$WI:TE:250～500ms,成块厚 30mm,FOV:40cm×40cm,矩阵:256×256,NEX:1。

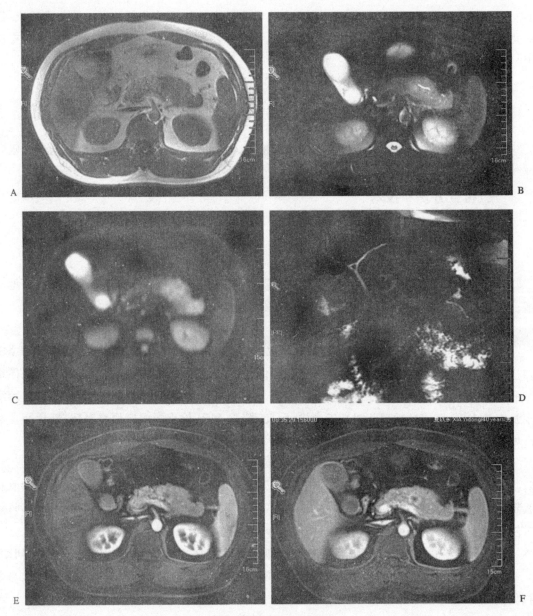

图 4-2-12　胰腺 MR 成像

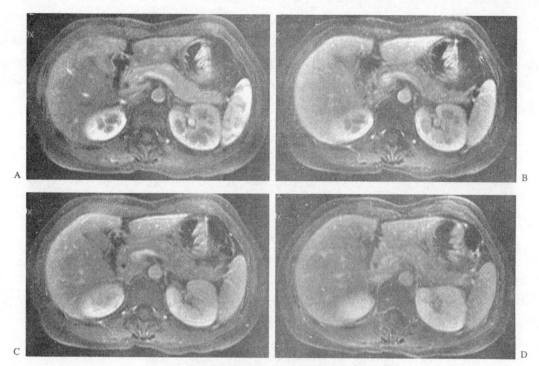

图 4-2-13　胰腺 T_1WI 增强扫描

(四)摄片方法

按顺序拍摄定位片和各个成像序列的扫描图像。

六、脾脏 MRI 检查

(一)适应证与禁忌证

1.适应证

①肿瘤性病变,如淋巴瘤、转移瘤、错构瘤、血管瘤等;②非肿瘤性病变,如脾囊肿、脾脓肿、脾结核、脾外伤、脾梗死等;③脾肿大、门脉高压等其他病变。

2.禁忌证

心脏起搏器等体内植入物及 MRI 检查和 MRI 对比剂相关禁忌证。

(二)检查前准备

空腹;呼吸门控感应器置于受检者呼吸幅度最大的部位;对受检者进行平静均匀的呼吸和屏气训练。

(三)检查方法和技术

1.线圈

常规使用体部线圈或表面线圈。

2.体位、采集中心和范围

体位及线圈放置与肝脏 MR 相同,采集范围包括整个脾脏。巨脾患者,脾脏下界可能比肝脏还低,定位时要注意适当调整线圈及定位线位置。

3.常规成像方位,相关脉冲序列及其参数

脾脏 MRI 检查主要是横断面和冠状面,必要时可进行斜冠状及斜矢状位扫描,对于脾脏占位病变患者,常规要求做增强检查。脾脏 MR 常规扫描序列与肝脏基本相同,包括横断面 SE 或 GRE-T_1WI、压脂 FSE-T_2WI(图 4-2-14),冠状面 SS-FSET$_2$WI(图 4-2-15);用屏气快速梯度回波序列(如 SPGR 序列)进行 T_1WI 动态增强。推荐参数如下:

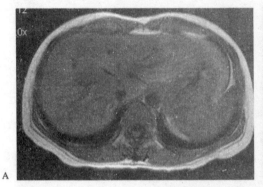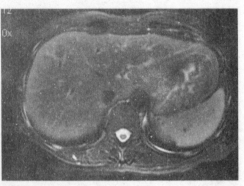

图 4-2-14　脾脏横断面图

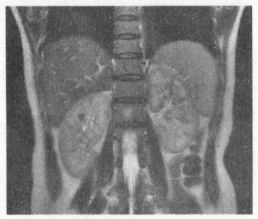

图 4-2-15　脾脏冠状面 SS-FSE T_2WI 成像

横断面 SE-T_1WI:采用呼吸补偿技术,TR/TE:400～600ms/min full,层厚,间距:5～8mm/1～3mm,FOV:32cm×32cm,矩阵:256×256。

横断面 SPGR-T_1WI:采用呼吸门控(RT)屏气扫描,TR/TE:120～140ms/2～10ms,矩阵:512×512,FOV:34cm×34cm。动态增强参数相同。

横断面 FSE-T_2WI:采用流动补偿(RC)及呼吸门控(RT)技术,TR:1～3 个呼吸周期,TE＝80～100ms,回波链 ETL:10～20,FOV:34cm×34cm,矩阵:512×512 或 256×256,扫描定位线与 T_1WI 保持一致。

冠状面 SS-FSET$_2$WI:TR/TE:2000ms/100ms,层厚/间距:5～8mm/1～3mm,矩阵:512×512,FOV:36cm×36cm,NEX:1,尽量用屏气扫描。

（四）摄片方法

按顺序拍摄定位片和各个成像序列的扫描图像。

七、腰椎（腰髓）MRI 检查技术

（一）线圈

同胸椎及胸髓。

（二）体位

被检者仰卧，正中矢状面与床面中线一致并垂直于床面，将全部胸椎置于线圈内。

（三）扫描方法

同胸椎及胸髓的 MRI 检查，定位线对准髂脊（第 4 腰椎）水平，如图 4-2-16 所示。

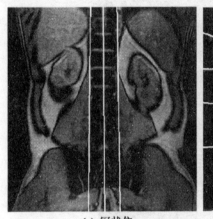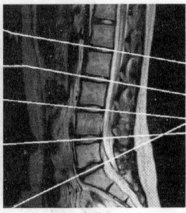

(a) 冠状位　　　　　　　　　　　(b) 矢状位

图 4-2-16　腰椎扫描

八、盆腔 MRI 检查技术

（一）线圈

表面线圈或体线圈。

（二）体位

被检者仰卧，正中矢状面与床面中线一致，将双侧髂前上脊连线置于线圈横向中线。

（三）扫描方法

嘱咐被检者于扫描前 1～2 小时储尿，使膀胱处于半充盈状态，膀胱、子宫常规采用 6～8mm 层厚矢面和横断面的 T_1WI、T_2WI，必要时使用冠状面扫描，矢状面和横断面的相位编码均取前后方向。观察前列腺应采用脂肪抑制。

九、前列腺 MRI 检查技术

（一）线圈

体部相控阵线圈、直肠线圈。

（二）检查前准备

适度充盈膀胱。

（三）体位

仰卧位，头先进或足先进，双臂上举过头或置于身体两侧，人体长轴与床面长轴一致。线圈中心对准耻骨联合上缘。定位灯对准线圈中心，锁定位置并进床至磁体中心。

（四）扫描定位

横轴位，以矢状面作为定位像，定位线平行于人体腹背轴（见图 4-2-17）；冠状位，以矢状面作为定位像，定位线平行于前列腺长轴，上缘应包括髂总动脉分叉水平；矢状位，以横轴面作为定位像，定位线平行于人体腹背轴。

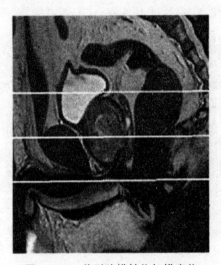

图 4-2-17　前列腺横轴位扫描定位

十、子宫 MRI 检查技术

（一）线圈

体部相控阵线圈。

（二）检查前准备

适度充盈膀胱，有金属节育器者，应先取出节育器后再进行检查。

（三）体位

参照前列腺 MRI 检查体位。

（四）扫描方位

横轴位、冠状位、矢状位。

（五）扫描定位

横轴位，以矢状面作为定位像，定位线垂直于子宫长轴（见图 4-2-18）；冠状位，以矢状面作为定位像，定位线平行于子宫长轴；矢状位，以冠状面作为定位像，定位线平行于子宫内膜长轴。

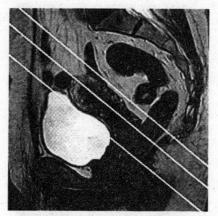

图 4-2-18　子宫横轴位扫描定位

十一、骨与关节 MRI 检查技术

(一)肩关节 MRI 检查技术

1.线圈

表面线圈或正交线圈。

2.体位

被检者仰卧,头先进,将被检侧肩关节置于线圈中心及床面中线,横轴中心对准肱骨头下3cm 处。

3.扫描方法

肩关节多行单侧,常规采用 2～5mm 层厚横断位、冠状位、冠状斜位 T_1WI、T_2WI 扫描,相位编码横断位取前后方向,冠状位、冠状斜位取左右方向。

4.扫描方位

斜冠状位、斜矢状位、横轴位。

5.扫描定位

斜冠状位,以横轴面作为定位像,定位线垂直于关节盂(见图 4-2-19)或平行于冈上肌腱长轴;斜矢状位,定位线平行于关节盂或垂直于冈上肌腱长轴;横轴位,以冠状面作为定位像,定位线垂直于关节盂,范围上至肩锁关节上方,下至关节盂下缘。

(二)髋关节 MRI 检查技术

1.线圈

相控阵线圈。

2.体位

被检者取仰卧位,足先进,双下肢伸直,足尖对称向上,将耻骨联合上缘与正中矢状面交叉点置于线圈中心。

3.扫描方法

选用层厚 5～8mm 横断位和冠状位 T_1WI、T_2WI,T_2WI 使用脂肪抑制技术,相位编码横断位取前后方向,冠状位取左右方向。

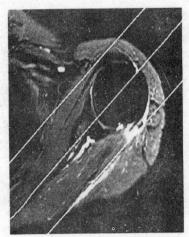

图 4-2-19　肩关节斜冠状位扫描定位

4.扫描方位

冠状位、横轴位。

5.扫描定位

冠状位,以横轴面作为定位像,定位线分别平行于髋臼前、后缘连线,保证两侧股骨头对称显示;横轴位,以冠状面作为定位像,定位线平行于两侧髋臼上缘,保证两侧股骨头对称显示,范围从髋臼上缘至耻骨联合下缘水平。髋关节定位和扫描如图 4-2-20 所示。

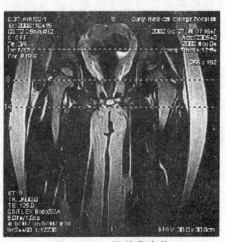

图 4-2-20　髋关节定位

(三)膝关节 MRI 检查技术

1.线圈

专用线圈、包绕式表面线圈。

2.体位

被检者取仰卧位,足先进,被检测膝关节髌骨下缘置于线圈横向中线,观察前交叉韧带时下肢外旋与矢状面成 20°~30°。

3.扫描方法

常规使用 2~5mm 层厚矢状位和冠状位 T_1WI、T_2WI 扫描,相位编码矢状位取前后方向,冠状位取左右方向,矢状位和冠状位的扫描线均与胫骨平台垂直。

4.扫描方位

矢状位、冠状位、横轴位。

5.扫描定位

矢状位,以横轴面作为定位像,定位线垂直于股骨内外髁后缘连线;冠状位,定位线平行于股骨内外髁后缘连线;横轴位,以冠状面和矢状面作为定位像,定位线均应平行于膝关节间隙,范围从髌骨上缘至胫骨上端。膝关节扫描和定位如图 4-2-21 所示。

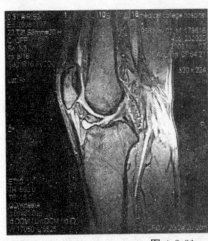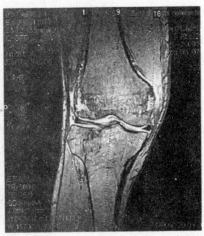

图 4-2-21　膝关节扫描

(四)踝关节 MRI 检查技术

1.线圈

包绕式表面线圈、膝关节线圈、头部线圈。

2.体位

仰卧位,足先进,双臂置于身体两侧,双下肢伸直,处于自然体位,人体长轴与床面长轴一致。被检侧踝关节置于线圈内,线圈中心对准内外踝连线中点,固定肢体。定位灯横向连线对准线圈中心,锁定位置后进床至磁体中心。

3.扫描方位

斜矢状位、斜冠状位、横轴位。

4.扫描定位

斜矢状位,以横轴面作为定位像,定位线垂直于内外踝连线;斜冠状位,定位线平行于内外踝连线;横轴位,以矢状面作定位像,定位线平行于距骨顶,范围上至下胫腓关节,向下至跟骨下缘水平。

十二、乳腺 MRI 检查技术

(一)线圈

乳腺专用线圈。

（二）体位

乳腺检查需在月经干净后 7～15 天内进行。检查时取俯卧位，头先进，双臂前伸弯曲交叉支撑身体伏于乳腺线圈垫上，额头贴于双臂交叉处，人体长轴与床面长轴一致。两侧乳腺自然悬垂于线圈凹槽内，且不应受到挤压。双侧乳头对准线圈外壁上的垂直标志线。定位灯横向连线对准线圈标志线，锁定位置后进床至磁体中心。

（三）扫描方法

常规使用 4～6mm 层厚横断位 T_1WI 及 T_2WI 扫描和动态增强及应用脂肪抑制技术（STIR）、呼吸门控技术，相位编码取左右方向。

（四）扫描方位

横轴位、斜矢状位。

（五）扫描定位

横轴位，以矢状面作为定位像，定位线以乳头为中心，包括两侧乳腺及邻近胸壁；斜矢状位，以横轴面作为定位像，定位线与乳头长轴平行。

第三节 MRI 的临床应用

MRI 对脑与脊髓疾病的诊断有重要价值。除对颅骨骨折及颅内急性出血显示不如 CT 敏感外，对脑瘤、感染、脑血管性疾病、脑发育畸形、脑变性与脱髓鞘性疾病、脑挫伤和脑室及蛛网膜下隙疾病以及脊髓肿瘤等均有优势。对颅后窝与颅颈交界区病变的诊断亦优于 CT。

MRI 对眼、耳、鼻与鼻窦、咽喉、甲状腺、颈部淋巴结、血管及颈部肌肉的显示清楚，对不少疾病有诊断价值。

MRI 对肺内小病灶与肺内钙化的检出不敏感，但对肺门与纵隔淋巴结的显示较好，并不难同血管影相区别。

MRI 可显示心脏大血管内腔，对心脏大血管的形态与动力学研究可在无创伤、无电离辐射下完成。MR 电影与 MRA 可对心肌与心包病变、瓣膜病和先心病做出诊断。对急性心肌缺血的研究也是重要的手段，但对冠状动脉的显示仍不理想。

MRI 对肝、胆、胰的疾病有诊断价值。MRCP 对胆胰管病变的显示有独特优势。MRI 对肾及肾上腺的显示较好，而 MRU 可直接显示尿路，对输尿管狭窄与梗阻有重要诊断价值。MRI 也是诊断盆腔肿瘤、炎症、前列腺癌与前列腺良性增生的有效方法。对盆腔内血管与淋巴结转移的区别较为容易。

MRI 对诊断乳腺疾病，特别是乳腺癌有重要价值。

MRI 对骨和软组织创伤、炎症、肿瘤及血管畸形显示效果好。可清晰显示软骨、关节囊、关节液及关节韧带等结构，对关节损伤、韧带损伤及关节腔积液等病变的诊断是其他影像学方法不能比拟的。对诊断关节软骨变性与坏死早于其他影像学方法。对骨髓及其病变的显示亦甚好。

　　但亦应指出,MRI 对病变显示的敏感性虽高,但对疾病诊断的特异性尚不满意。另外,MRI 在临床应用上也有其限制。包括:①对钙化的显示不如 CT,对以钙化为主要特征的疾病难于诊断;②对肺的显示不佳;③对胃肠道检查很少用 MRI;④带有心脏起搏器或体内有铁磁性物质时不能行 MRI 检查;⑤重病监护下的危重患者不适于 MRI 检查;⑥常规扫描时间长,对胸腹部检查受限;⑦设备昂贵,检查费用高,普及有一定困难。

第五章 CT检查技术

第一节 CT成像原理

一、CT成像基本原理

X射线CT将人体组织或脏器分为一系列切片或断层,对每一个断层逐个进行成像分析,断层厚度等于X射线束直径。准直后的X射线束对人体的某一层面,从该断层侧边的不同角度照射,在射线穿过的另一端利用探测器接收多组原始数据得到该断层的一系列强度数值的过程叫作投影,若投影数目与断层上体素数目相符,则可计算出每个体素的CT值,根据Radon理论可以重建图像。

(一)几个常用概念

1.断层与解剖断面

(1)断层:断层是指在受检体内接受X射线照射并欲建立图像的薄层,又称之为体层。断层有一定的厚度,在常规断层扫描中层厚就等于X射线束的宽度(准直宽度),也就是X射线束穿过人体的厚度。在螺旋扫描中实际图像代表的层厚可以与X射线束的宽度(准直宽度)不一致。这是因为在螺旋扫描中,X射线管和扫描床同时移动,造成实际层厚要大于X射线束的宽度(准直宽度)。

(2)解剖断面:解剖断面是指生物体上的某一剖面,此剖面是一几何平面,而断层具有一定的厚度。一般情况下,解剖断面与断层表面在形态结构上不尽相同。断层越薄,它的两个表面的形态结构越接近于相同,当断层的厚度接近于零时,它的两个表面则接近于重合,此时断层的两个表面均接近于同一个表面的形态结构,即接近于解剖断面的剖面形态结构。CT成像是断层成像,而断层的厚度不能是零,因此可认为某一断层的CT图像是该断层形态结构的某种平均,并以此平均来代表解剖断面的形态结构,即代替解剖断面的形态图像。

2.体素与像素

(1)体素:体素是指在受检体待成像的层面上按一定大小和一定坐标人为划分的连续分布的微小体积元。对划分好的体素进行空间位置编码,建立体素阵列中各体素的坐标。一般体素的尺寸是长和宽为1~2mm,高(体层厚度)为3~10mm。划分方案有多种,为了计算方便,一般为2的n次幂(n取正整数),如256×256(65536个体素)、512×512(262144个体素)等。

(2)像素:像素是构成图像的基本单元。对于CT图像来说,像素是按一定大小和一定坐标人为划分的图像平面上的面积元。图像的尺寸不变,这样的面积元划分得越多,像素就越小,图像就越细腻,所反映的信息量就越大。如同对划分好的体素要进行空间位置编码一样,对划分好的像素也要进行坐标排序,即位置编号,以形成像素阵列。各像素的坐标排序要和体素的坐标排序相同,即像素与体素在坐标上要一一对应。划分体素与像素很重要,这是因为重建 CT 图像的一个重要思想是要使体素的坐标信息和特征参数信息被对应的像素表现。这里的特征信息一般是指人体内的衰减系数或吸收系数的二维分布。

3.扫描与投影

(1)扫描:扫描是为获取投影值而采用的物理技术。在重建 CT 图像过程中,首先要进行的就是对受检体的扫描。所谓扫描,是用 X 射线束以不同的方式、按一定的顺序、沿不同的方向对划分好体素编号的受检体断层进行投照,并用高灵敏度的检测器接收透射体素阵后的出射 X 射线束强度。这就是 CT 重建图像中采用的获取投影数值的物理技术,即通常所说的采集数据的扫描技术。

(2)投影数据:将入射 X 射线束的初始强度 I_0 与穿过人体后被衰减的 X 射线强度 I 之比的对数称为投影数据 P,投影数据的分布称为投影函数。

(二)投影值测量

在 CT 中,除测量穿过人体后被衰减的 X 射,线强度 I 外,还要测量 X 射线的初始强度 I_0,以便计算从 X 射线源到探测器的每条射线路径上的总衰减值 P(即投影值)。最简单的情况是采用单能窄束 X 射线测定各向同性均匀连续介质。随着物体厚度的增加,其强度遵从指数衰减规律下降,衰减值是初始强度与出射强度之比的自然对数,简单地表现为线性衰减系数 μ 与物体厚度 Δd 的乘积,即

$$I = I_0 e^{-\mu \Delta d}$$

$$P = \ln \frac{I_0}{I} \mu \Delta d$$

$$\mu = \frac{1}{\Delta d} \ln \frac{I_0}{I}$$

具有更加重要意义的情况是 X 射线作用于非均匀介质。在具体讨论之前,首先应明确一个问题,衰减系数 μ 不仅与介质的种类有关,而且还是 X 射线能量的函数。也就是说,对单能 X 射线而言,不同的介质具有不同的 μ 值;而对同一介质而言,不同能量的 X 射线对应于不同的 μ 值。这表明只有单能窄束 X 射线束透射介质衰减时才有唯一准确对应的 μ 值。但 CT 扫描所使用的连续 X 射线是具有一定能谱宽度的,而不同能量的 X 射线对应的 μ 衰减系数值大小不同。如此而言,在 CT 图像重建过程中要确定的每一体素的 μ 值,应包含连续 X 射线谱中各种能量成分所对应的不同衰减系数的成分。因此,每一体素的 μ 值,实际上应是以连续谱中各种成分所占比率为权重的各种 μ 值的加权平均值,对于连续谱来说,此加权平均值可用积分表示。可见,每个体素的衰减系数是一个平均衰减系数,与扫描用连续 X 射线谱的有效能量相对应的衰减系数相当。在以后的讨论中将直接使用衰减系数,而不再特别指明这是一平均衰减系数。

如图 5-1-1 所示,在 X 射线穿透路径 l 上介质不均匀,将沿路径 l 分布的介质分成许多很

小的小块,其厚度为 Δl,以至于每一小块都可看作是具有相同的 μ_i 值的均匀介质。这样,射线在介质中的衰减过程可以视为被不同介质连续的作用,由射线路径上的每一小块所产生的对总的衰减程度的贡献取决于局部衰减系数 μ_i。对这条路径中的所有小块进行累加,有

$$I = I_0 e^{-(\mu_1 \Delta l + \mu_2 \Delta l + \mu_3 \Delta l + \cdots \mu_n \Delta l)}$$

$$P = \ln \frac{I_0}{I} = \sum_{i=1}^{n} \mu_i \Delta l$$

当 $\Delta l \rightarrow 0$ 时,上式可以表示为 μ 在这条射线路径上的线积分,即

$$P = \ln \frac{I_0}{I} = \int \mu(l) dL$$

式中,衰减系数 $\mu(l)$ 是随路径连续变化的函数;P 是 CT 扫描过程中采集的投影数据,在数值上等于沿射线路径上物质的衰减系数的线积分。

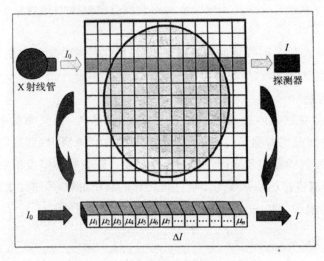

图 5-1-1　X 射线通过非均匀组织

人体断面图像是二维的,因此衰减系数 μ 应是平面坐标 (x,y) 的函数 $\mu(x,y)$,相应地,投影函数 P 也应设定为二维的形式,即投影 P 应是断面所在平面坐标 (x,y) 的函数 $P(x,y)$。

(三)CT 扫描方式

扫描是 CT 机为重建图像而进行投影数据采集所使用的物理技术。与改善图像质量、降低制造成本、设计友好界面、压缩设备结构等技术相比,缩短扫描时间则是 CT 技术发展优先要考虑的因素。CT 的扫描方式决定了扫描时间的长短,也成为区别 CT 的"代"(CT-generation)的重要标志。

扫描方式的不同主要取决于 X 射线管的供电方式、X 射线束的形状、探测器的数量等条件。到目前为止,出现的具有代表意义的扫描方式可归纳为 5 种或者说,经过 30 多年的技术进步,按照扫描方式来划分已经有了 5 代 CT。

1.第一代(单束平移-旋转扫描方式)

第一代 CT 扫描机多属于头部专用机,由一个 X 射线管和一个晶体探测器组成,X 射线束被准直成铅笔芯粗细的线束,称为笔形束。X 射线管和探测器环绕人体的中心做同步平移-旋转扫描运动。扫描首先进行同步平移直线扫描,当平移扫完一个选定断层后,同步扫描系统转

过一个角度,再同步平移扫描,如此重复下去,直到扫描系统旋转到与初始位置呈180°角为止。第一代CT共采集43200个投影数据,矩阵为80×80,形成6400个显示单元(像素值),方程式数目大于像素数,因此,通过重建技术可以计算出每个像素点的值。在第一代商品化CT中,英国EMI唱片公司用160×160的矩阵替代了80×80的矩阵。

2.第二代(窄扇形束平移-旋转扫描方式)

第二代CT扫描机与第一代CT的明显区别在于X射线束形状的改变,第二代CT改用扇形射线束,探测器数目也增加到6~30个。每次扫描后的旋转角由10提高至3~30°。因一次X射线束投照的窄扇形束同时被多个探测器探测,故一次扫描能同时获得多个扫描数据,这样可以减少每个方向上平移的次数,增大扫描系统每次旋转的角度。

第二代CT完成一个断层的时间约为10秒,能够实现人体除心脏器官以外的各器官的扫描成像。虽然扇形射线束可以照射到更大的体积范围,但同时也产生了更多的散射线。此外,探测器的排列为直线状,对于扇形束而言,中心射束和边缘射束的测量值存在差异,需要校正,否则会形成运动伪影。

3.第三代(旋转-旋转扫描方式)

第一代和第二代都是采用平移-旋转运动,这种运动方式限制了扫描速度的进一步提高。为了减少运动时间而取消平移运动,使得X射线管和探测器作为整体只围绕患者做旋转运动而进一步缩短了扫描时间。1975年,美国GE公司首先推出了这种方式的CT机,称之为第三代CT扫描机。

第三代CT机有较宽的扇形角(30°~45°),可以包括整个被扫描体的截面,探测器的数目增加为250~700个,排列形状为圆弧形,这种排列使扇形束的中心射束和边缘射束到探测器的距离相等,减小了中心射束和边缘射束测量值的误差。宽扇形束扫描提高了X射线的利用率;仅有旋转运动而无直线平移,提高了系统的可靠性。

在早期的第三代CT机中,X射线管的电源和探测器信号都是经电缆传输的。电缆长度的限制使得在获取相邻的断层数据时机架只能顺时针或逆时针的旋转,机架的加速和减速过程限制了扫描速度大约每周2秒。近代的机型使用了滑环技术供电和传输数据,由于机架在连续扫描过程中以恒定速度旋转,扫描时间减少到0.5秒。后面将会看到,滑环技术的引入也是螺旋CT得以实现的关键。第三代扫描技术内在的优点,使其成为目前临床上应用最为广泛的一种CT机型。

4.第四代(旋转-静止扫描方式)

在第四代CT扫描机中,用600~2000个探测器在机架内排列成静止的闭合探测器环,X射线管发出500~900宽扇形射束进行旋转扫描。在整个扫描过程中,X射线管围绕患者旋转,而探测器保持静止。与第三代扫描方式不同,当X射线束扫过检测对象时,每个投影仅仅由一个探测器的测量信号形成。其投影形成了以探测器为顶点的扇形;而第三代扫描方式,每个投影形成一个以X射线源为顶点的扇形。第四代扫描的优点之一是相邻采样的间隔唯一地由所用的测量速率决定,较高的采样密度可以消除潜在的混叠伪像。

第四代CT扫描机的缺点是对散射线极为敏感。由于每个探测单元以很大的张角接收X射线光子,所以不能用次级准直器来有效地去除散射影响。尽管可以使用一组参考探测器或软件算法等其他散射校正方案,但随着多层 CT 的引入,校正的复杂性可能会显著增加。另一个问题是形成探测器环的探测器数量,因为探测器要在一个很大的圆周上环绕患者,以保持合理的 X 射线源-患者的距离,探测单元的数量及相关的数据采集电子线路的规模就要相当大。从经济和实用两个方面考虑,第四代扫描机已逐步被淘汰。

5.第五代(电子束扫描)

第五代 CT 扫描机一般指的是电子束扫描机(EBCT),诞生于 1980—1984 年,主要用于心脏检查。为了"冻结"心脏运动,采集一套完整的投影数据必须在 20～50ms 内完成。很明显,由于加在 X 射线管和探测器上的巨大地球引力,这一时间要求对于传统的第三或第四代 CT 机是十分困难的。

在电子束扫描机中,射线源的旋转是由电子束扫描运动来完成的,代替了 X 射线管的机械运动。底部的圆弧(210°)代表多靶迹的阳极。高速电子束由精心设计的线圈聚焦并控制其偏转,沿靶环扫描。整个装置密封在真空中。扇形 X 射线束被准直到一组探测器,用顶部 216°的圆弧表示。探测器环和靶环相互错开非共平面,其接驳部分形成一个空间。当使用多重靶迹和探测器环时,可以在患者长轴方向覆盖 8cm 的长度用于心脏扫描。因为系统没有机械部件的运动,扫描时间可以达到 50ms。

6.双源螺旋 CT

EBCT 可以满足心脏成像对时间分辨率的要求。但 EBCT 存在两个最大的缺点:一是 z 轴的层厚为 3mm,空间分辨率低,不利于冠状动脉成像,特别是对狭窄的小于 50% 的血管病变、管腔直径小于 2mm 的血管难以显示;二是容积覆盖速率慢,使患者难以一次屏气完成整个心脏扫描。这些缺陷使 EBCT 在冠状动脉三维成像应用中受到限制,目前主要用于冠状动脉钙化分析。2005 年,西门子公司在 64 层螺旋 CT 的基础上开发出了 64 层双源 CT(DSCT)系统。

(1)双源 CT 系统概念与设计:如图 5-1-2 所示,DSCT 系统由两个 X 射线管及其对应的探测器组成,它们呈 90°关系安置在机架上。基于心脏扫描的需要及机架空间位置的限制,其中一组探测器(探测器 A)覆盖直径 50cm 的典型测量野;为了保持紧凑的系统几何结构,另一组检测器(探测器 B)覆盖 26cm 的较小测量野。每个探测器由 40 排自适应阵列组成,这使得可在 32mm×0.6mm 和 24mm×0.6mm 切片采集配置间进行选择。通过 z 轴的飞焦点技术,2 个连续以 0.6mm 准直宽度获取的 32 层采集数据,可组合成等中心取样厚度为 0.3mm 的 64 层投影,以这种方式每次旋转每组探测器可获得层厚为 0.6mm 的重叠 64 层图像。可供选择的机架旋转时间分别是 0.33 秒、0.5 秒和 1.0 秒。用于心脏扫描,DSCT 的机架转速为每周 0.33 秒;其他部位扫描时还可选择每周 0.5 秒或每周 1.0 秒的机架转速。临床应用中,DSCT 既可启用双源(心脏及冠状动脉成像)及其相应探测器组,又可使用单源(心脏以外的其他部位成像)及其相应的探测器。每一个 X 射线管能提供 80kW 的峰值功率,它们可独立地使用各自的电压和电流设置进行工作,从而实现双能量数据采集。无论是选择单源还是双源进行扫描及数据采集,扫描模式都可以选择螺旋式或步进断层式。DSCT 是继 EBCT 之后真正意义上的在常规心率状态下可以获得心脏运动冻结图像的 CT 系统。

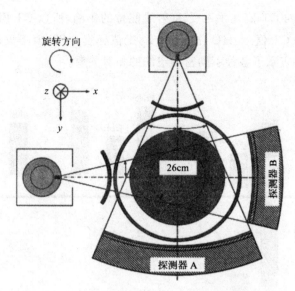

图 5-1-2　双源 CT 示意图

（2）双源 CT 的特点

①减少扫描时间：整个胸部扫描时间仅 0.6 秒，呼吸门控可选（常规技术胸部扫描时间 5 秒，呼吸门控）；全身扫描时间仅 4 秒（常规技术全身扫描时间大于 10 秒）。

②提高时间分辨率：时间分辨率为 83ms，低于心脏成像所需的 100ms。

③消除心脏药物控制：无须使用 β 受体阻滞剂控制心率就能对心动过速或心律不齐的患者进行可靠的心脏成像。

④提供双能量成像：利用不同能量的 X 射线及组织对 X 射线的衰减特性，得到能体现组织化学成分的组织特性图像及碘剂量分布图。

⑤降低成像 X 射线辐射剂量：DSCT 能以极低的辐射剂量进行成像，如可以用低于 1mSv 的剂量完成螺旋心脏扫描，而以往常规扫描的平均有效辐射剂量通常为 8～20mSv（人每年受到的天然本底辐射量约为 3mSv）。

（四）CT 值

前已提及，CT 图像的本质是衰减系数的空间分布 $\mu(x, y)$。μ 在很大程度上取决于 X 射线光谱能量，因此对 μ 的定量描述相当困难，而且直接比较使用不同管电压和滤过条件获得的 CT 图像显然不具有明确的意义。另外，CT 机中的 X 射线强度测量是一种相对测量，即测得的 μ 是相对值。据此，需要确定一个 CT 图像特性的比较标准。基于水的物理特性，将相对于水的衰减计算出来的衰减系数称为 CT 值，如图 5-1-3 所示。为了纪念 CT 的发明者，将 CT 值的单位指定为 Hounsfield 单位（HU）。

CT 值的定义：某一组织的 X 射线衰减系数减去水的衰减系数再除以水的衰减系数后乘以 1000，即

$$CT \text{ 值} = \frac{\mu_T - \mu_W}{\mu_W} \times 1000 \cdot HU$$

该式被称为 Hounsfield 公式，式中，μ_T 是组织的 X 射线衰减系数；μ_W 是水的 X 射线衰减

系数。因为空气和水的 CT 值几乎不受 X 射线能量的影响,所以 CT 值的标尺按空气的 CT 值:−1000HU 和水的 CT 值=0HU 作为两个固定值标定。CT 值不仅表示了某物质的吸收衰减系数本身,而且也表示了各种不同密度组织的相对关系。

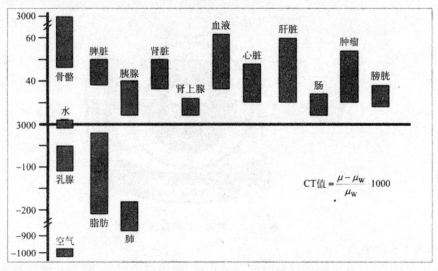

图 5-1-3　人体组织 CT 标尺

从图 5-1-3 的 HU 标尺上可以看到,因为肺组织和脂肪组织的密度较低,衰减也较低($\mu_L < \mu_w$),所以它们的 CT 值为负值。人体其他大多数的部位都表现为正的 CT 值,这是由肌肉、结缔组织和大多数软组织器官的物理密度造成的。骨骼中钙的原子序数较高,除了密度增加之外它还增加了衰减,因此它的 CT 值较高,达到 2000HU。骨骼或造影剂的 CT 值与水相比更加依赖于 X 射线能量,这种依赖性随着能量的降低而增加,它与常规 X 射线摄影图像的对比度特性在原理上是一致的。

总之,组织的 CT 值越高,表明其密度越大;X 射线的能量越低,相同组织的 CT 值会有所增大。在临床中,现代 CT 机可提供的 CT 值范围为−1024HU～+3071HU。因此,可以获得 4096(2^{12})个不同的 CT 值,每个像素用 12 位灰度级表示。

(五)CT 窗口技术

由前述已知,CT 值的范围为−1024～+3071HU,具有很大的动态范围。但对于大多数显示设备而言,一般仅能够显示 8 位灰度级,即只能覆盖 256 个 CT 值范围所对应的灰度范围(一个 CT 值对应一个灰度)。此外,人眼一般最多能分辨 60～80 个灰度层次。这意味着人眼对灰度层次的低灵敏度,可能导致 CT 图像的诊断信息不能被充分识别。因此,出于诊断目的,需要应用窗口技术将 CT 值映射到显示设备的[0,255]灰度范围,用窗位(WL)和窗宽(WW)实现特定的显示。

1.窗口的概念

所谓窗口技术是指 CT 图像显示时使用了一个灰度映射函数来放大或增强某段范围内灰度的技术,本质上该过程把 CT 值范围相对应的(WL-WW/2,WL+WW/2)之间的原始灰度等级映射到显示设备的全部显示灰度范围,把确定灰度范围的上限以上标定为全白,把确定范围的下限以下标定为全黑。

$$f(x,y)=\begin{cases} 0, & \text{CT 值} \leqslant \text{WL}-\dfrac{\text{WW}}{2} \\[2ex] \dfrac{\text{CT 值}-\left(\text{WL}-\dfrac{\text{WW}}{2}\right)}{\text{WW}}I_{\max}, & \text{WL}-\dfrac{\text{WW}}{2}<\text{CT 值} \leqslant \text{WL}+\dfrac{\text{WW}}{2} \\[2ex] I_{\max'}, & \text{CT 值}>\text{WL}+\dfrac{\text{WW}}{2} \end{cases}$$

式中,WL、WW 分别是窗位和窗宽;$I_{\max}$ 是设备的最大灰度级,如对于一个 8 位显示设备,$I_{\max}=255$。

窗口定义了与 CT 值对应的像素值灰度范围的上下限,上下限之差称为窗宽,即

$$\text{WW}=\text{CT 值}_{\max}-\text{CT 值}_{\min}$$

窗位是窗口中央 CT 值对应的像素值灰度,等于上下限的算术平均值,即

$$\text{WL}=\frac{\text{CT 值}_{\max}+\text{CT 值}_{\min}}{2}$$

为产生能够显示多数主要结构的图像应使用宽的窗口;对于密度非常相近的组织,为获得更精细的信息应使用窄的窗口。窗口越窄,图像表现越细微,但可见的组织密度范围将减少。窗宽主要影响图像的对比度。减小窗宽可增加图像对比度,因此它非常适合于观察软组织间的差别,如脑组织图;增大窗宽可观察具有大的像素值范围的结构,如骨和肺图。窗位的选择主要决定窗口能否包含感兴趣的组织类型。为了对高密度组织成像,需要选择高值的窗位;对低密度组成成像,则选择低值的窗位。例如,提高窗位用于观察密质骨,减小窗位用于观察肺和气道。

下面的两幅图像(图 5-1-4)再次表现了仅仅由不同窗口设置引起的图像外观的改变。软组织窗的图像除具有良好的胸壁解剖细节外,并未显示肺部的解剖细节。肺窗图像清晰地显示了肺部解剖,但胸壁和纵隔则是灰白色的。通过这些例子,可以理解为产生来自相同矩阵大小的这两幅图像是如何改变窗口的。

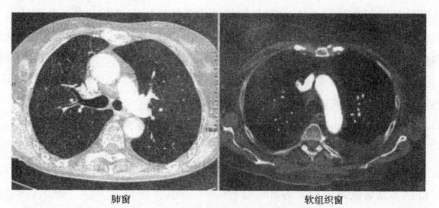

肺窗　　　　　　　　　　　　　　　软组织窗

图 5-1-4　肺窗图像与软组织窗图像的比较

2.窗口技术的实现

CT 窗口技术可采用硬件查找表(LUT)方式方便、高速地实现。一个查找表列出了存储的 CT 值与它们对应的灰度值之间的关系,线性查找表则产生输入值(CT 值)与输出值(显示

灰度)之间单一可能的直线关系。应用窗口技术,可以选择性地显示某一段 CT 值范围内的组织(器官)。

可通过改变线性查找表中输入值(CT 值)与输出值(显示灰度)之间的关系,即改变灰度映射函数,达到利用窗口技术增强图像对比度和清晰显示感兴趣组织(器官)的目的。要注意的是,当窗宽保持不变而窗位提高时,原来置于全白的具有较大 CT 值的组织进入灰度显示区,原灰度显示区内具有较小 CT 值的组织将置为黑,结果整个图像变暗。当窗位保持不变而窗宽增宽时,CT 值的显示范围增大,导致 CT 值相近(密度相近)的组织变得不易区分。

二、CT 图像重建技术

(一)滤波反投影法

滤波反投影法是以中心切片定理为基础的 CT 重建技术,也是当代影像学设备进行图像重建的基本数学方法。在直接利用 CT 扫描所获得的投影数据反投影重建出的 CT 图像中,将会出现模糊和失真,这种现象与图像的高频信息损失有关。为避免上述缺陷,该方法使用一种称为滤波或者卷积的数学方法去除这种模糊,即在反投影前使用滤波器或者卷积核对原始投影数据进行修正,然后再反投影。其优点为:在中心切片定理的基础上只对 CT 扫描所获得的原始数据进行滤波和反投影两步操作即可直接重建出 CT 图像,重建速度快,图像重建系统的硬件成本低,有利于 CT 的普及应用;其缺点在于低剂量条件下图像噪声大幅度增加,图像质量受噪声影响损失严重。此外,FBP 仅为一种理想的数学解析重建方法,在其重建图像过程中对实际 CT 扫描进行诸多近似和假设,可能在图像上引入伪影,进而制约图像质量的提高。

(二)基础图像迭代重建算法

基础图像迭代重建算法是 FBP 的进一步发展,其特点为:在 CT 数据的投影空间构建噪声模型,基于噪声模型生成图像的噪声模板,同时基于 FBP 图像构建解剖模型,进而利用图像噪声模板和解剖模型在图像空间对 FBP 图像迭代降噪并保护解剖信息。

所谓模型,即处理噪声和图像的数学工具,对于 CT 图像的重建,根据处理对象的不同,主要模型包括噪声模型、解剖模型和系统模型;而空间则是这些数学工具作用对象,即数据的呈现方式,比如直角坐标系和极坐标系均属数据不同的呈现方式。CT 的数据空间可分为投影空间和图像空间,前者最熟悉的表现形式为正弦图。

噪声在成像的过程中,是一种客观存在的信号;是所有系统和当今科技不可避免的客观存在;它会干扰人们所需要的有效信号的品质。噪声模型,是采用数学的方式对噪声的特性进行描述和表达,并最终实现对噪声水平的控制。噪声模型帮助实现对噪声的消除和对解剖细节的再现。解剖信息是成像所需要的有效信号,其本身具备特征和规律。解剖模型是采用数学方法对其特征进行描述和表达,目的是在图像重建过程中有效保护解剖信息重现。

基础图像迭代重建算法本质上是基于 FBP 的图像空间迭代降噪技术,其优点是能够在相同辐射剂量下获得比 FBP 噪声更低的 CT 图像,同时抑制噪声导致的条状伪影,降低图像噪声及噪声伪影对医师诊断的干扰,继而降低 CT 扫描的辐射剂量。

另外，为了进一步提高降噪效果，在更高程度上降低 CT 辐射剂量，高级的基础图像迭代重建算法会对不同阶段的噪声分别处理。一般而言，探测器接收信号时伴生的噪声符合统计学泊松分布，但经过各种数据预处理和算法滤波后，这一特性不再保持，最终导致噪声处理的复杂性和低效。在低剂量条件下，这个问题尤其突出——有效成像光子淹没在大量噪声中。而投影空间的 CT 数据则是未经过预处理的原始数据，高级的基础图像迭代重建算法采用在投影空间先进行一轮噪声的建模和消除，之后再把数据推送到图像空间，以显著提高降噪效果。

然而，基础图像迭代重建算法也存在一定的局限，如产生临床上称为蜡状伪影的图像质感漂移。此外，即使是高级的基础图像迭代重建算法，也仅为基于 FBP 图像进行迭代降噪，因此除噪声外的 FBP 算法的一些固有缺陷将难以被其克服。

（三）多模型双空间迭代重建算法

多模型双空间迭代重建算法是 CT 重建技术的最新进展，其技术特征可概括为"多模型双空间"。具体而言，该方法在 CT 数据的投影空间和图像空间分别构造噪声模型和解剖模型，在利用噪声模型刻画和处理噪声的同时，采用解剖模型描述人体组织结构特征，并基于上述模型在投影和图像双空间直接进行迭代重建；更重要的是，除噪声模型和解剖模型，该方法建立了实际 CT 扫描的系统模型，通过系统模型将重建图像通过迭代方式与原始数据进行比较更新，以保证图像的真实呈现，进而在降低辐射剂量的同时保持图像分辨力和图像质感。

该方法的基本过程是从初始图像出发，在投影空间，通过系统模型产生最新的估计数据，并在噪声模型的作用下将估计数据与 CT 原始数据逐一对比，产生误差数据；之后将误差数据通过系统模型转换入图像空间，结合解剖模型更新初始图像；通过迭代重复上述步骤，抑制和去除初始图像的噪声和伪影，得到最终图像。

这里采用双空间的优势为：

1.CT 在重建图像过程中，会受到众多噪声的"污染"。噪声的出现是客观条件下的必然结果，其来源广泛，如：①成像 X 线光子的统计学特征；②电子噪声；③采样和各种滤波算法。上述噪声来源可分为两大类：一是有 CT 扫描仪在数据采集阶段产生的噪声；二是在数据投影到图像空间的过程中，由于个别算法和滤波所放大或产生噪声。①和②产生的噪声将在投影空间中通过噪声模型予以抑制和消除，从而有益于精确的系统模型和解剖模型，③产生的噪声则应予以避免和消除。

2.原始 CT 数据中包含了丰富的信息，这些信息淹没在噪声信号中，利用一般重建方法重建出的图像很难利用到这些信息，多模型双空间迭代重建算法在抑制和去除①和②产生噪声的同时，通过比较估计数据与 CT 原始数据的误差，可以将原始数据中的有效信息通过系统模型转换到图像空间迭代更新至初始图像，从而提高图像分辨力（空间分辨力和密度分辨力），抑制和消除图像伪影。

因此，多模型双空间迭代重建算法的优势不仅仅在于降低噪声及降低噪声的程度，而且可以显著提高图像质量，从而为临床诊疗在图像质量和剂量使用策略间，提供了一个强大的技术手段。但是，该方法需要利用多模型在双空间展开迭代式的计算，其图像重建速度较慢，对图像重建系统的硬件要求也较高。

三、CT 基本扫描模式

（一）步进式扫描

步进式扫描是最基本的 CT 扫描方式，也称断层扫描或轴位扫描，每次扫描过程简单而完整：检查床不动，设定探测器准直宽度后启动曝射，X 线管围绕人体旋转一圈，采集到一个准直宽度的原始数据，然后重建该准直宽度下的图像，形成一幅或多幅图像；移床后可以重复该过程完成第二组图像。上述过程的多次重复方能完成一个部位的检查。

（二）螺旋扫描

螺旋扫描是目前最常用的 CT 扫描方式，曝射时 X 线管旋转与检查床匀速移动同时进行，一次采集到一个宽度大于准直宽度的容积数据，可重建出连续多幅图像。螺旋扫描是现代 CT 的主流技术，具有很大的优势。

螺旋扫描与常规断层扫描相比，有两大优势：①"快"，即扫描速度快，可以缩短检查时间。"快"还可以使整个扫描区域内的动态增强扫描成为现实，可以捕捉到对比剂在不同期相的显影效果。"快"还能在允许的扫描时间内覆盖更长的范围，例如可以一次屏气完成肝、胰腺甚至肾脏的扫描。②"容积数据"，"容积数据"可以在工作站上进行图像后处理，重组成高质量的冠状、矢状、斜位甚至曲面图像，弥补断层扫描的缺陷，还可以进行三维图像的重组。

采用较小的螺距和重叠重建的方法，可使 Z 轴空间分辨力得以改善，从而提高病灶的检出率，一般情况容积数据采用 50% 的重叠重建。

在螺旋扫描中，与常规方式扫描的一个不同是产生了一个新概念——X 线管旋转一周扫描床移动距离与准直器宽度之间的比，具体公式为

螺距＝X 线管旋转 360°床移动的距离(mm)/准直器宽度(mm)

据此，螺距越大，单位时间扫描覆盖距离越长。实际扫描中，要针对不同的要求选择适当的螺距。①当扫描大血管时，主要是观察对比剂的充盈情况，就要在极短时间内(对比剂充盈良好时)完成扫描，血管的直径较大，可以用较大的螺距，牺牲的密度分辨力不会对大血管病变的诊断产生决定性的影响；②当观察颅内血管结构时，不仅要求高的空间分辨力，而且要求高的密度分辨力，此时的螺距就应当选择小于 1，以利细小血管的显示。

第二节 CT 检查技术及临床应用

一、CT 检查技术

患者仰卧于检查床上，摆好位置，选好层面厚度与扫描范围，即可进行扫描。一般采用横断面扫描，层厚常用 5mm～10mm；特殊需要可进行薄层重建或直接选用薄层扫描，如 2mm。扫描期间患者必须保持不动，轻微的移动或活动可造成伪影，影响图像质量。CT 检查包括平扫、增强扫描和特殊成像。

（一）平扫

横断面扫描为主，以头部为例：头部固定，以听眦线（眼外眦与外耳孔中心）为基线依次向上扫描8～10层，层厚常用8mm或10mm。检查颅后窝则取与听眦线成20°位，依据病情需要可加扫冠状面。

（二）增强CT

经静脉注入碘对比剂后再行扫描，剂量按1.5mL～2.0mL/kg计算，静脉内推注。动态增强后扫描可以增加病灶与正常组织间的密度差异，可以动态观察不同脏器或病灶中对比剂的分布及排泄情况，可以发现平扫未能显示的病灶及等密度病灶。碘过敏者不宜行增强CT检查。

（三）CTA

静脉团注碘对比剂后，当对比剂流经靶血管时进行CT扫描，并三维重建靶血管图像。

（四）CT灌注成像

快速静脉团注碘对比剂后，在对比剂首次通过受检脑组织时进行快速动态扫描，并重建脑实质血流灌注图像。它反映脑实质的微循环和血流灌注情况。

二、CT诊断的临床应用

CT诊断已广泛应用于临床。但也应在了解其优势与不足的基础上，合理地进行选用。CT可应用于下述各系统疾病的诊断。

中枢神经系统疾病的CT诊断价值高，应用普遍。对颅内肿瘤、脓肿与肉芽肿、寄生虫病、外伤性血肿与脑损伤、缺血性脑梗死与脑出血以及椎管内肿瘤与椎间盘突出等病检出效果好，且诊断较为可靠。因此，除脑血管DSA仍用以诊断颅内动脉瘤、脑血管发育异常和脑血管闭塞以及了解脑瘤的供血动脉以外，其他X线检查已不使用。脑CTA在临床上应用亦较广泛。

CT对眶内占位病变、早期鼻窦癌、中耳小胆脂瘤、听骨破坏与脱位、内耳骨迷路的轻微破坏、耳先天发育异常以及鼻咽癌的早期发现等也很有价值。

对肺癌和纵隔肿瘤的诊断，CT很有帮助。肺间质和实质性病变均可得到较好的显示。CT对X线平片较难显示部位的病变，例如同心、大血管重叠病变的显示，更具有优越性。对胸膜、横膈、胸壁病变，也可清楚显示。

心及大血管疾病的CT诊断需要使用多层螺旋CT或EBCT，而层面CT扫描无诊断价值。冠状动脉和心瓣膜的钙化和大血管壁的钙化，多层螺旋CT和EBCT检查可以很好显示，对于诊断冠心病有所帮助。心腔及大血管的显示，需要经血管注入对比剂，行心血管造影CT，并且要用多层螺旋CT或EBCT进行扫描，其对先心病如心内、外分流及瓣膜疾病和大血管狭窄的诊断有价值。多层螺旋CT扫描，可显示冠状动脉狭窄及软斑块。CT灌注成像还可对急性心肌缺血进行观察和评估。

腹部及盆部疾病的CT检查，主要用于肝、胆、胰、脾、腹腔及腹膜后间隙以及肾上腺及泌尿生殖系统疾病的诊断，尤其是肿瘤性、炎症性和外伤性病变等。胃肠病变向腔外侵犯以及邻近和远处转移等，CT检查也有帮助。但了解胃肠管腔内病变情况仍主要依赖于钡剂造影和内镜检查及病理活检。

对乳腺的检查,由于电离辐射关系,较少应用。

骨骼肌肉系统疾病,多可通过 X 线检查确诊,但 CT 对显示骨变化如骨破坏与增生的细节较 X 线成像为优。

CT 检查的主要不足包括:①X 线电离辐射对人体有负面影响,虽然 CT 检查安全,但患者接受的射线剂量通常比 X 线摄影大;②CT 增强检查要使用碘对比剂,对碘剂过敏的患者不能行 CT 增强检查;③对脑组织和软组织(如肌肉、肌腱)以及软骨等组织的分辨力不如 MRI;④不能任意方位直接成像等。

第六章　超声检查技术

第一节　超声成像基本原理与特点

一、超声波的产生与接收

现代超声诊断技术中,超声波的产生主要利用某些晶体的特殊物理性质——压电效应。当这类晶体受到外界压力或拉力时,晶体的两个表面出现电位差,机械能转变为电能。反之,当受到交变电场的作用时,晶体将出现机械性压缩和膨胀,电能转变为机械能。这种电能与机械能互相转变的物理现象,称为压电效应。具有压电效应的晶体称为压电晶体。

压电晶体是超声换能器(探头)的主要元件,将压电晶体装入各种形式的外壳,加上面材(阻抗匹配层)和背材(背衬阻尼层)引出电缆即为换能器。利用压电晶体的电能与机械能相互转变的性质,探头既可作为超声波的发生器,又可作为超声波的接收器。

二、超声诊断仪器类型

(一)A型

A型为振幅调制型。单条声束在传播途中遇到各个界面所产生的一系列散射和反射回声,在示波屏时间轴上以振幅高低表达。A型超声诊断仪采用单声束取样分析法,不能形成直观图型。另外,示波屏上所显波形振幅因受非线性放大及显示压缩等影响,不与真正的回声振幅成正比关系(相差甚大),现极少应用。

(二)B型

B型为辉度调制型。基本原理为将单条声束传播途径中遇到的各个界面所产生的一系列散射和反射回声,在示波屏时间轴上以光点的辉度表达。光点的亮度与回声反射的强度有关,即回声反射强度越大,光点越明亮,各条顺序声束线上的光点群依次分布构成二维超声断面图像。目前,常用的B型超声诊断仪均为实时扫查成像。

(三)M型

M型为活动显示型。其原理为单声束取样获得界面回声,以辉度调制,水平方向代表时间,垂直方向代表深度,反映体内各层组织的一维空间结构。以往用于诊断心脏病及胎动、胎心心律测定。自从扇形扫查出现并发展完善后,M型已不再常用。

(四)脉冲多普勒

脉冲多普勒为临床广泛使用的超声诊断技术。脉冲多普勒血流仪发射和接收信号是由一块晶体完成的,仪器以一定频率间隔发射短脉冲超声波,每秒发射的短脉冲个数称脉冲重复频率(PRF),一般在 5~10kHz。

脉冲多普勒技术所测流速值受到脉冲重复频率的限制。换能器在发出一组超声脉冲之后,要经过一定时间延迟后才能发出下一组超声脉冲。否则,将引起识别上的混乱。所以,每组发射的时间间隔必须足够长,亦即脉冲重复频率相应降低,这就限制了采样的最大深度。根据取样定理,脉冲重复频率必须大于多普勒频移(f_d)的 2 倍,才能显示频移的方向和大小,即 $f_d < 1/2$ PRF。

所允许接收的最大频移值,即脉冲重复频率的 1/2(1/2 PRF),称为尼奎斯特极限,当多普勒频移超过这一极限时,就会出现大小和方向的伪差,称为频移失真。因而,在选择使用脉冲重复频率时,在考虑分辨率的同时,必须兼顾探测深度和血流速度。

(五)连续多普勒

连续多普勒是将发射和接收超声的压电晶体并列安装在探头内,其中一个晶体片连续不断地发射声束,并用另一个晶体片同时接收反射和散射的多普勒回波。由于发射和接收都是持续的,所以被接收的回声能量较脉冲波大、灵敏度高。同时,因为没有时间间隔,所以声束所穿过的部位血流运动情况均可被接收,可以实时地检出任何部位的高速血流。

但是,连续多普勒没有距离分辨能力,所接收的是整个声束通道上多普勒回声的混合频谱,显示其中最高者,不能判断回声确切部位,在某种程度上限制了它的临床应用。

目前,大部分仪器都把连续多普勒与脉冲多普勒组合在一起,两种功能兼而有之。在测量高速血流出现混叠时,可方便地转换到连续多普勒,既可检测高速血流,又可对其来源准确定位。

(六)彩色多普勒血流显像

彩色多普勒血流显像(CDFI)是在多点选通式多普勒技术的基础上发展起来的一种新型多普勒超声技术。现代彩色多普勒血流显像仪不仅集所有超声诊断功能于一身,而且能够显示空间血流信息并进行实时分析,进一步拓宽了超声诊断在临床的应用范围。

1.原理

脉冲多普勒探测的只是一维声束上超声多普勒血流信息,它的频谱显示表示流经取样容积的血流速度变化。为了做到实时显示,必须保证足够的图像帧数,因此在彩色多普勒血流显像技术中采用了自相关技术,其主要优点是具有较高的数据处理速度,可在 2ms 的时间内,处理来自众多取样点的大量多普勒频移信号,迅速测出血流速度、血流方向和速度方差。这种高速的数据处理是实现彩色血流实时显像的必要条件。

2.显示方法

用自相关技术处理后获取的资料,输入彩色编码器转换成彩色,以速度和加速度模式显示。采用国际照明委员会规定的彩色图,以红、绿、蓝三色作为基色,其他颜色则由三基色混合而成,包含以下内容:

(1)血流方向:血流方向以颜色表示,朝向探头运动产生的正向多普勒频移常用红色,背离探头运动产生的负向多普勒频移常用蓝色。

（2）血流速度：血流速度与红、蓝两种颜色的亮度成正比，流速越高色彩越亮，流速越低色彩越暗。

（3）血流性质：为了区别正常血流与异常血流，当速度方差超过仪器所规定的阈值时，掺和绿色显示，表明有湍流存在。速度方差值越大，绿色的亮度越大；反之，速度方差值越小，绿色的亮度就越小。绿色的混合比例与湍流程度成正比，正向湍流的颜色接近黄色（红＋绿）。反向湍流的颜色接近青色（蓝＋绿）。高速湍流时则显示彩色镶嵌图形。

（七）彩色多普勒能量显像

1.原理

彩色多普勒能量显像（CDEI）是以血流中红细胞的密度、散射强度为信息来源，以强度（振幅）的平方值表示其能量而得到能量曲线。根据相关技术计算，将多普勒能量频谱的总积分进行彩色编码，形成二维彩色血流图像叠加到二维灰阶图像上。其显示的参数与 CDFI 不同，不是速度和加速度，而是与流动红细胞数目多少相对应的能量信号，从另一角度描述了体内血流状态。

2.特点

在 CDEI 中，彩色信号的色彩和亮度代表多普勒信号能量的大小，此能量大小与红细胞的数目有关，与 CDFI 相比具有以下特点。

（1）相对不依赖 θ 角的变化，能量信号的显示不受探测角度因素的影响。

（2）无彩色混叠和频移倒错。

（3）显示的彩色血流不依赖于流速、方向。

（4）血流显示的灵敏度较 CDFI 高 3 倍以上。

但是 CDEI 不显示血流方向及速度信息，这些资料数据的获取，必须转换到频移图像上观测。而且由于对低速血流灵敏度高，心脏搏动和呼吸运动对 CDEI 可造成闪烁伪像，在靠近心脏和肺的部位常难以获得清晰的图像。

（八）三维超声成像

三维超声成像分为静态三维超声成像和动态三维超声成像，动态三维超声成像把时间因素加进去，用整体显像法重建感兴趣区域准确实时活动的三维图像（又称四维）。体元模型法是目前最为理想的动态三维超声成像技术，可对结构的所有组织信息进行重建。在体元模型法中，三维物体被划分成依次排列的小立方体，一个小立方体就是一个体元。一定数目的体元按相应的空间位置排列即可构成三维立体图像。

（九）造影谐波成像

声波在人体传播时通常是由一组不同频谱成分的频率所组成。除基波（基频）外，还有频率为数倍于基波频率的谐波（谐频），诸如二次谐波、三次谐波。谐波中频率为基波 2 倍的振动波为二次谐波。二次谐波成像技术包括造影谐波成像和组织谐波成像。

造影谐波成像是向体内注入超声造影剂，造影剂中的微泡平均直径 $2.5\mu m$，可以通过肺循环进入人体组织。微泡在声场交替声压作用下，发生收缩和膨胀，产生机械性共振现象，呈现较强的超声非线性效应，使散射信号明显增强。这些信号中既有基波又有谐波，在谐波成像系统中,二次谐波被接受,基波被排斥,从而有效抑制不含造影剂的组织回声,提高信噪比,改善图像质量。

第二节　超声弹性成像

生物组织的弹性或硬度的变化与异常的病理状态相关,不同的组织以及同一组织的不同病理状态之间的弹性或硬度存在差异。传统的触诊是判断组织硬度直接简易的方法,其原理就是对目标施加压力,用手指感受来自组织的响应,以此主观粗略地判断组织的弹性。

1991 年,Ophir 首先提出了利用超声方法检测物体弹性,通过施加外部压力来获取组织对压力的响应数据,用于形成基于静态压力的软组织应变剖面图。经过十余年的研究,超声弹性成像已经发展到临床实用阶段,并成为近年来医学超声成像的热点研究领域之一。目前,在乳腺、甲状腺、前列腺、肝脏、血管、心脏等疾病的应用上取得了一定进展。

一、超声弹性成像的基本原理及技术

弹性成像技术是探测组织内部弹性模量等力学属性的重要方法,超声弹性成像的基本原理是对组织施加一个外部的或内部(包括自身生理活动)的动态或静态激励,使组织产生位移(应变)或速度方面的响应。弹性模量大,即硬度大的组织响应幅度小,反之亦然。通过超声成像方法,捕获组织响应的信息进行计算机处理,并以数字图像对这种响应信息进行直观显示和量化表达,从而直接或间接地估计不同组织的弹性模量及其分布差异。

根据组织激励方式和提取信号的不同,超声弹性成像大致可分为基于组织应变的静态(或准静态)压缩弹性成像和基于声辐射剪切波传到速度的瞬时弹性成像两大类。

(一)静态弹性成像

弹性成像一词最初出自采用静态压缩的超声弹性成像,是应用压力使组织产生应变来计算其硬度。因此,也有称其为压迫弹性成像、应变图像或弹性图像。不同厂家采用的方法不尽相同,可采用轻度加压或不加压。前者需要操作者通过探头反复手动压迫和释放或通过加压装置连续施压;后者借助生理活动(呼吸、心脏的收缩或血管搏动)对组织的推压。分别采集组织压缩后和压缩前沿着探头纵向的组织边界位移信号和超声散射信号(射频信号),通过多普勒速度检测或复合互相关(CAM)分析等方法估计出组织内部不同位置的应变,然后经过数值微分计算出组织内部的应变分布情况,并以灰度图或者伪彩图的形式显示,弹性系数小的组织受激励后位移变化幅度大,显示为红色;弹性系数大的组织受激励后位移变化幅度小,显示为蓝色;弹性系数中等的组织显示为绿色,以色彩对不同组织的弹性编码,借其间接显示组织内部的弹性模量分布,反映病变与周围组织相比较的硬度相对值。

组织的应变在理论上是纵向位移的导数,在实际计算时要采用数值微分的方法。即:

$$CV = \frac{\sqrt{\frac{1}{N}\sum_{n=1}^{N}(\sigma_n^2)}}{4 \cdot \sigma_{pop}} \times 100\%$$

心肌弹性成像的原理与采用静态压缩的弹性成像类似,但利用的是心脏自身的收缩和舒张时心肌沿探头径向的位移信息,从而得到心肌的应变、应变率和速度等参数的空间分布及其随时间的变化。研究证实心肌弹性成像能够较准确客观的对局部心肌功能进行定量评价,可应用于心肌梗死和心肌缺血的定位。

尽管不同厂家采用的激励技术不尽相同,对于信号的处理方法和图像的彩色编码表示方法也有差别。但是采用静态超声弹性成像是最基本的方法,很多其他方式的超声弹性成像也是用同样或类似的方法进行位移估计或者应变估计。

静态超声弹性成像需要在同一位置获得稳定的多帧图像供应变信息的捕获和相关比对分析。因此,对操作者的技术要求很高,施压力度的大小、方向、频率、稳定性,甚至与患者自身呼吸运动的非同步性等都会对图像产生不同程度的影响,以致严重影响结果的重复性。为了克服这一缺陷,虽然最近的仪器在屏幕上有操作者施压强度是否适当的标记,用于指导操作,但是,严格的操作训练仍然非常必要。

(二)剪切波弹性成像

对组织压迫或施加低频振动时,组织内部剪切波将发生衍射现象,从而影响了成像效果。为了避免衍射的影响,Catheline 和 Sandrin 等人提出采用声脉冲激励,利用脉冲("推力波-pushpulse")声能加压,使组织内产生瞬时剪切波,使用超高频(10000 帧/s)的超快速超声成像系统采集射频数据,采用互相关方法来估计组织位移,从而得到剪切波在组织内的传播速度,其速度与组织的弹性模量直接联系。该方法也称为瞬时弹性成像或者脉冲弹性成像。

假定波在均质组织中传播的速度和组织的弹性(硬度)成正比。那么 Young 模量的表达式为:

$$E = 3\rho V_s^2$$

多家机构对声脉冲激励技术的应用进行了相关研究。Nightingale 等 2001 年报道了声脉冲辐射力技术(ARFI)。其原理是利用短周期脉冲声压(<1ms)在组织内部产生局部位移,这种位移可通过基于超声相关性的方法进行追踪。在 ARFI 为基础的成像技术中,探头既发射射频压力同时又接收射频回波帧数据,实现了利用压力产生组织位移,证明利用局部组织自然属性进行成像是可行的,并很快应用于临床。该技术可在获得感兴趣区肝组织弹性模量同时,实时直观地显示弹性模量的二维分布,因此可以在选择探测区时尽可能地避开血管和胆囊等可能影响弹性结果的区域。最新研究表明射频超声容积捕获技术,可以获得高质量的三维弹性图。

剪切波弹性成像可计算组织硬度的绝对值,达到定量分析的目的。

由于剪切波弹性成像无需压迫,对操作者依赖性小,所以操作相对容易。

二、弹性成像的临床应用及局限性

(一)临床应用

目前弹性成像主要应用于乳腺、前列腺、甲状腺等表浅小器官,尤其在乳腺肿瘤方面研究较多,技术相对成熟。此外,组织弹性成像还可应用于肝纤维化的诊断、局部心肌功能评价以及肿瘤消融的检测与评估。但是,已有的研究多数证明这一技术还只能是常规超声检查的部分补充,成为独立的诊断工具尚存在诸多问题,需要改进和完善。

1.乳腺

弹性成像主要用于乳腺肿瘤良恶性的鉴别。目前常用的方法是将可疑肿瘤的弹性图进行硬度评分。若仪器编码红色为软,蓝色为硬(目前不统一),标准为:红色为1分,肿瘤整体发生较大的变形;红和蓝镶嵌的"马赛克"状为2分,表示肿瘤大部分发生变形,但仍有小部分未变形;中心为蓝色,周边为红色为3分,表示肿瘤边界发生变形,中心部分未变形;仅肿瘤整体蓝色为4分,肿瘤整体无变形;肿瘤和周边组织均为蓝色为5分,表示肿瘤整体及周边组织均无变形。弹性评分1~5分代表组织的弹性从小到大,亦即其硬度由软到硬。良性病变的组织弹性评分通常以1~3分多见,而恶性病变以4~5分多见。有研究对弹性成像和传统超声检查进行非劣性或等效性试验后发现,两者准确性相近,前者的特异度并不低于传统超声检查。表明弹性成像分级在鉴别诊断良、恶性乳腺病变方面有一定价值。

2.甲状腺

参照乳腺的弹性评分方法对甲状腺单发结节患者行超声弹性成像评估,并与外科手术切除或针吸细胞学检查对照,结果显示甲状腺囊性病灶具有特征性的表现"RGB"征象,即"红-绿-蓝"分层征;腺瘤或增生结节的弹性分级多为1~2级,而甲状腺癌的分级多为3~4级。但当良性肿块发生纤维化、钙化等或者恶性肿瘤病灶很小及发生液化坏死时,也会导致误诊及漏诊,尚需积累更多经验。

3.前列腺

前列腺的癌组织较正常组织硬,实时弹性成像可有效地显示硬度较大的前列腺癌,用弹性成像引导前列腺穿刺活检,可降低前列腺组织活检的假阴性,不仅明显提高了活检的敏感性,而且可以减少活检穿刺次数。

4.肝

弹性成像在肝的应用主要是企图评估肝纤维化的程度。大多数临床资料均认为超声弹性成像是超声无创评价肝纤维化的有效手段,但仍需进一步验证其应用价值。

5.心脏

通过分析心肌组织在收缩和舒张期沿探头径向的应变、应变率等信息的空间分布以及随时间的变化,能够准确客观地对局部心肌功能进行定量评价,对心肌梗死和心肌缺血的定位有较大价值。

6.血管

利用血压变化或者外部挤压得到血管的应变分布,对血管壁和动脉硬化斑局部力学特性进行弹性成像表征。用于估计粥样斑块的组成成分、评价粥样斑块的易损性、估计血栓的硬度,具有潜在的临床价值。

(二)局限性

超声弹性成像是一种全新的成像技术,它提供了生物力学信息,成为二维灰阶超声和超声对比造影之外的另一个独立诊断参数,在临床实践中逐步体现出独特的应用价值。但是,目前弹性成像的局限性也非常明显。

1.深度影响

无论是静态应变弹性成像还是剪切波弹性成像,施加的压力分布都会随着传播距离的增加而扩散,当达到一定深度后,组织内部的应力显著减小,应变也会变得非常微弱,使获取的信号信噪比很小,特别是边界位移信号小而模糊,以致图像杂乱、重复性极差,无法判定组织的弹性分布差异。因此,目前弹性成像仅在表浅组织的应用中效果较好,对深部组织的检查效果差。

2.信号提取的困难

由于超声在组织中传播的复杂性,超声成像本身固有的来自多方面的噪声影响,使原本微弱的组织内部位移信号的识别和提取相当困难。特别是位置较深时,更为不易。

3.生理活动影响(呼吸、心跳、动脉搏动)

被检查者本身无法避免的生理活动对组织产生的推移、振动在组织中的传导,可能会与外部施加压力的效应互相干扰。

4.患者条件

肥胖、过度消瘦的患者都会影响弹性成像的效果。

5.操作者的技术因素

如前所述,使用静态弹性成像时对操作者的技术要求很高,施压力度的大小、方向、频率、稳定性都会对反应应变的回声信号造成影响和干扰。

6.重复性差

由于上述影响因素的综合影响,致使弹性成像的重复性至今难如人意,也直接影响了对其临床应用价值的客观评价和相关研究的可比性,是目前超声弹性成像的最大障碍之一。

第三节　超声造影

超声显像技术以它的无创、便捷、实用等诸多方面的优势,已成为所有医学影像检查中使用频度最高的一线诊断技术。然而,常规超声显像也同样存在它的局限性。在灰阶声像图上,诸多病变和正常组织的声学特性单靠组织的回声表现无法分辨它们的异同特征。在多普勒显像中,也不易显示小血管和低速血流信号。多年来超声诊断一直缺乏造影增强显像技术,不能像所有其他影像学技术(DSA、CT、MRI、核素等)可以借助造影增强方法获得更丰富的诊断信息。

事实上,自 1968 年 Gramiak 发现使用吲哚菁蓝染料心内注射,在超声心动图上产生"云雾"状回声,首先提出超声造影的概念之后,人们为了改善超声显像存在的局限性,提高超声诊断的能力,就开始不断地研发可用于增强超声显像的方法。研究几乎同时从两个方面进行:一是造影剂(UCA),二是造影剂散射信号的显示。前者关注造影剂微泡的物理特性(体积、稳定性),即在血循环中的持续时间,其发展经历了自由微泡至包裹微泡,并且其包被材料不断改进。同时,微泡内的气体成分也由早期的空气发展到最新一代的惰性气体。而后者则致力于研究血液中造影剂微泡反射信息的提取,即微泡的成像技术。这一技术的发展和逐渐成熟基于充分认识微泡在声场中的特殊散射模式。在早期的研究中,来自造影剂和组织的基波散射信号同时被探头接收,结果造影剂信号和组织信号同时显示,不能被突显。近年来,通过对超声与微气泡相互作用的研究,促进了超声成像系统的研发。数字化程序系统和宽频带探头的出现,使调控声波发射、信号接收的能力和后处理技术逐步完善。造影剂在超声成像方面的优势已突显出来,使得超声造影越来越被临床医师重视和接受,成为了超声应用和研究的热点。将超声造影剂与专用的造影剂散射成像新技术相结合,能够有效地增强心肌、肝、肾、颅脑等器官灰阶超声图像的对比分辨率和血管内血流多普勒信号的敏感性。随着分子影像学的迅速发展,特异性或功能性超声造影剂也在迅速进展,将对疾病诊断及治疗带来新的希望,被称之为超声医学第三次革命。

一、声学造影成像的物理基础

(一)超声造影剂的发展简史

1972 年,Ziskin 研究认为心腔内注射产生云雾状回声(造影)的机制是由于注射在液体内形成了气体微泡所致,并认为造影效果取决于液体的理化性质。从此,人们开始寻找各种较为理想的液体进行超声造影,包括生理盐水、右旋糖酐、山梨醇、泛影葡胺、葡萄糖溶液、蔗糖溶液、甘露醇,乙醚、双氧水、碳酸氢钠加盐酸等都曾作为研究的对象。利用物理震荡、化学反应等方法使液体内产生微气泡。由于游离微气泡无成膜物质包裹,稳定性很差,且粒径较大,无法通过肺毛细血管,因此,经静脉注射仅能够产生短暂的右心显影或要通过心导管插入主动脉或左心腔内来实现左心室和大动脉显影。其应用受到了很大的限制。这些方法当时主要被用于发现先天性心脏病心内分流或反流。但是,因为游离微泡有阻塞肺循环造成患者不良反应或严重并发症,甚至死亡。使得造影剂的研发进展非常缓慢。直到 1984 年美国的 Feinstein 发明了能成功通过肺循环并可使左心显影的人体白蛋白包裹微泡,有关超声造影剂的研究才找到了新的途径。即出现了以包裹空气的人血清白蛋白微泡为代表的第二代超声造影剂。其构造为非常薄的外壳包裹的微气泡,经静脉注射后可通过肺循环使左心及动脉系统显影。Albunex 是第一个商品化的第二代造影剂的典型代表,1993 年和 1994 年分别在日本和美国被批准上市,成为世界上第一个能通过肺循环使左心显影的商品化超声造影剂。其后,研究者们以全氟化碳等高分子量气体取代空气作为填充物,显著提高了微泡在血流中的稳定性,可在心血管系统中反复循环,甚至能够通过冠状动脉循环获得心肌显影。同时,微泡的膜层材料也逐步多样化,包括表面活性剂、磷脂、聚电解质、蛋白质、多糖等多种材料。显著改善了微泡的反射性能,能够显著增强超声散射信号,被认为是最好的血管性造影微泡的原材料成分。近年来，基于不同材料和不同制备方法的超声造影剂纷纷出现并逐步投入临床使用，如 Optison、SonoVue、Definity、Sonazoid、Sonovist、全氟显等有人将其称为第二代超声造影剂。

造影剂必须具备下列条件：①无毒性，最终可降解或排出体外，对人体安全。②具有很强的散射特性；③其直径应足够小，小于红细胞的直径（$7\mu m$），确保能通过肺毛细血管，到动脉循环，达到造影效果而不会产生栓塞；④具有足够的稳定性，在血液内保留的时间允许超声成像显示其在组织内的灌注（增强）和廓清（消退）过程；⑤有明确的破坏阈值，具有可预测性及可重复性，能够被较快地清除；⑥易于生产，便于储存，价格适宜。

（二）超声造影剂的物理特性

超声造影的物理基础是利用血液中气体微泡在声场中的非线性特性和所产生的强烈背向散射来获得对比增强图像。作为增强剂的造影微泡可以通过静脉注入，随血流分布到全身，以血液的示踪剂形式反映正常和异常组织的血流灌注情况。

血液中虽然含有红细胞、白细胞、血小板等有形物质，但其与血液的声阻抗差很小，散射信号强度很微弱，仅为软组织的 $1/10000\sim1/1000$，所以，在普通灰阶图像上，心血管内的血液有形成分通常无法显示。此外，由于各种噪声和图像分辨率的限制，组织内的微小血管也无法显示。当在血液中加入声阻抗值与血液相差巨大的造影剂（即气体微泡）时，则会发生强背向散射，其散射的强度与散射体的大小、形状及与周围组织的声阻抗匹配度相关，这就是超声造影增强显像的基本原理。但是，传统成像模式下造影剂微泡带来的背向散射增强与血管周围组织比较强度相近，不但起不到明显的对比增强效果，反而使血管的结构还不及未使用造影剂清楚，不能达到"血管造影"的效果。超声场中的微泡表现行为受多种因素的影响和制约，包括入射频率、共振频率、脉冲重复频率、声能、微泡内的气体特性、衰减系数和包被膜的性质等。但是最重要的是造影微泡的非线性谐波特征。利用造影谐波成像技术能够显著提高血流信噪比，显示体内小血管构架和组织灌流特征等信息。因此，研究者在深入了解造影剂微泡在声场中特性的基础上，研发了更特异的成像方法。

1.造影微泡的理论模型和参量

理论模型可以帮助预测包膜微泡的声学响应或破坏阈值。DeJong 和 Hoff 最初假设微泡超声造影剂是由一个稳定外膜外壳包裹的球形对称的气体微泡悬浮在液体中。若忽略外壳厚度的影响，将微泡壳层的弹性参数和摩擦参数进行描述。之后，外壳模型由 Church 进一步改进，并给出声学参量（如散射和衰减系数）与物理参量（如带壳微泡的表层厚度和硬度）的对应关系。Stride 根据球形极坐标动量守恒和质量守恒定律进一步建立了一个广义的理论模型用以描述单个包膜微泡在外加超声场中的响应模型。由于微泡包膜材料已有很多种类。因此，尽管在低的振幅下将某些材料的特性看成线性是合理的，但并不具有普遍性。一些包膜材料在本质上具有流动性，将它们看成是液体或者厚度可忽略不计的二维层包膜可能更为合理。例如，磷脂单层是通过范德华力结合在一起的单分子层。脂质的熔点较低，这决定了膜中脂质分子在一般体温条件下是呈液态的，即膜具有某种程度的流动性，允许脂质分子在同一分子层内做横向运动。脂质单层在热力学上的稳定性和流动性，使它可以承受相当大的张力和外形改变而不致破裂。而且即使包膜发生较小的断裂，也可以自动修复，仍保持连续的单分子层结构。此外，像血清白蛋白一类的聚合物由更大的相互缠绕的分子链构成，并且可以共价键交联,阻止了包膜的连续变形性,因此聚合物包膜更容易褶皱和(或)破裂。在这两种情况下,由于分子间作用力阻止了分子偏离它们平衡位置的运动,从而增强了包膜抵抗拉伸和压缩的能力。如果认为表面活性剂层具有单分子厚度,则把这种抵抗力看作单个界面上表面张力的变化更合适。反之,将厚的聚合物胞膜看作具有弹性的有限固体层则比较合理。

2.造影剂的声学特性

(1)微气泡的散射:造影剂微气泡能够在周围液体(如血液)和有包膜的气体之间产生很大的声阻差,是很强的声波散射体。微气泡与组织不同的是在超声波作用下振动时它同时成为声波的发射体(微小声源)。根据 Rayleigh 声散射理论,发自一个小的散射体的散射,声波可以被认为其远场的球面波(即波恩近似)。

(2)造影微泡与声衰减:强散射所带来的必然是强的衰减,这是造影剂消极的一面。计算绝对的散射分数还需要知道声衰减系数。

声散射和声衰减是相互依存的,两者皆取决于造影剂中散射体的浓度,然而上述关系并非线性的正比关系。在理论上,当散射体直径远小于波长,且呈松散分布时,背向散射强度与散射体的数目(浓度)呈线性相关。因此,在低浓度下,声散射和衰减都随浓度增长而增强;当浓度升高时,由于微泡之间的多重散射,声衰占了支配地位。这就限定了一个可用的造影剂浓度上限,超过这一浓度,造影剂便失去了它的造影功能。

此外,微泡的背向散射强度还与包膜的厚度有关。微泡的包膜虽然可以降低微泡的散射强度,但又是延长微泡造影剂的体内存留时间所必需的。衰减必然带来超声回波信号的变化,使超声图像发生明显的改变,给图像分析造成困难。

(3)造影微泡的共振特性:当某一特定入射超声波的频率等于微泡的固有振动频率时,在声场交替声压的作用下可产生共振,这种能引起微泡共振的入射频率称为共振频率。这种共振效应将入射声波的能量最有效地被微泡吸收,形成共振散射。这个频率,微泡产生的声学能量最高,其振幅会被显著放大,使共振微泡的有效声散射截面比其几何截面增加百倍甚至千倍,远大于其实际散射面积。例如,共振中 $3\mu m$ 微泡的散射截面积达到其几何截面的 135 倍。共振散射产生很强的回声信号(谐波),使血液与组织的回声强度比显著提高,达到造影效果。

(4)非线性效应:共振是超声造影微泡的最重要的特性。在低声强(MI)的声场中,微气泡直径无明显变化,可认为是处于静止状态,仅作为散射体。在足够声强的共振频率下(诊断超声频率内),随入射声强逐渐增加,微气泡在入射声压的交替变化下,与入射声压进行同步膨胀(负压)和收缩(正压)振动,在一定声压范围内,二者间频率仍呈线性关系,即在正性声压下微泡半径压缩的程度与在负性声压下微泡半径膨胀的程度是一致的。随着声强进一步加大,微泡的气体成分和包膜的物理弹性使得微泡更趋于膨胀。在声波周期的正压相,较小容积内微泡压力增加,微泡包膜僵硬度限制微泡的进一步压缩,压缩到一定小的容积所需时间较长;而在声波周期的负压相,由于被压缩微泡的回复和伸展需要的能量较压缩小,伸展比收缩更容易,所以所需的时间相对短,即微气泡的膨胀速度大于收缩速度。这就导致了从微泡散射的声波发生畸变,与入射声波产生非同步振动。这就是超声造影微泡的非线性效应。在更高压力下微泡共振变得更加复杂,偏离简单的球形改变,进一步成为非线性性质的超声散射体。微气泡在强烈声压交替振动下破裂,发射短暂、强烈的非线性信号。

非线性信号包含在散射信号的频谱中,可看做是原始超声入射频率(基波)的谐频波,可以经快速傅里叶转换进行分解。在分解的非线性谐波中,主要是基波频率 2 倍的二次谐波信号,其次是三次、四次等谐波,其信号强度递减。此外,尚有频率为基波频率 1/2 倍的次谐波。充分认识和利用微泡的非线性等声学特性,对开发新型的造影剂及相关的超声造影成像新技术至关重要。

(5)造影剂与声速:超声造影剂注入血管后不仅改变了血液和组织的超声特性(如背向散射系数、衰减系数、声速及非线性效应),产生造影效果,而且超声波传播速度也发生很大变化,视介质的可压缩性及密度而异。在入射频率低于游离微泡的共振频率时,声速与微泡浓度有较大关系;而在高入射频率(远高于共振频率)时,声速几乎不随微泡浓度而变化。造影微泡的这一声学特性可能应用于人体中通过声速测量来计算微泡的浓度,甚至可能用于无创性测量心腔内以及血管内压力。

(三)超声造影剂的分类

超声造影可以根据微泡气体成分和成膜材料分类。但是目前几乎所有微泡都使用氟碳气体做充填,几乎不用空气,因此,造影剂主要以其包膜的材料分类。大致分为白蛋白、非离子表面活性剂、糖类、磷脂类化合物和高分子多聚物等五大类。

1.白蛋白为成膜材料的造影微泡

最早期的造影剂微泡以人血白蛋白作为包膜,是 20 世纪 80 年代有学者采用超声声振的方法获得。由于蛋白质分子中的羧酸基与氨基之间形成了氢键,增强了分子间的相互作用力,可以形成具有一定机械强度的薄膜。此类造影剂容易制备,但是稳定性较差,而且在一些人体中会产生异体蛋白的免疫反应。其商品以 Optison®(FS069)为代表,为变性后的血清蛋白包被的全氟丙烷。由于氟碳气体分子量大,在微球中不易扩散,同时变性的白蛋白作为包膜可以有效阻止气体泄漏,而且无免疫反应。这都决定了 Optison® 可以作为血池示踪剂随血流分布到全身得到良好的显影效果。于 1997 年由美国 FDA 批准率先上市。主要用于心脏超声增强左心室的显像。推荐剂量 0.5～3mL。

2.以表面活性剂为成膜材料的造影微泡

表面活性剂类物质具有降低溶液表面张力的特性,因此均具有良好的起泡性能,被广泛用于微泡的制备。目前的超声造影剂中大都或多或少含有一些表面活性剂成分。在形成微泡的过程中,表面活性剂的疏水端伸向气体,亲水端伸向液体,形成一层牢固的膜。受破坏后有自我修复的能力。目前的 ST 系列造影剂基于一些非离子表面活性剂成膜材料,S 指的是 Span 类表面活性剂,T 指的是 Tween 类表面活性剂。ST 系列中常见的是 ST44 和 ST68。

3.以糖类为成膜材料的造影微泡

单糖和寡聚糖用来制备微泡时采用了微泡形成的基本物理原理:在任何被气体过饱和的液体中,微泡首先在液体中的一些固体表面形成,如容器表面和分散在液体中的糖类物质的固体粉末位点,而且形成的微泡可以存在很长时间。采用这一原理制备出的微泡粒径分布集中,微泡也有足够的存活时间。多聚糖如淀粉可被加入到一些配方中用来提高微泡的稳定性。基于糖类物质的微泡造影剂一般均具有很好的安全性和生物相容性。德国 Schering 公司开发出了两种基于半乳糖的微泡造影剂 Echovist 和 Levovist,可以通过肺循环而进入动脉循环,持续时间 1～5 分钟。

4.以磷脂类化合物为成膜材料的造影微泡

脂类化合物包被的造影微泡膜分两种形式:一种是脂类分子形成单分子层,包裹气体微泡;另一种是脂质形成类似于细胞膜的双分子层结构。此类造影剂具有更多的优势性。一是具有一定靶向性,脂质体进入人体后,易被富含网状内皮细胞的组织如肝、脾及骨髓所摄取;二是稳定性好,一方面常温下可保存数月不变化,易于商品化;另一方面在血液循环中更能耐压,且造影持续时间长,能显著增加造影效果;三是使用安全,脂质体的磷脂膜可生物降解,对人体无害。

Definity® 为外覆单层磷脂类壳的八氟丙烷微泡,平均直径 $2.5\mu m$,可经静脉注射。美国和加拿大等国家通过审批,用于临床心脏和腹部超声造影检查。

Sonazoid® 是磷脂类壳内包含全氟丁烷微泡,粒径相对均匀(平均 $3\mu m$),特点是微泡谐波频带宽、嗜网状内皮系统、增强效果好。电了显微镜下显示,Sonazoid® 在肝延迟相具有特殊的亲 Kupffer 细胞特性。于 2006 年在日本首先批准临床使用。

SonoVue® 是意大利 Bracco 公司研制的造影剂产品,膜材料由聚乙二醇 4000 和磷脂组成,内填充六氟化硫气体,采用冻干干燥法制得。微泡平均直径约为 $2.5\mu m$,90% 的微泡 $<8\mu m$,微泡浓度为 $(1.0\sim5.0)\times10^8/mL$。数个表面活性剂保证了微泡的稳定性,包括聚氧乙烯、磷脂和棕榈酸,在小瓶内可稳定数个小时(<6 小时),但放置 2 分钟后,由于浮力作用微泡就上升到液体表面,注射前小瓶应该上下摇动以获得均匀的悬浮液。SonoVue® 对声压抵抗性好,回声反射强,持续时间长,半衰期为 6 分钟,超过 80% 的成分 11 分钟后由肺呼出。在欧洲和中国,SonoVue® 被批准用于心脏和腹部造影检查,为目前临床中较为常用的一种造影剂。

5.以高分子多聚物为成膜材料的造影微泡

随着高分子化学的发展,人们可以利用可生物降解聚合物材料来替代入血白蛋白和磷脂等自然物质作为微泡的包膜,从而可以使超声造影剂更符合临床诊断和治疗的要求,是近年来超声造影剂的研究重点。Sonovist®(SHU 563A)是由乳液聚合体产生的平均直径 $2\mu m$ 的气体微泡,微泡的壳为 100nm 厚的可生物降解的丁基-氰基丙烯酸盐黏合剂聚合体,在血池循环中保持 10 分钟,最终在延迟相被网状内皮系统(主要是 Kupffer 细胞)俘获,是具有特异性显像功能的造影剂。该造影剂研发较早,但未能进入临床应用。聚合物的缺点是微泡外壳较硬,弹性差,因此需要较高的声能输出才能引起微泡的非线性振动和造影效果;而在高声能输出时,可能引发不良的生物学效应,如引起细胞溶解、毛细血管破裂等。

(四)靶向超声造影剂

靶向性微泡造影剂是指微泡表面有特异性配体的微泡,这种微泡可以通过血循环积聚到特定的靶组织上,从而使靶组织在超声影像中得到特异性增强。与普通造影剂相比,由于靶向造影剂能够从分子水平识别并结合于病灶,在靶点产生特异性显影,因而能够提高超声诊断的敏感性和特异性。理想的靶向微泡应具有以下特点:①微泡能够到达靶目标,在靶目标聚集,与靶结合牢固,能耐受血流的剪切力的作用;②在超声检测期间微泡具有足够的稳定性。

1.靶向造影微泡的制备

目前常用的靶向配体包括:单克隆抗体及其碎片、蛋白多肽、去唾液酸糖蛋白(ASGP)和多聚糖、适体等。制备靶向超声造影剂的关键是将靶向配体连接到微泡的表面上。连接方式有赖于微泡的化学组成,常用的方法主要有 3 种。

(1)静电吸附法:这种方法相对简单,但是配体和微泡结合往往不够牢固,在实际应用上受到限制。例如利用脂质微泡外壳固有的电荷特性和抗体的两性特性,通过静电吸附法将靶向配体或者靶向配体混合物直接连接到泡壁成分上。

(2)共价连接法:在制备好的造影微泡上将功能活性化学物(如醛等)与造影剂表面相结合,作为一种化学桥与靶向性配体结合。

(3)亲和素-生物素连接法:亲和素与生物素间有高度亲和力。在生理条件下两者即可发生快速而稳定的结合。制备造影剂时,首先,获得生物素标记的配体如单克隆抗体,它能与特异性的分子表面抗原决定簇进行靶向结合;然后将亲和素与配体的生物素标记部分相结合;最后,加入生物素标记的造影微泡,并使之与亲和素上的生物素结合区相结合,从而制备出似"三明治"样的配体-亲和素-造影微泡结构。

2.纳米靶向造影微泡

纳米级的粒径可赋予超声造影剂极强的组织穿透力和在血循环中更长的半衰期。纳米级微泡的出现为高效、特异性超声造影剂的研制开拓了新的思路,为超声造影在超声分子成像领域中开辟了崭新的天地。不同于微米级造影剂的成像原理,纳米级造影剂为聚集显像,即只有当大量造影微泡聚集于病灶后,才会在靶区产生明显增强的回声信号,从而在清晰的背景环境下有效地探测到增强的靶病灶。因此,纳米微泡高度符合分子显像对造影剂的要求。

靶向造影微泡是进行超声分子显像的物质基础,目前超声分子成像是建立在以单克隆抗体修饰造影微泡基础上的血管内分子成像。这种以单克隆抗体-微泡复合物构筑的靶向超声造影剂具有分子量大、组织穿透力弱、静脉注入后局限于血管内、实际到达靶组织的浓度低、显像效果不理想等缺陷。寻找高效、特异性强、稳定性好、穿透力强的靶向造影剂已成为目前超声分子成像领域最为重要的研究方向。纳米抗体的化学结构简单,能被单基因编码,可大规模生产,价格低廉,易于普及应用。Correz-Retamozo 等以纳米抗体作为靶向分子构建的造影剂穿透性好,亲和力高,在数小时内肿瘤组织的显像效果明显提高,在正常组织中没有发现显影剂的存在。因此,纳米抗体是构建理想靶向超声造影剂的良好靶向分子。最近,特异性短肽及小分子叶酸等物质因具有分子量小、组织穿透力强等优点,也被证实是构建理想靶向超声造影剂的良好配体。纳米级超声造影剂的出现有力地推动了超声分子显像与靶向治疗向血管外领域拓展。若将纳米抗体、短肽及叶酸等小分子配体作为纳米级超声造影剂的靶向分子,定会使它们的优势得到更好的体现,从而制备出新型高效的靶向超声造影剂,更好地实现血管外组织的靶向显影与治疗。

3.靶向造影微泡在诊断和治疗中的应用前景

最近的研究表明,将高炎症(磷脂酰丝氨酸、内皮细胞黏附因子)、血栓(特异性寡肽)、肿瘤($\alpha v \beta 3$)的特异性配体等物质结合于微泡表面,可以通过血循环靶向性积聚到上述特定的病变部位,从而使病变在超声影像中得到特异性增强。这对提高诊断敏感性和特异性具有重要应用前景。此外,靶向微泡还可以携带基因或者药物作定点靶向治疗,在溶栓治疗、基因治疗,以及抗肿瘤治疗等方面具有重要的应用价值。

未来的超声靶向造影剂可能向多功能方向发展,既"聪明"又"能干"的超声造影微泡不但能够在多种成像技术条件下很好显像,而且兼具治疗功能。

二、超声造影成像方法和临床应用

(一)超声造影成像方法

1.常规灰阶、频谱及彩色多普勒成像

静脉注射造影剂后,血管内的信号可增加 20dB。应用常规超声仪器及普通探头也可获得心脏和大血管增强的有益的信息。特别是心脏超声,二维声像图造影剂微气泡能够清晰勾画出心腔的边界,使得评价心脏收缩功能和射血能力更加准确。但是,与周围组织的背向散射信号比较,仍然较低。因此,对于组织器官内微小血管的显示,造影剂增强在常规灰阶声像图并不理想。如果增加造影剂剂量,则带来显著的后方声衰减,干扰血管及周围组织结构的显示。而且常规声像图的造影剂增强信息,很大部分来源于微气泡破坏所产生的强烈背向散射。组织器官内的小血管和微循环处的血流速度缓慢,微气泡破坏后由血液流动补充的速度远远小于实时超声的帧频,造成造影剂缺失。

造影剂带来的背向散射增强,使传统的频谱、彩色及能量多普勒信号明显增强,位置深在的小血管得以显示并可进行血流速度测量,有学者称之为"多普勒援救"。然而,微气泡带来多普勒信号增强的同时也带来诸多伪像。同样,微气泡的破坏使超声无法连续显示血管内多普勒信号,因而无法实时观察和评价组织的血流灌注。

2.高通滤波谐波灰阶成像(窄频带谐波技术)

由于普通探头的发射和接收频率相同,因此无法有效地分辨微气泡谐波频率的信号成分。为了凸显造影剂谐波信号,抑制基波回声,在接收回声时采用高通滤波,将探头的接收频率设定为发射频率的 2 倍,即只接收二次谐波频率,滤除基波回声。如探头发射频率为 3.0MHz 时,其接收谐波频率则为 6.0MHz。虽然实性的组织颗粒也能在声压下产生谐波信号,但比起微气泡则要小得多。因此,利用超声系统抑制和滤过组织反射信号,能达到增强显示造影剂信号的目的,使有气泡和无气泡区域产生在声像图上显示强烈的对比效果。

最初,二次谐波成像使用窄频带技术以减低和滤除基波信号,这种窄频带技术的缺点是声像图的空间分辨率低于常规超声成像,限制了组织结构的显像。为了克服这一缺点,采用宽频复合脉冲谐波技术,目前,成为超声造影的主流方法。由于不同的造影剂气泡有其特有的谐波共振频率范围,主要与气泡的直径和外壳的材料有关。当使用某一种造影剂时,应考虑到探头的基波频率,以便获得最佳造影效果。

3.彩色和能量多普勒谐波成像

注射造影剂后,应用彩色或能量多普勒谐波成像对于造影剂微泡产生的谐波信号更敏感,可提高信噪比达 35dB。由于谐波信号主要来自于局限在血管内的气泡反射,因此,多普勒谐波成像技术不但增强了血流显示和抑制了组织反射信号,同时也减少了血管壁搏动产生的运动伪像和彩色溢出现象。但是,微泡破裂对彩色和能量多普勒谐波成像会产生严重干扰,必须使用很低的机械指数。

4.间歇发射谐波灰阶成像

也称触发成像。在连续声波作用下,微气泡的非线性振动在产生二次谐波的同时,微气泡

在声场中也不断地爆破和消失。由于实时超声波的帧率每秒达 10 幅以上,声束断面下的微气泡不断破坏,造成瞬间单位面积的微气泡达不到高浓度。结果不仅影响到造影的持续性,也影响到造影增强程度。间歇发射谐波灰阶成像技术正是用于补偿和减少在声压作用下微气泡的破坏,克服连续声波发射造成的造影剂显像不佳问题。其原理和方法是通过间歇地发射超声波,当声波发射停止时,断面外的微气泡可即时流入断面组织,从而获得高造影剂浓度。显然,这种技术失去了实时显像的优点,但明显提高了增强效果。

5.闪烁成像技术

也类属于间歇成像范畴。Burns 用闪烁成像技术改善了血管探测的敏感性和持续性。研究发现,气泡爆破时二次谐波显示的回声放大峰值较常规回声峰值高 50%。造影增强信号的持续时间是常规实时成像的 5 倍。Moriyasu 等的研究表明当声能低于可导致微气泡破裂的域值以下时,信号强度取决于声波发射的时间间隔,门控式瞬间闪烁超声技术直接影响其造影的效果,并且认为每秒一幅的帧率成像效果最佳。闪烁成像用于心脏时,先利用一个或数个高 MI 脉冲击碎心肌组织内的造影剂微泡,然后使用低 MI 状态下显示造影剂再充填过程,这种方法可估测局部组织血流灌注的差异。

6.低 MI 成像

传统的成像方法使用高 MI,造成造影剂微气泡大量破坏,间歇扫查法使得超声检查失去了实时性的优势,滤波谐波成像限制了带宽,降低了图像轴向分辨力并且滤过了大量微气泡谐波信息。因此,研究者们设法降低入射超声波能量(低 MI),减少微气泡的破坏,同时有效地提取微气泡的谐波信息。由于不同造影剂微气泡包膜的强度和柔韧性不同,使得目前尚无统一接受的标准来定义高 MI 或低 MI。一般认为 MI 数值达 1.0 即为高 MI,而当其数值为 0.2 认为是低机械指数。

(1)反向脉冲谐波成像(PIHI):PIHI 基本原理是,当超声波发射的第一个脉冲信号与第二个脉冲信号呈相反位相时,线性(组织)和非线性(微气泡)散射体的表现是不同的。组织散射体在脉冲的正压相和负压相所产生的组织谐波信号几乎等于零,而其线性反射回来的基波信号叠加后,由于相位相反,叠加为零,被抑制。而微气泡在脉冲的正压相和负压相表现与组织颗粒则截然不同。在负压相峰值时,微气泡可膨胀数倍,而正压相则快速缩小,结果使微气泡散射体在脉冲的正负压相之间产生很强的谐波信号,两个脉冲之间的谐波信号相位并非反向,信号叠加后得以保留。当使用宽频带反向脉冲谐波成像技术时,可充分利用其较高空间分辨率,抑制组织反射的同时特异性显示微气泡的强信号,获得高质量造影效果。显然这种技术和造影效果优于单纯二次谐波成像方法。但是,由于超声探头需要同时发射两个脉冲,增加了图像处理时间,降低了帧频。

(2)相干造影成像:为提高成像速度,发展了相干造影成像方法,此时每条超声扫描线上并未同时发射两个相位相反的脉冲,而是在一条扫描线发射一个脉冲后,相邻的扫描线发射相位相反的脉冲,将相邻扫描线的回波信号叠加,亦可抑制基波信号。该技术同样属于宽频反向脉冲谐波的范畴,可有效提高时间分辨力,但是由于不同扫描线存在时间差异,使得回波叠加后,基波信号抑制的效果不如 PIHI。

(3)功率调制的反向脉冲成像(PMPI):反向脉冲(PI)可以同功率调制(PM)结合起来称为

功率调制的反向脉冲成像,也称造影脉冲序列成像。这种方法将两个脉冲的相位和振幅均被调制,低幅的回波信号幅度也被重新调整,然后与高幅的回波信号相加以提取造影的非线性信号。利用 PMPI 方法,从多个发射脉冲中处理多种信号,以提取其一阶或多阶的非线性信号。从造影剂回声的基频波频带中提取出基波的非线性能量。为了获取发射超声基频波中的非线性能量,在扫描过程中利用脉冲编码技术向同一方向发射多个脉冲,并在发射脉冲数中插入振幅调制和相位调制信息,每次发射的脉冲有不同的幅度或相位。每次发射后把接收到的波形存储起来,一并处理,提取非线性基频波,从而获得比二次谐波更强的造影微泡信息。这样得到的非线性信号能够利用探头的最佳频带,同时兼顾了分辨力和灵敏度。这一技术的最大优势是可以改变脉冲的个数和各个脉冲的幅度,设计不同的专门的脉冲编码技术,达到提取某一阶的反射波或抑制某一阶的反射波等不同目的。近年来编码脉冲超声成像技术发展很快,发射波已经完全数字化,可以控制发射脉冲的各种性质。同时建立在相关成像基础上的组合波束技术,能够实现比较高的帧频。由于超声成像使用的脉冲大多具有振荡性质,因此也可以通过调节各个脉冲的相位。例如可以发射两个相反的脉冲,它们的相位相差 180°。这时得到的两个反射波信号中偶数阶反射波的作用是相同的,奇数阶反射波的作用是相反的。如果把这两个信号相加,得到的是偶数阶反射波的成分。这些技术能够满足造影剂的应用和对探测非线性反射波提出的更高要求,达到较高的空间分辨力和灵敏度。

(二)临床应用

1.心脏

超声造影最先应用于心脏。早在 1969 年 Gramiak 首先发现使用吲哚菁蓝染料心内注射会在超声心动图上出现"云雾"状回声,并提出超声造影的概念以来,人们就开始了心腔超声造影的研究。开始是将可以产生回声的物质经导管或外周静脉注入心腔,使血管、心腔和心内膜显影。根据造影剂出现的部位、时间、顺序、方向、心内膜直至心肌显影的情况等,对心脏分流性疾病、心功能不全、心瓣膜病、心腔占位等提供诊断依据。经过几十年的发展,特别是各种稳定而安全的左心造影剂的面世以及超声成像技术的进步,心脏超声造影已经成为一门比较成熟的、广泛应用于心血管疾病诊断的无创伤性检查技术。

超声造影显著改善了心腔心内膜缘的清晰度,为精确评价室壁运动、定量心功能提供了方便,特别是对肥胖、肺气肿、胸壁畸形等声窗差的患者更为重要。为诊断、随访和治疗心血管疾病提供了具有独特价值的有效工具。

2.肝

尽管超声显像在探测肝疾病方面起到非常重要的作用,但是,对于病变的定性和鉴别诊断有时比较困难。原因之一是无法像 CT 和 MR 显示病变的血流特征。超声造影技术弥补了常规超声的这一缺憾,能实时显示肝病变的血流特征,而且比增强 CT 和 MR 更敏感,为鉴别诊断提供了重要帮助。特别是在①肝局灶性病变的显示;②肝肿瘤的鉴别诊断;③肝肿瘤消融治疗的术中监控和术后随访;④药物治疗的疗效评价;⑤肝血流动力学的评价;⑥肝移植术前对肝血管解剖的评估、术中引导和监视、术后并发症的诊断等方面发挥了非常重要的作用。

3.前列腺

前列腺癌的主要病理学行为是病灶呈多中心性发生并主要发生在周边腺体。由于前列腺癌病灶的多发性和声像图不易显示病灶的特点,超声引导下多点穿刺活检是临床常用的诊断方法。超声造影能明显提高前列腺癌的显示率。引导对异常增强部位穿刺,前列腺癌的检出率比常规灰阶超声引导明显提高。

超声造影剂能够清楚显示前列腺血管走向和血流分布形式,并可获得组织/血流灌注增强图像。在超声造影引导下进行前列腺癌的消融治疗,对彻底灭活肿瘤和保护周围正常组织发挥重要作用。

4.淋巴结

临床上,确定恶性肿瘤患者淋巴结有否受累,对于肿瘤的分期、治疗方案和预后有着重要意义。其中最重要的是了解前哨淋巴结(SLN)的情况。利用皮下注射特异性网状内皮系统造影剂对淋巴超声造影显像,通过淋巴引流很容易追踪到前哨淋巴结。充盈造影剂的前哨淋巴结在灰阶谐波声像图上表现为均匀回声增强,发生转移的前哨淋巴结表现为不均匀性增强。与淋巴核素显影相比,淋巴超声造影用来对肿瘤前哨淋巴结的定位有诸多优越性。

5.泌尿系

自超声造影显像技术面世以来,人们很快就开始探索其在肾疾病诊断中的应用,并且已经积累了一定的经验,在某些方面取得了较好的效果。通过造影不仅为病变的诊断和鉴别诊断提供更多有用信息,也为肾超声显像提供了新的研究领域。

(1)肾实性肿瘤的鉴别:超声造影有助于区分肿瘤与发育异常,如肾柱肥大、分叶肾、脾侧隆凸等"假肿瘤"。后者的血流灌注与正常肾组织的相同,表现为同步等增强并同步廓清。超声造影在良性和恶性肾肿瘤可能出现相同的增强表现。因而,到目前为止,仍然缺乏区分良恶性肿瘤的可靠超声造影标准,对肾细胞癌与血管瘤、肾嗜酸细胞瘤以及平滑肌瘤的鉴别有时存在困难。尽管如此,根据超声造影增强的特点,仍有助于提高肾肿瘤的定性诊断能力。如超声造影还能够有效地显示恶性肿瘤假包膜和内部囊性变的特征,这对鉴别肿物的良恶性比增强模式更重要。

(2)复杂肾囊性的分级:超声造影能显著改善超声对肾囊性病变囊壁和分隔血供的显示能力,对复杂性肾囊肿的分级与基于增强 CT 的 Bosniak 分级有高度一致性。对恶性囊性肾病变的诊断敏感性、特异性、阳性预测值与增强 CT 无统计学差异,有较大的临床应用价值,超声造影可能成为对肾囊性病变危险分级的可靠方法。

(3)肾外伤:对于肾外伤,通过造影能够:①显著提高诊断肾损伤的敏感性;②准确评价损伤程度,包括损伤范围、深度、有无合并症等;③准确显示肾活动性出血的部位和出血的严重程度;④用于临床采取保守治疗过程中的监测及评价术后肾伤恢复程度;⑤超声导向止血剂注射治疗。超声造影对于评价肾外伤具有重要价值,有待于应用和推广。

(4)评价肾血管疾病:超声造影可以提高肾动脉狭窄的检出率,发现较小的肾静脉瘤栓或血栓。

(5)膀胱输尿管超声造影:这一方法已经成为诊断儿童膀胱输尿管反流的最敏感的影像诊断方法。对反流的敏感性明显高于传统的 X 线逆行尿路造影,可作为 X 线逆行膀胱尿路造影和核素膀胱显像的替代方法。避免了使用 X 线造影或核素显像的辐射,这对小儿十分重要,值得推广。

6.妇科疾病

妇科疾病超声造影同样也引起广泛兴趣,包括对子宫肌瘤、腺肌瘤及子宫内膜癌增强特点的研究,对卵巢肿瘤与附件包块良恶性鉴别诊断的研究都表明了超声造影在这一领域的临床应用潜力。研究发现,根据肌瘤的增强特点,造影能明显提高不典型子宫肌瘤诊断的准确率;通过肌瘤与腺肌瘤不同的增强方式可以帮助二者的鉴别;造影还能够提供更多的卵巢肿瘤和附件包块的血流信息,对常规超声表现类实性的囊肿、鉴别部分附件包块的良恶性都有较大临床价值。此外,在子宫肌瘤的 HIFU 消融治疗中,超声造影也是一个很好的评价消融疗效的影像方法。

7.其他

(1)外周血管:在外周血管超声检查中,超声造影作为常规超声(包括 CDFI)的补充,不仅可清楚勾勒斑块形态,提高颈动脉内——中膜厚度测量的准确性,发现常规超声易漏诊的斑块及斑块溃疡和出血;而且能实时动态观察颈动脉粥样硬化斑块内的新生血管,无创性评价粥样硬化斑块的易损性。由于超声造影可以显著提高多普勒信号的强度,使低流速或深部小血管得以显示,因而在评估血管狭窄程度、侧支循环等方面将发挥重要的作用。

(2)妇产科:超声造影在妇产科的应用已进行了多方面研究。在盆腔囊性或实性病变的鉴别诊断中,造影能够提供更丰富的血流信号信息。超声造影对输卵管通畅性的评估较其他方法有更大的优势。

(3)腹部外伤:超声造影技术的出现为腹部实质脏器创伤的诊断提供了方便、快捷、准确的影像学方法。可清楚显示肝、脾及肾创伤的部位、范围及程度,并确定创伤后活动性出血,显著提高了诊断水平。超声造影引导经皮治疗技术为创伤的早期救治开拓了新途径。

(4)术中超声造影:术中超声造影发挥了术中超声和超声造影两种技术的优点,能进一步提高诊断的敏感性及准确性,对诊断术前未发现的病变和引导手术治疗有重要实用价值。

8.血流动力学研究

(1)组织灌注研究:微泡功能学方面的研究借用了由核医学 CT、MRI 发展起来的分析技术。其原理是基于超声造影增强的强度与微泡在血液中的浓度呈线性关系。造影增强随时间的改变可被描记为时间-强度曲线,在这个曲线中包含了两个部分信息:一是时间相关联的改变,二是造影剂量关联的改变。前者是机械的,受心脏功能等影响。后者依赖于感兴趣区微泡浓度和增强强度之间的固定关系。在线性情况下,不同浓度间的这种固定关系是正确的。因此,在低浓度情况下,超声造影用于组织灌注的评价是有效的。评估组织血流灌注的数学函数较多,目前,多数超声造影定量分析软件使用了两个函数公式。

一是击破再灌注。有学者根据背向散射强度随时间的变化规律提出时间与增强强度的负指数幂函数表达公式:

$$y = A(1-e^{-\beta t}) + C$$

式中,A 为曲线上升的幅度,β 为曲线的起始斜率,C 为本底强度。

这一公式的前提是确保循环中的造影剂浓度低于饱和水平。采用稀释后的造影剂持续滴注法,血循环中的造影剂浓度将逐渐增加,并达到一稳定状态,此时造影剂进入和离开感兴趣区域的速度恒定,其速率取决于血流速度。利用超声间歇高能脉冲发射技术,使成像层面内的微泡被高能脉冲发射连续爆破。微泡破坏后,组织微泡再灌注的速度依赖于破坏性脉冲之间的间隔时间以及微泡的流速。当施加下一个破坏性声束时,回声强度依赖于流入成像层面内的微泡的数目,并且随着间隔时间的延长而增强。如果将这个过程持续反复进行几个间隔,就可以获得时间-强度曲线。在理论上,微泡在微循环中的平均流速与斜率直接相关,平台期回声增强强度 A 与局部血流量相关。该方法对于探头和组织间位置的相对移动十分敏感,因为这种相互移动会出现一个新的成像层面,而该层面内的微泡并没有被之前的声波所破坏,故而产生误差。因此,这个指数模型只有在破坏性脉冲发射链后立即进入 ROI 内的微泡浓度恒定时才适用。从时间-强度曲线可以提取以下参数来反映组织的血流灌注变化:①"本底"背向散射强度;②峰值背向散射强度;③达峰时间(是指由开始增强到峰值强度所需的时间);④峰值背向散射强度变化;⑤曲线斜率(灌注斜率 β);⑥强度减半时间(背向散射强度从峰值下降一半所需的时间)。

二是团注法。团注法是目前超声造影最常用的方法,也是研究血流灌注最常用的方法,这种方法的原理是根据指示剂稀释定理和中心容积定律:血流量-血容量/平均通过时间。Heidenreich 等据此提出超声造影团注法计算组织血流灌注量的公式:

$$F_v \approx \frac{AUC_R}{2AUC_i(mTT_R - mTT_i)}$$

式中 F_v 为单位组织的灌注量,AUC_R 为组织内时间强度曲线的曲线下面积,AUC_i 为输入曲线的曲线下面积,mTT_R 为指示剂在组织内的平均通过时间,mTT_i 为输入曲线的平均通过时间。

要获得式中的 mTT_R 和 mTT_i,必须在同一断面显示输入和输出血管,这在超声断面几乎是不可能的。通常是团注超声造影剂后,连续测量组织内感兴趣区造影剂浓度随时间的变化,获得其时间-强度曲线,然后通过函数公式对原始曲线进行拟合:

$$I(t) = \alpha_0 + \alpha_1 \frac{e^{-\alpha_2 t}}{1 + e^{-\alpha_3(t-t_0)}}$$

从函数可以获得反映组织血流灌注的参数:峰值强度、达峰时间、曲线下面积等灌注信息。这种评价组织血流灌注的方法是间接的,尽管是半定量参数,但是与放射性微球测量(目前的金标准)的组织血流灌注参数有很好的相关性。加之团注法是超声造影最常用的方法,因此被广泛用于评价组织的血流灌注。

必须指出的是,对于非线性成像模式下的新型造影剂,这种信号强度与造影剂浓度间的关系非常复杂,影响因素很多,有些尚不十分明确。但是可以肯定的是当微泡浓度增高到一定限度时,期望的线性关系必然会破坏。此外,显而易见的因素除了简单的衰减之外,这种关系还随着感兴趣区的深度、聚焦区的不同而改变。因此在不同深度和不同聚焦情况下比较时是不真实的,甚至是错误的。在利用超声造影进行组织灌注临床评价和科学研究时必须注意。

(2)渡越时间:血管型超声造影剂经外周静脉注射后与红细胞一样在血液循环中流动,由于其不能进入组织间隙,所以是理想的血池示踪剂。团注法注入超声造影剂后,通过检测其在肝动脉、门静脉、肝实质和肝静脉相继显影的时间关系,了解肝的血流动力学变化。如果发生肝内动静脉短路,就会使造影剂到达肝静脉的时间提前。利用超声造影剂测定肝静脉渡越时间或肝动静脉渡越时间可以用于纤维化程度的评估和肝转移癌的诊断。

(3)肿瘤血管生成和抗血管生成治疗的疗效评价:现代肿瘤治疗学最重要的进步之一就是抗血管生成靶向药物的临床应用。由于抗血管生成治疗最终导致肿瘤坏死,但并不一定引起肿瘤体积的显著变化,因此,评价治疗前后肿瘤组织内血流微灌注改变,是临床上监测抗肿瘤血管生成治疗效果的最重要指标。团注超声造影剂后,用增强灰阶超声比较肿瘤及其周边组织在治疗前后的血流灌注变化,可以敏感地显示对肿瘤的治疗反应,为临床医师选择抗肿瘤药物提供参考依据。

第四节 超声检查法

一、患者准备

获得理想的断面图像是超声显像检查的关键。除严格按照操作规程合理调试仪器之外,检查前应预先告知患者有关要求和注意事项,才能达到满意的检查效果。

腹部检查宜空腹时进行,一般不需特殊准备。胃内病变需空腹饮水或口服胃造影剂充盈胃腔。胰腺扫查有时需要以充盈的胃作为声窗。胆囊检查前晚应进清淡饮食,当天禁食。易受消化道气体干扰的深部器官需作严格的肠道准备。经直肠检查应清洁灌肠。盆腔脏器或病变检查有时需适度充盈膀胱。

二、检查者准备

对检查者来说,检查操作前应详细了解有关病史,明确检查目的,使用适当检查手段(如采用体表或腔内探头等),必要时应与有关临床医生联系,结合进行检查。

三、探测方法

(一)腹部常用解剖标志
为了描述和记录病灶在体表的投影方位与距离,常以下列解剖标志为基准。

1.腹侧

腹部正中线、脐平面、髂嵴平面、剑突、肋缘、髂前上棘、耻骨联合。

2.背侧

脊柱棘突、肩胛角、第12肋下缘、髂嵴上缘。

通过上述参考点、参考线可以确定成像平面的方位与距离。

（二）常用扫查断面

1.矢状面扫查

纵断面的一种,扫查面由前向后,并与人体长轴平行。

2.横向扫查

横断面、水平断面,检查面与人体长轴垂直。

3.斜向扫查

斜断面,扫查面与人体长轴成一定角度。

4.冠状面扫查

额状断面、纵断面的一种,扫查面与腹壁或背部平行或与人体的额状面平行。

在各种断面扫查时,患者可根据不同要求取不同体位,如仰卧位、俯卧位、左侧卧位、右侧卧位、半卧位和站位等。

（三）扫查方法

超声显示的扫查方法有直接探测法和间接探测法两种。直接探测是指探头与受检者皮肤或黏膜等直接接触,是常规采用的探测方法。间接探测法主要用于表浅器官的探测,在探头与人体之间加一水囊等,使超声从发射到进入人体有时间上的延迟,使被检测部位落入声束的聚焦区,以提高分辨率;或使表面不平整的被检部位得到良好耦合,以及保护某些被检组织(如角膜)不受擦伤。在扫查中,应注意利用患者呼吸等生理特点,适当转换体位,通过不同断面的全面观察,获得完整的立体结果。

（四）扫查技巧

1.连续滑行扫查

在选定的检查部位作纵向、横向或任意方向的连续平移扫查,初步确定被检查目标的轮廓形态和边界,明确其毗邻关系,以建立初步的立体概念。

2.立体扇形扫查

在固定的检查部位连续侧动探头,令声束平面作扇形扫查,可在一个立体的扇形范围内,观察脏器及病灶的整体情况。

3.十字交叉扫查

用于鉴别病灶形状或做中心定位。探头在相互垂直的两个方向上连续滑行扫查,通过2次扫查获得一系列图像,可以确定检查目标的整体空间定位。

4.加压扫查

对探头适当加压。一方面可以排开肠道气体干扰,同时可以控制探头与检查目标之间的距离和声束入射角度,使检查目标处于最佳聚焦区,改善图像质量。

四、图像分析内容与回声描述

腹部脏器的声像图表现包含了超声断面组织结构的回声信息,主要从以下几方面进行综合分析。

（一）外形

观察脏器外形是否增大或缩小；有无形态失常，如局部边缘膨出或明显隆突。观察肿块的形状，如呈球形、椭圆球形、条索状、分叶状或不规则形等。

（二）边界和边缘回声

肿块有边界回声且显示光滑完整者为具有包膜的证据，无边界回声或模糊粗糙，形态不规则者多为无包膜的浸润性病变。

（三）内部结构特征

可有结构如常或正常结构消失，界面的增多或减少，界面散射点的大小与均匀度以及其他不同类型的异常回声等。

1.回声强度

根据图像中灰阶不同，分为强回声、高回声、等回声、低回声和无回声。判断回声强弱或高低的标准一般以与脏器正常回声强度比较确定。正常人体软组织器官回声由高到低排列是，肾窦＞胎盘＞胰腺＞肝脏＞脾脏＞肾皮质＞皮下脂肪＞肾髓质＞脑＞静脉血＞胆汁和尿液。但由于年龄、脏器周围组织、检查条件等多种因素的影响，有时并不完全如此，需要综合比较判断。

2.回声分布

按图像光点分布情况分为均匀或不均匀，密集或稀疏。腹腔内正常实性脏器内部回声分布均匀，当局部发生病理改变时，回声可不均匀。

3.回声形态

按其形态回声可分为以下几种：

（1）点状回声：回声呈细小点状，直径小于 3mm。

（2）斑片状回声：通常指大于点状回声的不规则小片状回声，边界清楚。

（3）团块状回声：占据空间位置较大的实性组织形成的回声，呈结节状、团状，直径大于 1cm。

4.某些特殊征象

某些病变声像图有形象化命名，如靶环征表示病灶中心为高回声区周围为圆环状低回声区，形似靶环，亦称牛眼征；平行管征表示肝管扩张后与门静脉平行，直径相近；假肾征显示的是胃肠道肿瘤的含气性包块；彗尾征表示宫内金属节育器回声后方狭长带状强回声。

（四）后壁及后方回声

由于人体各种正常组织和病变组织对声能的吸收衰减不同，表现为后壁与后方回声的增强效应或减弱以致形成后方声影。后方回声增强表示其前方的器官或肿块声衰减系数较小；后方出现声影则表示声衰减系数极大。

（五）毗邻关系与活动度

当发现脏器病变时，根据局部解剖关系判断其与毗邻脏器的连续性，有无受压、被推移等情况，鉴别肿块来源，有无粘连、浸润等。推动肿块实时观察其活动度对鉴别诊断亦有帮助。

（六）量化分析

包括测量病变位置、数量、范围、大小等，即包括测量径线、面积、体积（或容量）等基本量度。

（七）多普勒超声特征

在二维图像的基础上，引入彩色多普勒血流显像和彩色多普勒能量显像，对脏器及病变的血管分布及实时血流状态进行观察，并以脉冲多普勒进行频谱曲线参数测量。还可应用三维血流能量成像对脏器和肿块的血管空间分布情况进行观察。

五、彩色多普勒及频谱多普勒观测的内容及指标

根据彩色多普勒血流成像的特点，对判断血流方向、血流速度和血流性质等有重要意义。同时，对血管形态学的显示也有一定价值，包括血管的管径、走行、分布和血管的丰富程度等。高性能的彩色多普勒超声仪能显示直径 2mm 以下的细小血管以及 2～3mm/s 的低流速、低流量血流，可用以评价脏器血流灌注和病灶血供特点。

对流速的定量研究或血流动力学的测定需依据频谱多普勒的检测，一般根据彩色多普勒所显示的某一部位的多普勒频谱曲线。通过此频谱曲线，在腹部及周围血管血流动力学的检测中常用的指标有收缩期最大血流速度（SP）、舒张末期速度（EDV）、平均血流速度（MV）、加速度（AV）、加速时间（AT）、阻力指数（RI）、搏动指数（PI）等。

第五节　急重症超声检查技术

在急重症超声实践模块中需掌握的超声检查技术：①掌握仪器的基本操作；②掌握图像方位的空间标识；③掌握灰阶图像回声分类和超声物理性质的判断；④掌握探头的扫查方法；⑤解读图像的解剖层次及其异常。此外还应掌握超声引导技术，包括平面内、平面外穿刺引导技术。

一、超声检查技术

（一）掌握仪器的基本操作

急重症超声检查必须掌握仪器的基本操作：①开关按钮；②增益调节；③聚焦变换；④对比度调节；⑤缩放功能；⑥B 型/M 型模式切换。

（二）掌握图像方位的空间标识

屏幕上部区域显示浅表组织，屏幕下部区域显示深部组织，通常这个方位的空间标识并不会产生疑惑。对于横断面扫查而言，屏幕左侧为患者的右侧，屏幕右侧为患者的左侧。对于纵断面扫查而言，屏幕左侧为患者的头侧，屏幕右侧为患者的足侧（图 6-5-1）。斜横、斜纵及冠状切面以此类推。

（三）超声图像的回声分类和物理性质

图像的回声分类可分为高回声、等回声、低回声和无回声（图 6-5-2）。回声较高者可以称

为强回声,强回声通常见于气体、钙化灶、骨骼等;高回声常见于系膜、结缔组织(如门脉系统、肾集合系统)等;等回声相当于肝、脾的回声;低回声相当于淋巴结和肾皮质的回声;无回声相当于液体的回声形成,如胆囊和膀胱内的回声。临床实践中病变回声强度的判断是以所检查的靶器官或者病变周围回声作为参照物来界定。高于靶器官的回声为高回声,与靶器官回声相近为等回声,低于靶器官的回声为低回声,含液性病变为无回声,含气体、钙化、骨骼为强回声。

病变的超声物理性质可分为实性病变、含液性病变和混合性病变(图 6-5-3)。混合性病变是指既有含液性病变又有实性病变。混合性病变还可细分为以含液性为主的混合性病变和以实性为主的混合性病变。实性病变的回声还有均质性和非均质性回声。不均质性病变系指病变内有高回声、低回声等两种以上回声类型且分布不均匀,若病变以高回声为主,则称为不均质高回声,以此类推。

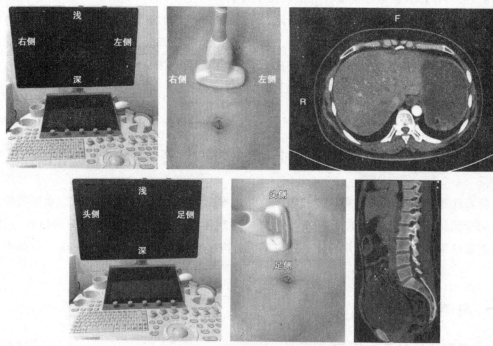

图 6-5-1 超声图像方位的空间标识

扫查时,要注意探头的头端标志与标识相对应

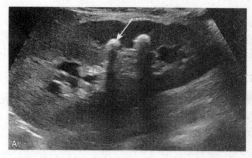
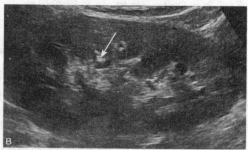

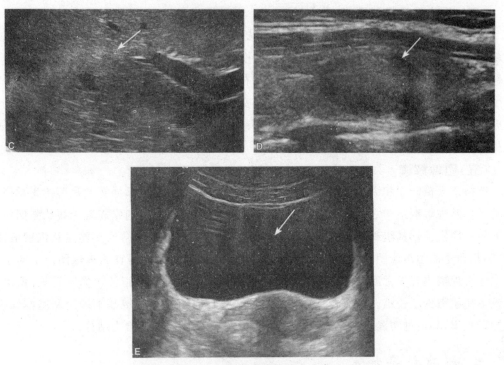

图 6-5-2　超声图像的回声分类

A：强回声；B：高回声；C：等回声；D：低回声；E：无回声

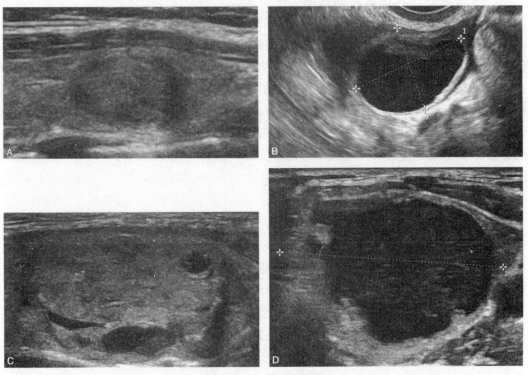

图 6-5-3　超声的物理性质

A：实性病变；B：含液性病变；C：以实性为主的混合性病变；D：以含液性为主的混合性病变

（四）超声探头握持和扫查办法

执笔式手持探头是最常用的探头握持方法。扫查时探头尽可能与皮肤表面垂直，以免产生伪像。扫查的方式有平移滑行（包括纵断和横断）、旋转扫查（以探头中点为中心逆时针或顺时针旋转扫查）、侧动扫查（包括上下侧动和左右侧动）三种方式。确认有无病变应该具备两个主要条件：①互相垂直的两个切面皆可显示病变或者两种体位皆可显示病变；②该病变的显示具有重复性。扫查时可根据实际情况加压探头判断病变的质地，必要时配合呼吸或改变体位，以提高图像质量。

（五）图像解读

严格遵守横断面和纵断面结合扫查可以很快熟悉图像。超声断面解剖是解读正常声像图的基础。两种解剖结构之间的界面，往往由于存在较大声阻抗差，通常表现为线状强回声。图像的每一层次依据其组织及结构不同都可形成特定的回声特点和结构。要注意识别液体、气体、钙化和骨骼的声像图特点，注意区别血管、实质性和非实质性器官的声像图。不同于正常声像图表现或出现异常回声都有可能是病理性回声或病变。识别正常声像图较易，做出正确的急重症超声诊断较难。操作者只有熟练掌握急重症超声医学领域基本理论和基本知识，强化知识积累，并通过实践丰富个人经验，才能根据声像图表现做出恰当结论。

二、超声引导技术

（一）急重症介入性超声的内涵

介入性超声是借助超声进行实时引导，将穿刺针、导管或特制的诊疗器械准确导向于病变或靶标，用微创技术进行进一步的诊疗。急重症介入性超声主要用于：①即刻介入性诊断，包括细胞学、组织活检，抽吸物常规、生化、细菌学检查、术中超声；②即刻通道管理，包括颈内静脉、锁骨下静脉路径置入中心静脉导管、超声引导困难气道插管、右心导管术；③即刻介入性治疗，包括囊肿、脓肿、积液穿刺抽吸、冲洗、药物注射、置管引流、经皮胆道置管引流、经皮胆囊置管引流、经皮腔镜取石等；④急诊神经超声阻滞术；⑤其他介入性诊疗，如肿瘤的消融治疗、经皮胃造口术、经皮肾造口术、下腔静脉滤器置入术和引导三腔二囊管插管、耻骨上膀胱插管术等。

（二）超声引导技术

开展急重症介入性超声的关键是掌握超声引导技术。超声引导技术有两种方式：

1.导向装置辅助的超声引导穿刺技术

为了达到精确引导的目的，常用导向器，即穿刺架引导穿刺，有专为超声引导穿刺设计的多种穿刺探头。但对急重症超声来说，这种导向装置辅助的超声引导穿刺技术已少用。

2.超声导向徒手穿刺技术

使用超声引导装置便于掌握，容易准确地刺中靶标，但灵活性差。徒手穿刺操作的优点在于操作过程可分别移动穿刺针或探头，有较大的灵活性，尤其适合急危重症患者的介入性诊疗。

超声导向徒手穿刺技术又有两种方法：①平面内穿刺技术，即穿刺针沿着声束平面内进针,可显示进针的全过程,达到全程可视化。其操作方法是穿刺针放置于穿刺探头的头端,将穿刺针与探头形成一定的角度,沿着探头长轴方向(声束平面)进针穿刺(图 6-5-4)。②平面外穿刺技术。顾名思义,即穿刺针与探头声束不在同一平面内,而是通过侧动或移动探头来探测针尖的位置。通常的做法是,在超声监测下获得病变的最佳操作靶点,根据穿刺靶标的深度,将穿刺针旁开数厘米,并与探头中心相对应,以一定的角度穿刺进针,同时侧动探头寻找进针过程和针尖位置(图 6-5-5)。

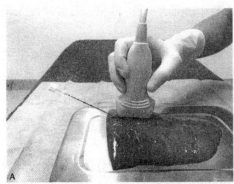
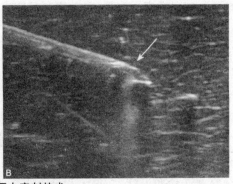

图 6-5-4　平面内穿刺技术

A:穿刺针沿着声束平面内进针;B:箭头所示为进针的针干和针尖,整个穿刺过程可见

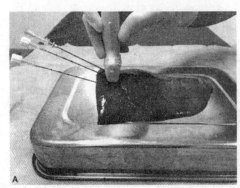
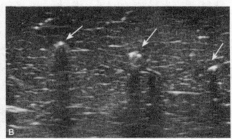

图 6-5-5　平面外穿刺技术

A:穿刺针与探头声束不在同一平面内;B:箭头所示为进针的针干或针尖,只显示进针的一部分,必须侧动或移动探头,才能寻找到针尖

(三)穿刺路径的选择原则

穿刺路径的选择是穿刺成功和降低并发症的关键因素,其选择的基本原则如下:

1.直接最短路径的原则

由于超声断层体积形态呈中央薄、两头厚,故应使穿刺目标在声束较细的聚焦区,减少穿刺伪像,以提高穿刺命中率。此外,选择最短径路,可使操作更简单和容易,并减少对周围脏器的损伤。虽然仰卧位自前腹壁作穿刺是常规入路,但是发现肿物位置较深时,如肝脏深部肿物、腹膜后肿物等,采用侧卧位或俯卧位,有可能发现更佳的入路。对于盆腔病变,选择经直肠或经阴道路径,可以减少对盆腔脏器、血管和消化道损伤,故在穿刺之前值得认真研究。

2.尽量避开重要器官的原则

上腹部穿刺应尽量避开胸腔、心包腔、胆囊,以免发生气胸、化脓性心包炎、脓胸以及胆汁性腹膜炎。对于近膈顶部脓肿,应在肺底强回声带以下 3cm 进针,难以避免穿过胸腔时在脓肿穿刺之前应尽量抽出胸水并注入抗生素,同时加强全身用药和支持疗法。消化道尤其是结肠含有大量细菌,穿刺时尽量减少损伤胃肠壁。用探头对前腹壁进行加压,尽可能排除肿物与腹壁之间的消化道,有助于缩短穿刺距离,减少损伤消化道。对于腹膜后病变,原则上可采用侧卧位或俯卧位经侧腹壁或后腹壁进针,避免穿刺进入腹膜腔,以防损伤消化道。临床实践证明,细针穿刺胃肠道是相对安全的,不会引起局部感染或腹膜炎,但对淤血、梗阻、肿胀的肠管则应禁忌穿刺或贯穿。此外,腹部穿刺时应尽量避开腹部大血管,以免引起致命性大出血。

3.尽量减少贯穿非穿刺性器官的原则

尽量减少贯穿非穿刺性器官,有助于减少穿刺并发症。对腹膜后病变活检应尽量避开胰腺,以免引起急性胰腺炎。临床流行病学统计资料表明,大多数穿刺后出现胰腺炎患者,是因为未活检到靶病变而是活检到正常胰腺组织。此外,对于肿瘤活检或巧克力囊肿抽吸,尽量减少贯穿非穿刺性脏器,可以减少恶性细胞的种植转移和巧克力囊肿的种植。

(四)充分、清晰显示进针过程和穿刺针的原则

充分、清晰显示进针过程和穿刺针尖是超声引导取材、抽液和注药等诊疗成功的保证。超声引导穿刺活检和治疗,在很大程度上克服了以往穿刺的盲目性,大大提高了成功率和安全性。临床实践证明,以下几种技术方法有助于提高针尖的显示率:

1.尽可能加大穿刺针与声束之间的夹角。一般情况下,超声声束与穿刺针夹角在 15°以上即可清晰地显示针尖和部分针干。

2.穿刺时动作敏捷、快速。借助同步移动的强回声及其周围组织的牵动,可观察进针的过程。

3.在穿刺过程中,快速提插针芯 15~20 次,可以增强针尖的显示率。推测原因可能是其针芯末端与针干内摩擦和对组织冲击产生微气泡或针干发生振动所致。

4.拔出针芯,注入少量振荡过的生理盐水、利多卡因或超声造影剂等。

5.轻轻地弹动针干或针座或轻轻地侧动穿刺探头。

6.穿刺针的若干新技术革新。把穿刺针加工成粗糙或带有刻痕的表面(深约 0.1mm),可以增强针干和针尖的显示效果。但粗糙或刻痕的表面会增加对组织的损伤。

第七章　常见疾病超声诊断

第一节　先天性心脏病

一、房间隔缺损

房间隔缺损是最常见的先天性心脏病,约占 26%,其中 95% 为继发孔房间隔缺损,依据缺损部位的不同又可分为中央型、上腔型、下腔型和混合型。房间隔缺损时,血液由左房分流到右房,导致右心系统扩大,当分流量过大时,长期肺动脉高压,导致心房水平分流变为右向左,临床症状出现发绀,即发展为艾森曼格综合征。

(一)临床表现

婴幼儿时期房间隔缺损患者的症状与缺损大小有关。轻者临床表现可不明显,常在体格检查时发现心脏杂音而得以确诊。缺损大者,由于分流量大,肺充血明显,而易患支气管肺炎,同时因体循环血量不足而影响生长发育。当剧哭、屏气、肺炎或心力衰竭时,右心房压力可超过左心房,出现暂时性右向左分流而呈现出青紫。

随着患者年龄增大,房间隔缺损患者可有出生长发育落后、活动耐力降低、反复呼吸道感染、多汗等表现,并且出现心脏增大、肺循环压力及阻力增高、心力衰竭以及房性心律失常等。

(二)超声表现

1.二维和 M 型超声心动图

右房、右室内径增大,室间隔和左室后壁呈同向运动,房间隔回声中断,断端回声增强,肺动脉增宽。诊断房间隔缺损宜采用剑下四腔、胸骨旁四腔及大动脉短轴切面,以避免出现房间隔回声失落的伪像。

2.彩色多普勒

房水平左向右分流时,彩色多普勒可显示红色血流穿过房间隔缺损,从左房伸入到右房,直达三尖瓣口。分流束的宽度取决于房间隔缺损的大小:缺损大,分流束宽;缺损小,分流束窄。将脉冲多普勒取样容积置于房间隔缺损处,可记录到从收缩中期开始、持续整个舒张期的左向右分流,分流速度 40cm/s 以上。

(三)鉴别诊断

1.卵圆孔未闭

右房压力增高的先天性心脏病常合并卵圆孔未闭,通常不引起两心房间分流。卵圆窝薄膜样回声中断或错位,边缘摆动幅度较大,多普勒超声无异常发现。

2.原发性肺动脉高压

同房间隔缺损一样有右房右室扩大,肺动脉增宽的声像图表现,但原发性肺动脉高压的房间隔是连续完整的,肺动脉瓣a波消失,开放呈W形或V形,有震颤,肺动脉血流呈匕首状,加速和射流时间均缩短。

二、室间隔缺损

室间隔缺损是由于胚胎期室间隔发育不全,心室间形成异常通道,产生室水平的血液分流,其发病率约占先天性心脏病的23%。室间隔缺损可分为膜部缺损、漏斗部缺损和肌部缺损。其中膜部缺损最多见,可分为嵴下型、单纯膜部缺损、隔瓣下缺损,漏斗部缺损可分为干下型和嵴内型。

(一)临床表现

缺损口径小、分流量较少者,一般无明显症状,多在体检时发现胸骨左缘第3~4肋间闻及Ⅱ~Ⅲ级或Ⅲ级以上粗糙的全收缩期杂音,经超声检查发现室间隔缺损。缺损大、分流量多者,症状出现较早,表现为劳力性心悸气急,活动受限,左前胸明显隆起,杂音最响部位可触及收缩期震颤。大型室间隔缺损,肺淤血和心衰发展较快,并可反复发生肺部感染,重者在婴幼儿期,甚至新生儿期可死于肺炎或心力衰竭。

(二)超声表现

1.M型和二维超声心动图

室间隔回声连续中断是诊断室间隔缺损的直接征象,室间隔缺损断端回声增强、粗糙。膜周部室间隔缺损断端常有较多增生的纤维组织突向右室侧,纤维组织对缺损口的包绕,常形成瘤样结构凸向右室侧。漏斗部缺损位置高,偏左上前方,在右室流出道长轴切面及主动脉根部短轴切面显示。左心房、左心室扩大,肺动脉显著扩大,肺动脉高压。

2.多普勒超声心动图

在室间隔回声连续中断处,可显示收缩期由左室向右室分流的高速正向湍流频谱,流速大小与肺动脉压力有关,严重肺动脉高压时,峰值流速大于3.5米/秒。

3.彩色多普勒超声心动图

显示红色为主、多色镶嵌的血流束穿越室间隔缺损处进入右心室。彩色多普勒超声心动图在诊断室缺中可确定室间隔缺损的部位、直径,判定室间隔缺损分流方向、分流量。

(三)鉴别诊断

1.室间隔缺损合并膜部瘤形成与主动脉窦瘤破裂在大动脉水平短轴切面显示瘤体的部位可完全相同,均可见缺口,左房和左室扩大,两者鉴别点在于主动脉窦瘤破裂的瘤体在舒张期膨出,膜部瘤为收缩期膨出,窦瘤破裂血流频谱为舒张期为主的双期湍流频谱,室缺为单纯收缩期湍流频谱。

2.室间隔缺损合并肺动脉瓣狭窄与轻型法洛四联征均有室间隔缺损、肺动脉瓣狭窄、右心室肥厚等特点,两者鉴别点在于法洛四联征有主动脉的扩张,有血流从右心室进入主动脉,室缺合并肺动脉瓣狭窄没有主动脉扩张和右室流入主动脉的血流信号。

三、动脉导管未闭

动脉导管未闭是小儿先天性心脏病常见类型之一。胎儿期动脉导管被动开放是血液循环的重要通道,动脉导管未闭常见于早产儿,在妊娠满28周前出生的婴儿中发生率可占80%,出生后约15小时发生功能性关闭,出生后一年在解剖学上应完全关闭。若持续开放,并产生病理生理改变,即称动脉导管未闭,可分为管形、窗形、漏斗形动脉导管未闭。

(一)临床表现

与分流量及肺动脉压力高低有关,分流量小者常无症状,分流量大者,活动疲乏、气促多汗、瘦弱苍白,声音嘶哑,反复肺炎心衰。有显著肺动脉高压者,血流自肺动脉向主动脉分流,出现差异性发绀。心前区隆起,心尖冲动强,心浊音界向左下扩大。胸骨左缘第2~3肋间连续性机器样杂音,心尖区舒张期杂音,肺动脉第二音亢进。偏外侧有响亮的连续性杂音,可向左上颈背部传导,伴有收缩期或连续性细震颤。出现肺动脉高压后,可能仅听到收缩期杂音。可出现周围血管征:股动脉枪击音、水冲脉、毛细血管搏动征。

(二)超声表现

1.M型和二维超声心动图

主动脉根部短轴切面可见主肺动脉分叉处有异常通路与降主动脉相贯通,这异常的通路即为未见的动脉导管,并可显示导管的形态、粗细及长度。肺动脉主干及其分支扩张,左房、左室扩大。

2.多普勒超声心动图

取样容积置于导管部及主肺动脉左外侧壁附近,可探及持续整个心动周期的连续血流频谱。最高流速大于4米/秒。

3.彩色多普勒血流显像

于胸骨旁大动脉短轴,分流束呈现以红色为主的五彩血流,起自降主动脉,经动脉导管进入肺动脉,沿主肺动脉外侧上升。

(三)鉴别诊断

动脉导管未闭主要需要与肺动脉狭窄相鉴别。动脉导管未闭患者的主要超声表现为降主动脉与主肺动脉间有管状沟通,彩色高速湍流束起始于降主动脉,多沿肺动脉外侧壁向瓣口方向走行,肺动脉瓣狭窄的湍流束走行方向相反。动脉导管未闭为特征性双期连续高速频谱,其血流方向朝向肺动脉瓣口,而肺动脉瓣狭窄的血流方向主要朝向肺动脉分叉,两者方向正相反。

四、法洛四联征

法洛四联征(TOF)是一组复合先天性心血管畸形,在发绀型先天性心脏病中占首位,TOF占先天性心脏病的10%~14%。

(一)病理与临床

病理解剖特征:①肺动脉口狭窄,包括漏斗部、肺动脉瓣环、瓣膜狭窄,肺动脉干及分支狭窄;②室间隔缺损,以嵴下型最常见,缺口通常>10mm;③主动脉前移骑跨于室间隔之上;④右心室肥厚。TOF若合并存在卵圆孔未闭或房间隔缺损称法洛五联征。TOF也可合并存在动脉导管未闭、右位主动脉弓、永存左上腔、冠状动脉起源异常等畸形。

由于室间隔缺损和主动脉骑跨,右心室静脉血通过室间隔缺损处进入左心室及主动脉,发绀为主要临床表现,约75%的病例在出生后3个月内出现发绀。患儿喜蹲踞,肺动脉严重狭窄患儿生长和发育迟缓。轻型四联征患者至成人也可无明显发绀。查体在胸骨左缘第2～3肋间闻及收缩期喷射性杂音,肺动脉第二心音减弱或消失。有杵状指(趾)。本病经手术治疗,预后多良好。

(二)超声表现

1.二维超声

(1)主动脉增宽、骑跨,在左心室长轴切面和心尖五腔心切面显示较清晰,主动脉前壁与室间隔连续中断,断端室间隔位于主动脉前后壁之间,形成独有的骑跨征象,骑跨率多数约50%。骑跨率=(主动脉前壁内侧面至室间隔左心室面的距离/主动脉内径)×100%,在超声检查时也可采用目测初步估测骑跨率。

(2)多个切面显示室间隔连续中断,室缺较大。

(3)肺动脉狭窄征象:在TOF患者中几乎都有漏斗部即右心室流出道狭窄。右心室流出道切面,可显示漏斗部异常增厚的肌束或隔膜,室壁肥厚,二维超声可以评估右心室流出道的狭窄程度及狭窄类型。右心室流出道局部明显变窄者,在狭窄远端与肺动脉瓣之间可见到相对较宽的第三心室,弥漫性狭窄者无第三心室。在二维声像图上通过测量肺动脉瓣环、肺动脉主干以判断狭窄程度。由于肺动脉瓣和肺动脉分支并非每一例患者都能清晰显示,在评价该部位的狭窄程度时可能较为困难。可联合采用胸骨上窝主动脉弓长轴切面和彩色多普勒血流成像提高肺动脉及分支的显示率。

(4)右心房、右心室增大,右心室前壁与室间隔增厚。

2.多普勒超声

左心室长轴切面室间隔缺损处CDFI显示心室水平呈红蓝双向过隔分流信号;右心室流出道和肺动脉内CDFI呈五彩镶嵌湍流信号,并记录到收缩期湍流频谱。需要注意的是右心室流出道狭窄的连续波多普勒频谱与肺动脉瓣狭窄的连续波多普勒频谱图形不同。右心室流出道狭窄的频谱图呈"倒匕首"形,而肺动脉瓣狭窄的频谱图为对称的抛物线形。CDFI在心尖五腔心切面见左右心室血流分别进入主动脉。

3.实时三维超声

实时三维超声可动态立体地显示TOF的病理解剖形态,为研究TOF患者的病理解剖学特点提供了一种新方法。实时三维超声测得的TOF患者的左、右心室容量及收缩功能EF值与MRI高度相关。

4.右心声学造影

右心室显影后,大量的造影剂进入左心室和主动脉。

（三）鉴别诊断

1.巨大室缺合并艾森曼格综合征

鉴别要点见室间隔缺损。

2.永存动脉干

重型 TOF 由于右心室流出道和肺动脉严重狭窄,声窗不满意时右心室流出道和肺动脉显示不清,需要与永存动脉干鉴别,检查时可以通过改变探查部位,如高位胸骨旁切面或胸骨上窝切面了解是否存在右心室流出道和肺动脉有助于鉴别。

3.右心室双出口

右心室双出口患者主动脉骑跨率≥75%。此外通过彩色多普勒超声检查有助于与右心室双出口的鉴别,心尖五腔心切面法洛四联征显示左、右室血流分别进入主动脉,而右心室双出口显示左心室血流进入右心室后再进入主动脉,即主动脉只接受右心室血流。

4.法洛五联征

临床表现和血流动力学与 TOF 类似,鉴别要点主要是明确在 TOF 的基础上是否存在卵圆孔未闭或继发孔房缺。

（四）临床价值

超声心动图对 TOF 的诊断符合率很高,但由于声窗原因部分患者的右心室流出道、肺动脉的图像显示不够清晰,胸骨上窝检查有助于观察肺动脉及分支的发育情况。

五、法洛三联征

法洛三联征是指较严重的肺动脉口狭窄伴有卵圆孔未闭或继发孔房间隔缺损和右心室肥厚的综合征。法洛三联征占先天性心脏病的 4%～6%。

（一）病理与临床

肺动脉口狭窄:多数患者表现为单纯肺动脉瓣狭窄,以三叶肺动脉瓣狭窄较常见,主要表现为三个瓣叶交界处相互融合成穹窿状增厚,可伴有肺动脉瓣短小,狭窄多为中至重度;少数为瓣膜狭窄合并漏斗部狭窄,使右心室流出道局限性狭窄或管状狭窄;肺动脉主干可有不同程度的狭窄后扩张。

左、右心房的交通绝大多数为卵圆孔未闭,约 25% 为继发孔房间隔缺损;右心室肥厚是继发性改变,表现为右心室游离壁、隔束和壁束肥厚增粗。

轻度肺动脉瓣狭窄时,肺动脉收缩期跨瓣压差小,右心房压力正常或升高不明显,心房水平出现左向右分流或无明确分流。肺动脉瓣狭窄较重时,引起右心室排血受阻,导致右心室压力升高,迫使卵圆孔开放或房间隔缺损产生右向左分流,患者出现发绀。

患者一般在儿童或成年期才出现发绀。约 1/3 患者无发绀或剧烈运动后才出现发绀。查体:在胸骨左缘第 2 肋间可闻及 3 级以上粗糙的收缩期杂音,肺动脉第二心音减弱。

（二）超声表现

1.二维及 M 型超声

(1)左心室长轴切面、右心室流出道切面及心尖四腔心切面显示右心房、右心室增大,右心室流出道增宽,右心室游离壁增厚,可伴有室间隔增厚。

(2)房间隔回声连续中断,表现为继发孔房间隔缺损,在二维超声四腔心和剑突下双心房切面较容易显示房间隔中部的回声中断。若为卵圆孔未闭,由于缺口小,房间隔中断的直接征象难以明确,可出现假阳性或假阴性,需借助彩色多普勒超声鉴别或采用经食管超声心动图检查以明确诊断。

(3)肺动脉狭窄,主要表现为肺动脉瓣增厚,回声增强,瓣叶开放受限。M型超声心动图肺动脉瓣曲线"a"波加深,>5mm。若合并右心室流出道狭窄、肺动脉主干狭窄则有相应的超声改变。

2.多普勒超声

由于肺动脉狭窄程度不同,CDFI在房间隔中断处可观察到以下分流改变:①左向右分流,呈红色信号;②未发现分流;③间歇性左向右(红色)或右向左(蓝色)分流;④右向左分流,呈蓝色信号。

CDFI肺动脉内均呈五彩镶嵌湍流表现,连续波多普勒超声在肺动脉内可探及全收缩期负向射流,流速一般高达2.5m/s以上。由于右心房、右心室增大,三尖瓣环扩大,三尖瓣上可检测到收缩期蓝色反流束。

(三)鉴别诊断

1.单纯肺动脉瓣狭窄

当法洛三联征房间隔缺损较小或CDFI在房间隔缺损处未检出分流或分流不明确时,易误诊为单纯肺动脉瓣狭窄。

右心声学造影有助于鉴别:单纯肺动脉瓣狭窄左心房内无造影剂回声出现;法洛三联征左心房内则有数量不等的造影剂回声出现。

2.单纯房间隔缺损

当法洛三联征肺动脉瓣狭窄较轻,无明显右心室肥厚,房间隔中断处为左向右分流时,易误诊为单纯房间隔缺损。鉴别要点:单纯房间隔缺损,由于右心容量增加,肺血量增多,肺动脉内血流速度增快,但一般低于2.5m/s。

(四)临床价值

二维和多普勒超声对大多数法洛三联征能够做出明确的诊断,少数病例可误诊为单纯肺动脉狭窄或单纯房间隔缺损,右心声学造影可对本病明确诊断。

第二节　原发性肝癌

原发性肝癌(PHC)是原发于肝细胞或肝内胆管上皮细胞发生的恶性肿瘤,是我国常见的恶性肿瘤之一,常与病毒性肝炎、肝硬化、真菌及其毒素、高浓度的亚硝酸胺类化合物有密切联系。从组织学上分为肝细胞癌(HCC)、胆管细胞癌(CC)及混合型肝癌,以HCC多见。原发性肝癌在大体上可分为四型:

1.巨块型

最多见,可为单独巨块或由许多密集结节融合而成,肿瘤直径＞5cm。

2.结节型

单发或多发,直径不超过5.0cm。

3.弥漫型

最少见,癌结节较小,无包膜与边界,数目众多,弥漫分布于全肝,大多伴有肝硬化。

4.小癌型

单个结节最大直径不超过3cm或多个结节不超过2个,相邻两个癌结节直径之和在3cm以下。

一、超声表现

(一)2D

1.肝脏形态、大小

早期病变较小,肝脏形态可无明显改变,较大病变可使肝脏局限性肿大或使肝脏形态失常。

2.病变区回声特征

(1)部位:病灶可出现在任一肝叶内,单个或多个,也可弥漫于全肝的小结节。

(2)形态:可为圆形、椭圆形、分叶状或不规则形,多数呈膨胀性生长,实时立体观察球体感强。

(3)大小:病灶可大小不等。

(4)边界:多数结节周围完整或不完整包膜,使边界清晰,周边伴声晕,但边缘多不规则,部分呈"蟹足"样或"毛刺"样向外浸润性生长而边界不清。

(5)内部回声:病灶可呈强回声型、等回声型、低回声型、混合回声型和弥漫型。

(6)后部与后方回声:小的低回声病灶后方回声可轻度增强,大的病灶后部和后方回声常有衰减。侧声影为肿瘤两侧壁的后方出现的带状声影,为纤维包膜所致。

3.继发征象

(1)肿块周边的血管受压绕行、移位、变窄,甚至中断,有的表现为抵达病灶边缘的小血管管状回声突然中断。

(2)胆管受压闭塞或狭窄后扩张。

(3)肝内韧带或肝包膜受挤压移位、变形,局部隆起。

(4)肝内转移:部分肿块旁可见小的结节为卫星病灶,也可在较远的肝组织内出现转移灶,可多个,结节小,呈圆形,可呈低回声或强回声。

(5)肝外邻近的组织脏器受压如膈肌受压局限性抬高,右肾受压移位等。

(6)静脉内瘤栓:门静脉内瘤栓较常见。晚期病变在门静脉或肝静脉、下腔静脉内发生瘤栓时,表现为管腔内为低至中高回声的实质性团块充填,内径明显增宽,管壁不平整,连续性中断或消失。门静脉主干或左右支阻塞时,可在其周围出现呈"蜂窝"状的管状无回声,即门静脉海绵样变性。肝静脉或下腔静脉阻塞时称为"布-加综合征"。

布-加综合征:通常泛指因为肝脏与右心房间发生肝静脉或下腔静脉阻塞时引发的肝静脉回流受限的一系列症状,病因不很明确,大多数病程缓慢,极少急性发病。临床表现无特异性,可有腹胀、纳差、腹痛、全身疲乏无力,以及部分伴双下肢肿胀、肝脾大和腹水。超声表现为下腔静脉或3支肝静脉内存在膜样回声或受压狭窄或管腔内血流信号减少或消失,狭窄处血流变细,呈五彩血流信号,狭窄远端管腔扩张、逆流等。肝内出现交通支等相应的侧支循环表现,是与慢性肝硬化的主要鉴别点。

(7)肝外转移征象:晚期肝门、上腹部及腹膜后淋巴结肿大,表现为多个圆形或类圆形低回声结节,可互相融合成团块状。

总之2D上肝癌根据内部回声和在肝内分布情况分为:

①低回声型:多见小肝癌,通常病灶直径小于3cm。病灶内部回声低,分布不均匀,形态呈近圆形,边界清晰,边缘较整齐,多数外周有声晕征环绕或可见薄的圆形强回声带。有时可见后方回声轻度增强,边缘侧声影向外散。低回声提示肿瘤细胞生长活跃。肝癌经介入治疗后,如周边尚有小的低回声区,常提示残留有存活的瘤组织,如治疗后新出现周边低回声区则提示有存活的瘤组织生长。

②等回声型:较少见,多见于小肝癌或单个结节型肝癌,直径3cm左右。内部回声呈等回声,边缘有声晕或强回声带,易于识别也容易漏诊。

③强回声型:最为多见,直径大于3cm,多见于结节型或块状型肝癌。病灶内部回声呈强回声,分布不均匀,呈结节状或分叶状。有的外周可有声晕征或高回声光带;有的中央部回声强而近外周部分回声稍低;有的显示多个强回声光团互相融合,光团之间有低或稍强回声带间隔,呈"镶嵌型"或"瘤中瘤"。

④混合型:常较大,为多个回声强弱不一的结节融合而成或强回声内有形态不规则的单个或多个无回声区。

⑤弥漫型:肝内弥漫分布细小结节,大小为数毫米至数厘米,回声强弱不等,分布杂乱,可呈斑块状,边界不清晰。

（二）CDFI

1.肝动脉和门静脉血流变化

肝动脉内径明显增粗,容易检测;门静脉内径增宽,血流量增加,而血流速度减慢。

2.病变区血流特征

瘤内丰富的彩色血流信号。检出率高,明显高于肝脏其他良性病变;瘤内血流呈线条状、分支状、簇状或网篮状,瘤周血流呈环状。

3.静脉内瘤栓

瘤栓内检测出动脉血流信号,与血栓鉴别。

（三）PW

1.瘤体多为高速高阻型动脉频谱,$V_{max} > 40cm/s$,可达1.5m/s,当超过60cm/s时,常提示动-静脉瘘的存在;通常$RI > 0.6 \sim 0.7$,$PI > 0.9$。

2.静脉内瘤栓呈动脉型频谱,$RI > 0.6$。

（四）CEUS

1.绝大多数表现为典型的"快进快出"模式。动脉相,病灶呈均匀或不均匀高增强;门脉相,病灶周围的肝实质逐渐增强,而病灶的增强却迅速消退;延迟相,病灶因内增强消退而回声强度更低,边界清晰可辨。门静脉内瘤栓也可表现为"快进快出",以此与血栓鉴别。

2.延迟相全肝扫查可发现常规超声未能显示的卫星病灶或肝内其他部位的小癌灶。

3.早期肝癌或小肝癌由于可以是门静脉供血或与肝动脉一起双重供血而表现不典型,此时在动脉相增强不明显,门脉相显著增强,延迟相迅速消退。

4.乏血管型肝癌在造影剂进入后全过程均低于周围肝实质,动脉相时仅有少部分增强。

5.胆管细胞癌血管不如肝细胞癌丰富,动脉相病灶增强较弱或环状增强,门脉相也是快速消退为低增强但减退速度相对较慢,延迟相为低增强。

二、鉴别诊断

（一）肝血管瘤

肝血管瘤生长缓慢,边界较清晰,形态规则,周边多有线状强回声环绕,肿块质地柔软,较大者探头加压可发生形变,很少发生肝内血管绕行征和血管压迫征。原发性肝癌肿块边界多不规则、不清晰,周边多有声晕,对周围管道系统有明显的挤压征象,多普勒超声检查血管瘤周边及内仅可见彩色血流信号。

（二）转移性肝癌

转移性肝癌一般为多发,往往具有典型的"牛眼征",癌结节边界较清晰。多数情况下,超声发现转移瘤的患者已确诊其他部位有原发瘤存在。

（三）肝硬化

结节性肝硬化声像图可表现为弥散性分布的低回声再生结节,与弥散性肝癌极易混淆,但肝硬化肝体积萎缩,而盲目性肝癌往往伴广泛的门静脉及肝静脉癌栓。

（四）肝脓肿

肝脓肿早期病变组织没有发生液化时声像图与肝细胞癌颇为相似,但随病程进展会迅速变化,当出现液化较完全的无回声区时易与肝癌鉴别。

（五）其他

直径＜3cm 的小肝癌还应注意与局限性脂肪肝、局灶性结节增生、肝腺瘤等肝良性病变鉴别。结节周边伴低回声声晕及彩色多普勒检查显示结节内部和周边的动脉血流有助于小肝癌的诊断。

第三节　肠梗阻

肠梗阻是自空肠起点至直肠之间肠内容物运行受阻表现为受阻部位以上的肠管扩张,肠内容物积存和蠕动功能紊乱,出现腹痛、腹胀、呕吐,不能排气和排便等症状。肠梗阻的发病有缓急之分,急性肠梗阻很常见,发病率仅次于急性阑尾炎,病情发展较快可引起死亡。

一、超声表现

(一)肠管扩张伴积气、积液

正常小肠管直径小于 3cm,梗阻肠袢管径均在 3cm 以上,并可显示扩张肠管内的液体、气体及肠内容物,呈无回声、低回声及中强点状回声。

(二)肠蠕动异常

①声像图上可见到近端扩张的肠管内有频繁的蠕动,伴有液体无回声及气体点状回声的往返流动和旋涡流动;②麻痹性肠梗阻受累肠管蠕动减弱或消失时,可见局限性境界较清晰的类似包块样低回声或无回声区,动态观察无明显蠕动样位移,无明显气液流动。

(三)肠黏膜皱襞

可见与肠壁近乎垂直的长短不一的肠黏膜皱襞的线状回声,由两侧肠壁向肠腔内延伸,称为"键盘"征。

(四)肠管张力状态的改变

扩张的肠管外壁光滑、圆润、富有弹性感。肠坏死时局部肠管膨胀性及张力下降,肠管壁下榻,管壁线平直,弹性消失。

(五)有腹腔积液征。

二、鉴别诊断

超声检查一般不易诊断肠梗阻的病因,但肠套叠或肠肿瘤等梗阻时有特殊征象。例如,肠套叠时横断面声像图呈多层"同心圆征"。当肿瘤导致梗阻时,可见肠壁增厚,肠腔回声偏离中心或呈"假肾征"。蛔虫如扭结成团可以堵塞肠腔,患者以少年和儿童居多,有蛔虫病史,声像图上小肠扩张可不严重,但可显示线团状的蛔虫征象。

第四节　卵巢疾病

一、卵巢肿瘤概述

卵巢虽小,组织成分却非常复杂,卵巢肿瘤组织学类型繁多,且有良性、交界性和恶性之分,是全身脏器中原发肿瘤类型最多的部位,因此,超声诊断卵巢肿瘤具体类型较为困难。

(一)卵巢肿瘤与相关标志物

不同类型的卵巢肿瘤具有一定的相对特异的标志物,可用于辅助诊断及病情监测。

1.CA125、CA19-9、CEA

卵巢上皮性肿瘤标志物。

2.AFP(甲胎蛋白)

对卵巢卵黄囊瘤、未成熟型畸胎瘤、无性细胞瘤有协助诊断意义。

3.HCG

对非妊娠性绒毛膜癌有特异性。

4.性激素

颗粒细胞瘤、卵泡膜细胞瘤可产生较高水平的雌激素。

5.鳞癌相关抗原(SCC)

成熟型畸胎瘤恶变时可升高。

(二)卵巢肿瘤与声像图类型

由于卵巢组织的多样性和肿瘤类型的复杂性,超声检查无法进行组织学诊断,但可对之进行较准确的超声物理声像特征判定。根据声像图表现其物理声像特征主要分三大类:①囊性病变:病灶内囊性部分≥90%;②实性病变:病灶内实性部分≥90%;③混合性病变:又可分为实性为主的病变(囊性部分占10%~49%)和囊性为主的病变(囊性部分占50%~89%)。

根据卵巢肿瘤的血流分布情况,卵巢肿瘤声像图上可分为三型。0型:肿瘤周边及内部均无明显的血流信号;Ⅰ型:实性部分可见点状、短线状血流信号或囊内分隔上可见血流信号或囊壁见血流信号;Ⅱ型:实性部分可见树枝状或网状血流信号,伴或不伴囊内分隔血流信号。根据声像图的物理性质,结合肿瘤边界、分隔、内部结构及其血流分布特征,可反映肿瘤病变的大体结构和血供情况,进而判断其病理性质。

(三)扫查方法

对有性生活史者可采用经阴道或经腹超声扫查,无性生活史者则可采用经直肠或经腹超声扫查。正常卵巢体积较小,位置多变,因此卵巢病变的超声检查需经腹联合经阴道或经直肠扫查。

(四)注意事项

1.扫查方法互补

经腹和腔内超声结合可提高卵巢显示率及其病变显示范围,尤其适合肥胖、绝经后卵巢较小的患者和盆腔术后粘连、卵巢难以显示者。对于较大的卵巢肿瘤,经腹扫查观察其全貌,经阴道或直肠扫查观察其内部血供特征、与子宫的关系等。

2.检查技术的选择

应常规选用灰阶显像和多普勒超声技术观察卵巢病变,判断困难及有条件的机构可以增加超声造影技术,了解卵巢病变血流灌注情况。

二、卵巢瘤样病变

卵巢瘤样病变是指一组病因、病理、临床表现各异的疾病,多发生于生育年龄段妇女。根据世界卫生组织(WHO)的分类,卵巢瘤样病变主要包括滤泡囊肿、黄体囊肿、黄素化囊肿、内膜异位囊肿、多囊卵巢、卵巢冠囊肿等。

(一)滤泡囊肿

1.病理与临床

滤泡囊肿是由于卵泡不破裂,滤泡液聚集所形成的卵巢单纯性囊肿,是最常见的卵巢生理性囊肿。正常生理情况下卵泡发育为成熟卵泡并排卵,若卵泡不破裂排卵,致卵泡液积聚则形成囊状卵泡,当其直径>2.5cm时即称为滤泡囊肿。滤泡囊肿多发生于单侧且单发,表面光滑,向卵巢表面局部隆起,囊壁薄而光滑,内含液体清亮。滤泡囊肿直径多<5cm,少数达7~8cm,甚至10cm以上。

患者一般无自觉症状,由妇检或超声检查偶尔发现。囊肿4~6周可自然吸收、消失。个别患者由于持续性卵泡分泌雌激素,可引起子宫内膜增生及功能性子宫出血,偶可见滤泡囊肿破裂或扭转所致急腹症。

2.超声表现

(1)滤泡囊肿声像图表现呈典型单纯性囊肿的特点:于一侧卵巢上可见无回声区,边界清楚、光滑、壁薄、后方回声增强,多数直径<5cm,但少数较大,甚至>10cm。

(2)生理性囊肿在生育年龄妇女常见,尤其是年轻女性。多数在1~2个月经周期消失(最多4~5个月经周期),因此,随诊观察囊肿变化非常重要。常间隔6周复查,观察到囊肿缩小以至消失,可明确诊断。

(3)CDFI:内部无血流信号。

3.鉴别诊断

(1)卵巢内异症囊肿(巧囊):经阴道超声检查时巧囊内常见密集点状回声,且巧囊不会在数月内自行消失,因此,随诊观察可资鉴别。

(2)卵巢冠囊肿:也具有单纯性囊肿的特点,但其不是生理性囊肿,不会自行消失。

(3)黄素囊肿:发生在妊娠期或滋养细胞肿瘤时以及辅助生殖促排卵治疗时。

4.临床价值

超声不仅是卵巢滤泡囊肿的首选检查方法,也是随诊的最好方式。多数患者可通过超声及超声随诊得到准确诊断,从而避免进行其他不必要的影像检查。

(二)黄体囊肿

1.病理与临床

黄体囊肿也属生理性囊肿,是由于黄体吸收失败或黄体出血所致,较滤泡囊肿少见,也多单侧发生。正常或妊娠期黄体直径<2cm,若黄体直径达2~3cm,称囊状黄体;直径>3cm时则称黄体囊肿,囊肿直径很少>5cm,偶可达10cm者。黄体囊肿常伴有出血,因此,黄体腔内多为褐色液体或凝血块。多数在1~2个月经周期自行消失。

临床上,黄体囊肿多发生于生育年龄段妇女,一般无明显自觉症状,患者可能诉月经延迟,常在行妇检或超声检查时发现囊肿。

卵巢黄体或黄体囊肿破裂:可由于性交、排便、腹部受撞击等外力引起,也可自发性破裂。由于黄体囊肿位于卵巢表面,张力大、质脆而缺乏弹性、内含丰富血管,发生破裂时,极易出血,血液积聚于盆腹腔,刺激腹膜引起腹痛,这是为什么黄体囊肿破裂易致急腹症,而成熟卵泡排卵并不引起急腹症的原因。应该充分认识到卵巢黄体或黄体囊肿破裂是妇产科较常见的急腹症之一,以避免不必要的漏、误诊。其临床症状主要表现为月经中后期腹痛,疼痛程度不一,出血多者可伴休克。一般无阴道出血。文献报道,多数黄体破裂发生于黄体囊肿。

2.超声表现

(1)黄体囊肿超声表现变化较大,取决于囊内出血量多少及出血时间长短。无出血的黄体囊肿声像图表现与滤泡囊肿相似;出血性黄体囊肿囊壁稍厚,囊内见网状中强回声及散在点状回声;或可见血凝块的团块状中等回声等各种血液不同时期的表现。于月经周期的不同时期(如2周后或6周后)随诊可明确诊断,随诊观察可见囊内回声改变,囊肿缩小以至消失。

(2)CDFI:囊壁可见环状血流信号,频谱呈低阻型;囊内无血流信号。

(3)黄体囊肿破裂时,早期可仍为黄体囊肿的回声表现,TVUS可见卵巢包膜不完整;随之出现卵巢囊性或混合性包块,包块边界不清;或表现为附件区一囊实性包块,内见边界不清的卵巢及黄体回声。临床表现为急腹症,易误诊为宫外孕破裂。

3.鉴别诊断

(1)卵巢肿瘤:黄体囊肿出血时呈混合回声表现,需与卵巢肿瘤鉴别。鉴别要点:黄体囊肿出血时见网状、点状及团块状回声,随诊观察时可见囊内回声变化较大,囊肿大小也呈缩小趋势,且囊内无血流信号等,均有助鉴别。

(2)黄体囊肿破裂的鉴别诊断:超声上黄体囊肿破裂应与宫外孕、急性盆腔炎、卵巢囊肿或肿瘤扭转相鉴别。

①宫外孕:卵巢黄体囊肿破裂腹痛均发生于月经中后期且往往在性生活等外力作用后,血绒毛膜促性腺激素(HCG)阴性;而宫外孕一般有停经史及不规则阴道出血,血绒毛膜促性腺激素(HCG)升高,经阴道超声上可见宫外孕形成的附件包块与卵巢相邻但能分开,内大多可探及低阻型血流。密切结合临床与超声表现,一般不难鉴别。

②急性盆腔炎:常有发热、腹痛、白带增多,血白细胞升高等急性感染表现,盆腔内混合回声包块形态不规则,边界不清,后穹窿穿刺为非血性液体,卵巢多未见明显异常等可资鉴别。

4.临床价值

超声检查不仅是黄体囊肿的首选检查方法,也是最好的随诊方式。多数患者可通过超声及超声随诊得到准确诊断。

(三)卵巢子宫内膜异位囊肿

1.病理与临床

卵巢子宫内膜异位症是指具有生长功能的子宫内膜组织异位到卵巢上,与子宫腔内膜一样发生周期性的增殖、分泌和出血所致的囊肿。由于异位到卵巢的子宫内膜没有一个自然引流的途径,从而在局部形成一个内容物为经血的囊性包块,因其内容物似巧克力,又称巧克力囊肿,简称巧囊。卵巢子宫内膜异位是内膜异位症最常见的形式,约80%的子宫内膜异位症累及卵巢。

卵巢内异症多发生于育龄妇女,以30~45岁为多见,与异位到子宫肌层的内异症(子宫腺肌症)一样,卵巢内异症的发病率近年来也呈明显上升趋势,成为妇科的常见病、多发病,也是女性不育的重要原因之一。其发生学说包括子宫内膜种植学说、体腔上皮化生学说、转移学说等,其中以种植学说最为广泛认同,认为子宫内膜及间质组织细胞随月经血通过输卵管逆流进入盆腔,种植到卵巢和盆腔腹膜上。

卵巢内异症囊肿可单侧发生,也常可双侧发生,大小从数毫米到十几厘米不等,多数大小在5~8cm,囊壁厚薄不均。

临床表现上卵巢内膜异位症的主要症状包括慢性盆腔痛、痛经、性交痛、月经量多以及不育等,其中痛经是最常见症状,病变侵及子宫直肠窝、宫骶韧带时,疼痛可放射到直肠、会阴及后腰背部;囊肿破裂则导致急腹症。一部分患者的临床症状不甚明显或没有症状,由超声检查发现病灶。

近年来发现卵巢内膜异位症与不育的关系越来越密切,约有1/3不明原因的不育患者腹腔镜检查到内膜异位症病灶,而在内膜异位症病例中则有半数左右合并不育。

2.超声表现

(1)典型巧囊的超声表现为边界清楚的附件区囊性包块,包块内充满密集均匀的点状回声,这一特征性表现在经阴道超声图像上显示率高,图像更清晰。少部分巧囊经腹部及经阴道超声均显示内部为完全性无回声,且壁薄而光滑,与单纯囊肿,如滤泡囊肿难以鉴别。

(2)巧囊的囊壁常较厚,壁上有时可见点状或条状中强回声,部分巧囊肿内可见分隔;巧囊内部也常可见局灶性中等或中强回声(为血凝块的实性回声,CDFI无血流信号)。

(3)CDFI:巧囊内无血流信号,仅可在囊壁上见部分环状或条状血流信号。

(4)巧囊的大小、回声特性随月经周期可能有变化,诊断时应结合临床与声像图特征综合判断。

3.鉴别诊断

(1)巧囊虽有较典型的超声表现,但单纯囊肿伴囊内出血、畸胎瘤、卵巢上皮性肿瘤、盆腔脓肿等均可能表现为囊肿内充满均匀点状回声;而巧囊内血凝块的实性回声也需与卵巢肿瘤的壁上结节鉴别。

巧囊与其他病变的鉴别要点。①出血性黄体囊肿:出血性囊肿内常见网状、条索状或较粗的点状低回声,不均匀;而巧囊内多为均匀细腻的点状回声。随诊观察囊肿大小与回声的变化是鉴别出血性囊肿与巧囊的关键,出血性黄体囊肿多发生于月经周期的中后期,间隔2~6周复查大小与回声变化较大。②畸胎瘤:点状回声水平高于巧囊,并常伴有声影的团块状强回声可资鉴别。③卵巢上皮性肿瘤:卵巢壁上的实性结节,CDFI可见血流信号。④盆腔脓肿:不同时期的盆腔脓肿都可以有类似于内膜异位症囊肿的超声表现,但是二者临床表现完全不同,盆腔脓肿临床常有发热、下腹疼痛与明显压痛等急性感染的症状。

(2)巧囊有时呈类实性表现,需与卵巢实性肿瘤相鉴别,可以通过经阴道超声 CDFI 观察其内的血流信息,不能确诊时,进行超声造影将对诊断帮助很大,可以明确病灶内有否血供,超声造影上巧囊为内部完全无血供的囊性包块,而卵巢实性肿瘤则为内部有血供的实性肿物。

4.临床价值

超声检查是巧囊首选的检查方法。多数患者可通过超声表现、临床症状、体征以及超声随诊得到明确诊断。

经阴道超声可更好地观察到病变内部回声结构及病灶内血流信息,在巧囊的鉴别诊断中发挥着非常重要的作用,如显示巧囊内部典型的均匀细腻的点状低回声、出血性囊肿内部典型的网状回声等,经阴道超声均明显优于经腹超声。

(四)卵巢冠囊肿

1.病理与临床

卵巢冠囊肿指位于输卵管系膜与卵巢门之间的囊肿,目前认为其组织来源包括间皮、副中肾管及中肾管来源。以生育年龄妇女多见,为良性囊肿,但也偶有腺癌样恶变的报道。病理上,囊肿多为5cm左右,但也可大至15cm以上,单发,壁薄光滑,内为清亮液体。临床常无自觉症状,囊肿较大时可扪及包块。

2.超声表现

位于一侧卵巢旁,为典型单纯性囊肿的表现,呈圆形或椭圆形,单房、壁薄,双侧卵巢可见正常。囊肿偶可以扭转和破裂。

3.鉴别诊断

应与卵巢其他单纯囊肿(如滤泡囊肿)鉴别。典型卵巢冠囊肿表现为附件区圆形或椭圆形单房囊肿,常可见完整卵巢声像图,随诊观察时不会自行消失;经阴道超声检查时用探头推之可见囊肿与卵巢分开。而滤泡囊肿时卵巢图像不完整或显示不清,且随诊观察可见自行消失。

4.临床价值

卵巢冠囊肿多数可通过超声发现,并通过超声随诊得到较明确诊断。

(五)卵巢黄素囊肿

1.病理与临床

卵巢黄素囊肿指卵泡壁上卵泡膜细胞在大量绒毛膜促性腺激素(HCG)刺激下黄素化、分泌大量液体而形成的囊肿。可见于:①滋养细胞疾病,如葡萄胎、恶葡、绒癌等;②正常妊娠、双胎、糖尿病合并妊娠、妊娠高血压症等产生过多HCG的情况;③促排卵时治疗引起卵巢过度刺激,其卵巢的多囊性改变同黄素囊肿。

卵巢黄素化囊肿常为双侧性,数厘米大小。大多无临床症状,可自行消退。

2.超声表现

卵巢黄素化囊肿具有典型卵巢单纯性囊肿的回声特点,即圆形或椭圆形无回声区、壁薄、光滑、边界清;可表现为单侧或双侧,单房或多房。

3.鉴别诊断

需与其他卵巢单纯性囊肿鉴别,密切结合临床资料一般不难鉴别。

4.临床价值

卵巢黄素化囊肿多数通过超声发现及明确诊断。

(六)多囊卵巢综合征

1.病理与临床

多囊卵巢综合征(PCOS)是以慢性无排卵、闭经或月经稀发、不育、肥胖、多毛及双侧卵巢多囊性改变为特征的临床综合征。是育龄期妇女无排卵最常见的原因。关于PCOS的发病机制,至今尚不十分清楚,认为可能与促性腺激素分泌异常、代谢异常、肥胖、卵巢内分泌失调、高雄激素水平以及遗传等有关,主要内分泌特征包括LH/FSH比例增大、雄激素过高等。

大体病理上,60%~70% PCOS患者表现为双侧卵巢对称性增大,少数病例卵巢无增大或仅单侧增大,切面显示卵巢白膜明显增厚,白膜下一排囊性卵泡,数个至数十个不等,直径 0.2～0.6cm。镜下见白膜增厚、卵巢间质和卵泡膜细胞增生。

PCOS 主要为青春期发病,临床表现包括:①月经失调,为长期不排卵所致。表现为月经稀发、量少或继发闭经,偶见功能性出血;②不育,系慢性无排卵所致;③多毛,多毛常见于口唇、下颌颊侧、下腹、耻上、股内侧,并伴有痤疮;④肥胖,约半数患者有不同程度的肥胖;⑤双侧卵巢增大,呈对称性,比正常卵巢大1～3倍,⑥激素测定:LH/FSH＞3,血清睾酮升高、高胰岛素血症等。

2.超声表现

(1)PCOS 的典型超声特点:①双侧卵巢增大(但约 30% PCOS 患者卵巢体积可正常);②双侧卵巢内见多个小卵泡,沿卵巢周边部呈车轮状排列,卵泡大小 0.2～0.8cm,每侧卵巢最大切面卵泡数目≥10 个卵泡;③卵巢表面见强回声厚膜包绕;④卵巢中央的卵巢基质回声增强。

(2)经阴道超声可更好地观察小卵泡情况,若观察到卵巢基质回声增强也是一个较敏感而特异的诊断指标。

(3)少数 PCOS 患者上述卵巢的超声表现仅为单侧性。

3.鉴别诊断

根据 PCOS 卵巢的特征性超声表现,并密切结合临床资料,一般较易与其他病变鉴别。

4.临床价值

超声检查是 PCOS 首选的影像检查方法,其典型超声表现也是 PCOS 诊断的最佳指标之一,根据卵巢的特征性表现,结合临床表现与生化检查,一般可以对多囊卵巢做出较明确诊断。

经阴道超声不受患者肥胖的影响,在 PCOS 诊断中起着重要的作用,如其显示 PCOS 小卵泡及基质情况即明显优于经腹超声,可提高 PCOS 的诊断准确性。

三、卵巢良性肿瘤

卵巢良性肿瘤占女性生殖器良性肿瘤的 1/4～1/3,可发生于任何年龄,但多见于生育年龄妇女。常见的良性肿瘤有卵巢囊腺瘤、卵巢勃勒纳瘤、成熟性畸胎瘤、卵泡膜细胞瘤及纤维瘤等。

(一)卵巢囊腺瘤

卵巢囊腺瘤在卵巢肿瘤中最常见,包括浆液性和黏液性囊腺瘤,常见于生育前妇女。

1.病因与病理

来源于卵巢表面的生发上皮。浆液性囊腺瘤可呈单房或多房,囊内充满淡黄色清澈液体,单房者囊内壁光滑,多房者囊内可见乳头状突起。黏液性囊腺瘤多呈多房性,瘤体较大,内含黏液状或胶冻状液体。少数可向囊腔内或向壁外生长的乳头状突起,如穿破囊壁可引起腹膜种植,在腹腔内产生大量黏液,形成腹膜假黏液瘤。

2.临床表现

较小时多无症状。体积较大可产生压迫症状,蒂扭转或肿瘤合并感染时可出现急性腹痛。

3.超声诊断

(1)浆液性囊腺瘤:①呈圆形或椭圆形的囊性无回声,单侧或双侧,囊壁薄、光滑、边界清晰。②单房或多房,其内可见光带分隔。③乳头状浆液性囊腺瘤,囊内可见乳头状突起,乳头状突起之间常有砂样钙化小体,如囊腺瘤破裂后可伴发腹水。④彩色多普勒,囊壁、囊内间隔及乳头上可见细条状血流信号。当分隔较多,血流较丰富时,需注意交界性囊腺瘤的可能。

(2)黏液性囊腺瘤:①呈圆形的囊性无回声,多为单侧性,囊壁较厚,边界清晰。②常呈多房性,囊性无回声内可见细弱光点。③瘤体较大,多在10cm以上,甚至巨大占满全腹部。④少数肿瘤有乳头状突起,可向囊内或囊壁外突起。⑤彩色多普勒,囊壁、囊内间隔及乳头上可见细条状血流信号,

4.鉴别诊断

需与卵巢囊腺癌鉴别。

5.临床价值

超声仅能分辨部分浆液性或黏液性卵巢囊腺瘤,需要病理学确诊。

(二)成熟性畸胎瘤

成熟性畸胎瘤是最常见的卵巢肿瘤之一,占卵巢肿瘤的10%~20%,可发生于任何年龄,生育期妇女多见。

1.病因与病理

肿瘤来源于原始生殖细胞肿瘤,主要为外胚层组织,包括皮肤、毛发、皮脂腺等,部分可有牙齿及神经组织;此外亦可见中胚层组织,如脂肪、软骨等,多为单侧,也可双侧发病。恶变率1%~3%,通常发生于绝经后患者,肿瘤切面除毛发、油脂外,尚有实性部分或坏死组织。

2.临床表现

一般无临床症状,妇科或超声检查时发现。肿瘤体积较大时可有轻度腹胀或压迫感。肿瘤蒂扭转时,则引起急腹症。

3.超声诊断

(1)二维超声:常于附件区见一低回声或混合回声光团,肿块包膜完整,壁厚光滑,内部回声多样,结构复杂。其具有以下特点:①脂液分层征,肿块内有一强回声分界线,上方为脂性物质,呈均匀密集细小光点,下方为液性无回声区;②星花征,漂浮于无回声内的黏稠油脂物呈均匀质密细小强回声,探头加压时可移动;③面团征,肿块无回声区内可见团状强回声附于囊壁一侧(为头发和油脂包裹成团所致),边界较清晰;④瀑布征,当肿块中的头发与油脂松散未构成团块时,声像图上呈表面强回声,后方回声渐次减弱,且反射活跃似瀑布状;⑤壁立结节征,囊壁上可见隆起的强回声结节,单个或多个,后方可伴声影,结节的组织结构常为牙齿或骨骼;⑥杂乱结构征,复杂型畸胎瘤中会有牙齿、骨骼、毛发、油脂等物质。在液性暗区内有明显增强的光团、光斑、光点及线状强回声,并伴有声衰减或声影,图像杂乱,但肿块包膜完整。

(2)多普勒超声:绝大多数良性畸胎瘤为少血流或无血流信号,即无论瘤内回声特征如何,瘤中部甚至包膜上都极难显示出血流信号,可据此血流特征区别于其他类型的附件区肿块。

4.鉴别诊断

畸胎瘤声像图特征明显,诊断率高,但仍有一定的漏(误)诊率,可能误诊为卵巢囊腺瘤、单

纯性囊肿、卵巢纤维瘤、巧克力囊肿、炎症性积液等,需与肠管回声、周围组织相鉴别。

5.临床价值

超声诊断畸胎瘤的诊断率达 90％以上,经盆腔扫查时,强调寻找两侧卵巢,可以有效降低漏诊。

(三)卵巢纤维瘤

一种具有内分泌功能的卵巢良性肿瘤,占卵巢肿瘤的 2％～5％,多发生于老年妇女,单侧居多。

1.病因与病理

肿瘤表面光滑或结节状,切面呈灰白色,实性、坚硬。镜下由梭形瘤细胞组成,排列成编织状。

2.临床表现

多见于 40～50 岁妇女,肿瘤小时往往无症状,常在妇科检查在子宫一侧扪及分叶状活动肿物。肿瘤增大时可出现下腹不适或腹胀,一般无疼痛。如发生蒂扭转或继发感染时,可出现剧烈腹痛。伴有腹水或胸腔积液时称梅格斯综合征,手术切除肿物后,腹水及胸腔积液可自行消失。

3.超声诊断

(1)呈圆形、卵圆形或分叶状,中等大小,形态规则,边界清,包膜光滑。

(2)内部为实质性或囊实混合性肿块,后方回声可见轻度衰减。

(3)如瘤内有钙化斑可伴声影。

(4)彩色多普勒:近场可探及少许血流信号,远场因声衰减,常无血流信号。

4.鉴别诊断

需与带蒂的浆膜下肌瘤及阔韧带肌瘤相鉴别,鉴别重点是辨别肿瘤与子宫和同侧卵巢的关系,联合应用经腹和经阴道扫查显示双侧正常的卵巢结构时,对排除卵巢纤维瘤有很大的帮助。

5.临床价值

超声诊断是一种能向临床提供较可靠依据的无创性检查手段,有助于卵巢良性肿瘤的初步定性诊断和鉴别诊断,但因卵巢肿瘤的种类结构复杂,超声图像缺乏特异性,许多肿瘤有"同病异图""同图异病"现象,造成诊断困难,诊断中应结合患者临床表现、病史及相关其他辅助检查。

经阴道超声及彩色多普勒超声的应用,为准确诊断卵巢良恶性肿瘤提供了有效的手段。其分辨力高,能显示肿瘤内部的细微结构,对血流探测的敏感性较高。因此联合应用经腹、经阴道超声检查,能进一步提高超声诊断的准确性。

四、卵巢恶性肿瘤疾病

卵巢恶性肿瘤占女性常见恶性肿瘤的 2.4％～5.6％,病理结构复杂,种类繁多,如卵巢囊腺癌、未成熟畸胎瘤和成熟性畸胎瘤恶变、子宫内膜样腺癌、内胚窦瘤、恶性勃勒纳瘤、克鲁肯贝格瘤等。

（一）卵巢囊腺癌

1.病因与病理

卵巢囊腺癌包括浆液性囊腺癌和黏液性囊腺癌。浆液性囊腺癌是最常见的恶性卵巢肿瘤,1/2 为双侧性,多为部分囊性部分实性,实性部分呈乳头状生长,此瘤生长迅速,常伴出血坏死。黏液性囊腺癌常只限一侧,多由黏液性囊腺瘤演变而来,囊腔变多,间隔增厚,有增殖的乳头状物。

2.临床表现

早期多无症状,偶在妇科检查时发现。随着肿块的增大可出现腹胀、腹痛、下腹不适感和压迫症状,严重时可出现不规则阴道出血及合并腹水;当肿瘤浸润或压迫周围组织器官出现腹壁和下肢的水肿,大、小便不畅和下坠,腰痛等,甚至出现恶病质状态。

3.超声诊断

二维超声:声像图上难以区分浆液性或黏液性囊腺癌,多表现为囊实性肿块。囊性为主的肿块囊壁厚而不均,内有粗细不均的分隔,囊液常呈无回声;实性为主者囊内壁见实性块状突起,内部可见大小不等的囊性区,乳头向外生长时肿块边界难辨,形态不规则(图 7-4-1)。盆腹腔可伴有腹水。

多普勒超声:囊腺癌多在肿块边缘,分隔上和中央实性区见到丰富的血流信号(图 7-4-2),可记录到低阻力或极低阻力频谱,RI≤0.40,肿块边缘血流流速较高,最大流速通常大于 30cm/s。

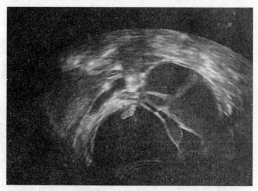

图 7-4-1　乳头状浆液性囊腺癌(手术证实)二维声像图

右附件区可见多个囊性无回声,边界清,内透声性欠佳,内可见细密光点,部分囊壁可见低回声实性光团突向腔内

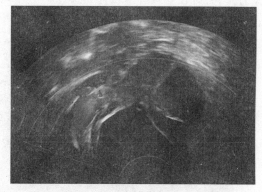

图 7-4-2　乳头状浆液性囊腺癌(手术证实)彩色多普勒声像图

右附件区可见囊实混合性包块,以囊性为主,其间可见光带分隔。彩色多普勒显示光带分隔上可见少许血流信号

4.鉴别诊断

需与卵巢囊腺瘤的鉴别,卵巢囊腺瘤多表现为囊实性肿块,形态规则,边界清晰,囊壁、囊内间隔及乳头状可见细条状血流,可记录到低速中等阻力频谱,最大血流速度常在 15cm/s 左右,RI 值 0.40 左右。

5.临床价值

对于囊性混合性或实质性卵巢肿块,超声具有良好的鉴别能力。经阴道超声和多普勒超声的应用能更清晰地显示肿块内部细节及血流情况,有助于肿块良恶性的鉴别。

(二)卵巢转移性肿瘤

1.病因与病理

凡原发肿瘤的瘤细胞经过淋巴管、血管或体腔侵入卵巢,形成与原发病灶相同病理特性的卵巢肿瘤,称为卵巢转移性肿瘤,占卵巢恶性肿瘤的5%～10%。体内任何部位的原发性恶性肿瘤均可转移至卵巢,最常见的原发部位为胃和肠道,其次为乳腺。常见卵巢转移性肿瘤为克鲁肯贝格瘤,大多来自胃肠道,肿瘤大小不等,多保持卵巢原形或呈肾形。镜下可见印戒细胞,间质内可见黏液,形成黏液湖。

2.临床表现

卵巢转移性肿瘤有其特有的原发病灶症状,①盆腔肿块:多为双侧性,多表面光滑、活动,少数也有单侧或较固定;②腹水征:由淋巴引流障碍和转移瘤渗出所致,绝大多数为淡黄色,少数血性;③腹痛:由于肿瘤向周围浸润或侵犯神经引起;④月经失调或绝经后阴道出血:部分卵巢转移瘤具有分泌激素功能所致;⑤恶病质:出现卵巢转移性肿瘤已是肿瘤晚期,故可表现消瘦、贫血、慢性面容等。发现双侧卵巢实性肿块,并伴有消化道症状时,应考虑到转移肿瘤的可能,并尽可能找到原发灶。

3.超声诊断

二维超声:双侧卵巢均受累,呈实性不均质肿块,可伴衰减,无明显包膜反射,但边界清晰,呈肾形;有时在盆腹腔可扫查到边界不清、形态不规则、与肠道等回声的肿块(图7-4-3),常常合并腹水(图7-4-4)。

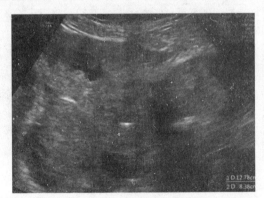 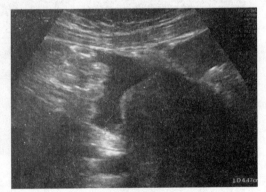

图7-4-3　转移性卵巢癌(手术证实)1　　　图7-4-4　转移性卵巢癌(手术证实)2

盆腔内可见不规则囊实混合性包块,边界不清,　盆腔内可见大量积液暗区,部分肠管漂浮其中

内回声不均,以实性为主

多普勒超声:瘤体内血流丰富,肿块内血流频谱以中等阻力($RI > 0.40$)为主(图7-4-5),很少记录到低阻血流,此点与原发性卵巢恶性肿瘤不同。

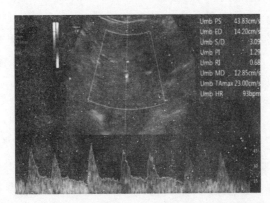

图 7-4-5 转移性卵巢癌(手术证实)彩色多普勒声像图

彩色多普勒显示实性肿块内可见血流信号,测得其中一支动脉频谱 RI 为 0.68

4.鉴别诊断

与卵巢原发性恶性肿瘤进行鉴别,需结合病史及临床症状。卵巢原发性恶性肿瘤多为单侧,阻力指数较低(RI≤0.40):卵巢转移性肿瘤多为双侧,阻力指数 RI>0.40。

5.临床价值

原发性和转移性卵巢肿瘤有着不同的治疗和预后,因此确定卵巢肿瘤是原发还是继发非常重要。如果不能发现或诊断卵巢转移肿瘤,则需二次手术或失去手术机会。有 38% 转移到卵巢的肿瘤是在原发灶之前发现,超声准确诊断卵巢转移肿瘤,则可避免二次手术。

(三)卵巢良恶性肿瘤的鉴别诊断

卵巢肿瘤的种类繁多,形态各异,超声常表现为囊性、实性和混合性肿块,卵巢良性肿瘤大部分结构较规则,属于少血供型;卵巢恶性肿瘤形态多不规则,属于富血供型。具体鉴别要点见表 7-4-1。

表 7-4-1 良性与恶性卵巢肿瘤的鉴别诊断

鉴别点	卵巢良性肿瘤	卵巢恶性肿瘤
年龄	多为生育年龄	多为幼女,年轻或绝经后妇女
病程	病程长、进展缓慢	病程短、进展迅速
症状	多无	消瘦乏力甚至恶病质
体征	多为单侧,表面光滑,可推动,无腹水	多为单侧,表面凹凸不平,固定,伴腹水
物理性质	多为囊性或囊性为主的混合性	多为实质性或实质性为主的混合性
轮廓回声	形态规则,边缘整齐,壁薄光滑,轮廓线连续	形态不规则,边缘不平整,壁厚薄不均,轮廓线间断
内部回声	囊性者内部为无回声区或伴少量光点,间隔纤细,实质性者内部回声规则,均匀	囊性者间隔局限性增厚,实质性或混合性者内部回声强弱不均
后壁回声	一般无衰减或回声增强	常有衰减
周邻回声	无周围浸润、转移、腹水	与子宫等周围组织浸润粘连,常伴腹水、腹腔淋巴结肿大、肝转移等

鉴别点	卵巢良性肿瘤	卵巢恶性肿瘤
血流信号	不丰富	丰富,呈高速低阻动脉频谱

五、其他卵巢病变

卵巢及卵巢肿瘤在特定情况下会发生肿瘤蒂扭转、破裂、瘤内出血、卵巢及附件扭转等。此类病变的共同临床特征为突发下腹痛,伴恶心、呕吐,盆腔内可扪及张力大之包块,压痛明显;大多数有跳跃、剧烈运动、快速体位改变、排便或撞击史。超声检查是重要的辅助诊断和鉴别诊断的方法。

(一)超声诊断要点

1.卵巢肿瘤蒂扭转

声像特征包括原发病灶的瘤体特征加上肿瘤与子宫之间的扭转蒂部的"麻绳状"低回声。瘤体为囊性时,可见囊壁水肿,呈均匀增厚;瘤体为实性者,其内回声减低或因伴有缺血坏死,透声性增加。扭转程度不同,"麻绳"的螺旋数量不同,横切面呈一低回声多层同心圆状结构。血流信号可反映扭转程度轻重,扭转初期或较松时,蒂部尚可见同心圆状血流信号(图7-4-6);扭转圈数多、时间较长时,原发病灶的肿瘤内出现坏死、出血,使得内部回声杂乱,其内部、包膜及扭转的蒂部均无血流信号。

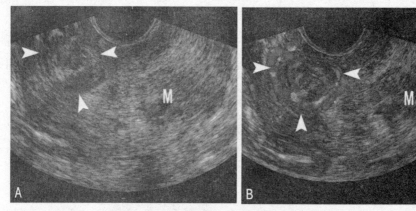

图 7-4-6 卵巢肿瘤蒂扭转蒂部灰阶与 CDFI 声像

A.卵巢肿瘤蒂扭转蒂部灰阶声像;B.卵巢肿瘤蒂扭转蒂部 CDFI 声像;M.卵巢肿瘤;箭头:扭转的蒂部

2.卵巢囊肿破裂

子宫旁附件区囊性为主的肿块,边界不清,形状不规则,呈塌陷状;或者原有的囊肿突然变小,囊壁塌陷(图7-4-7);腹腔内出现游离积液,超声常无法显示破裂口具体位置,偶尔可见囊肿与腹腔积液相通。合并出血时,积液内可见云雾状低回声,单纯囊肿破裂时积液为无回声。CDFI 示不规则囊性肿块近子宫侧包膜可见血流信号,具有原发囊肿的血流供应特征。

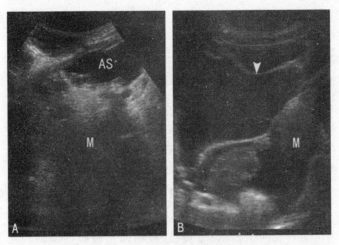

图 7-4-7　卵巢畸胎瘤破裂声像

经腹扫查卵巢畸胎瘤破裂声像。A.卵巢畸胎瘤破裂灰阶声像;B.卵巢畸胎瘤破裂灰阶声像。M:卵巢畸胎瘤;AS:腹腔积液;箭头:腹腔积液

3.卵巢肿瘤瘤内出血

恶性卵巢肿瘤生长速度较快、瘤体组织坏死时可发生瘤内出血。卵巢囊性肿瘤内出血时,肿瘤内见区域性絮状回声或云雾状回声,内无血流信号。声像图无特异性,其诊断往往需结合腹痛症状以及通过对比以往附件肿块的声像变化考虑。

4.卵巢扭转

卵巢扭转多发生在青少年,无卵巢囊肿或肿瘤病史。超声检查双侧卵巢不对称,扭转侧卵巢肿大,内回声减低,因多数合并输卵管扭转,扭转蒂部呈麻绳状增粗,多普勒超声显示增大卵巢内无血流信号(图 7-4-8)。

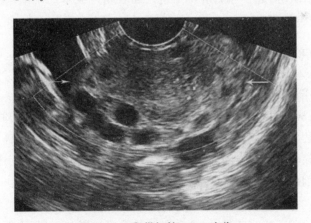

图 7-4-8　卵巢扭转 CDFI 声像

经阴道扫查卵巢扭转声像。箭:卵巢

(二)鉴别诊断

1.上述卵巢病变的临床表现与外科其他急腹症相似,尤其后者合并卵巢占位病变时更难鉴别,需紧密结合临床症状和体征以及结合以往妇科超声阳性结果鉴别。

2.上述卵巢病变的临床症状和附件占位与异位妊娠相似,应根据妊娠相关病史、血 HCG 水平相鉴别。

(三)注意事项

1.以上卵巢病变的超声图像大多数没有特异性,均需密切结合病史进行诊断。

2.高分辨力的多普勒超声未能显示卵巢或卵巢内肿块血流信号,且在肿块与子宫之间出现"麻绳状"低回声,提示有卵巢及附件扭转。但扭转的肿块内探及血流并不能完全排除肿块扭转。扭转时仍然可见血流信号可能与不完全扭转、扭转早期等有关。

3.卵巢及卵巢病变发生慢性扭转时,若没有明确的腹痛病史,极易漏诊。

4.较小的囊肿、单纯性囊肿以及卵巢肿瘤浸润性生长引起的破裂,其症状相对较轻,容易被忽略。

5.肿瘤或囊肿内出血若无明显症状,很难被发现,使得肿瘤内部回声更为复杂,增加判断的难度。

第五节　乳腺疾病

乳腺作为最大的体表具有分泌功能的器官之一,具有性激素依赖性,在一生中受性激素的周期性变化表现为发育、退化等形态学变化。大量研究发现,近年来乳腺癌已经成为妇女恶性肿瘤的第一位,严重影响女性的心身健康,乳腺恶性肿瘤的早期发现和早期治疗已经成为我国医疗卫生的重要任务之一。

乳腺超声检查始于 20 世纪 50 年代,首先应用脉冲法 A 型超声对乳腺组织及乳腺肿物进行探测。利用灰阶超声能清楚显示乳腺正常及其病理结构的解剖特征。20 世纪 70 年代后期我国开始在临床上应用实时超声检查乳腺疾病。随着超声技术的不断发展,目前已作为临床上重要常规辅助检查方法之一。

一、乳腺的解剖

(一)乳腺的解剖

正常成年女性乳房为对称性的半球形,位于前胸廓相当于第 2~6 肋间水平。乳腺是汗腺组织的一种类型,内达胸骨旁,外至腋前线,外上方呈角状伸向腋窝的腺体组织称为 Spence 腋尾区,在乳癌根治切除时该结构具有重要意义,手术时的解剖分界包括上述范围。乳房中央前方突起为乳头,其周围色素沉着区为乳晕。

1.位置与形态

乳腺位于前胸壁两侧,相当于第 2~6 肋骨的浅筋膜浅层与深层,内侧为胸骨缘,外侧达腋前线或至腋中线,轮廓均匀,呈圆锥形,两侧大小相似。为定位需要通过乳头中心做垂直线和水平线,再绕乳晕外做环行线,将乳房分为 5 个区,即外上象限、外下象限、内下象限、内上象限及乳晕区;此外还可以按时钟法结合距离乳头进行定位,协助临床手术。

2.乳管

乳腺导管系统为输乳管反复分支形成的树枝状的结构。直径一般 2.0～4.5mm，随导管分支逐渐变细，分支处直径略增大，95％以上的分支导管与上一级导管主轴延长线的夹角＜90°，随分支变细则夹角增大，甚至与上一级导管主轴线呈直角相交，这些结构特点有利于乳汁的分泌和排泄。

3.乳腺叶

乳腺系从大汗腺衍生而来的复管状腺，是乳腺组织独立的结构单位，由乳管、乳腺小叶及腺泡组成。成人的乳腺有 15～20 个乳管系统，每 1 系统组成一个乳腺叶，腺叶之间具丰富的脂肪结缔组织，称为叶间结缔组织。乳管系统由乳头皮肤开口部起始向四周辐射，同时乳头区域还有 2～3 个皮脂腺。每个小叶有输乳管，管径为 2～3mm，输乳管以乳头为中心呈放射状排列，在乳头的基底部呈壶腹样膨大，直径 5～6mm，称为输乳窦。输乳窦在乳头尖端处再行变细，最后以点状开口于乳头；继乳窦之后为较窄的短管，而后为膨大的乳管壶腹，其后为大乳管，再分支为中小乳管，最后为末端乳管而与腺泡相通。每个乳腺含有 15～20 个呈轮辐状排列的腺叶、腺小叶及 10～100 个腺泡组成；腺叶之间、腺叶与腺泡之间均有结缔组织间隔。腺叶间上连皮肤与浅筋膜浅层，下连浅筋膜深层的纤维束称为 Cooper 韧带，亦称为乳腺悬韧带，使乳腺保持一定的活动度，各腺小叶内与腺泡相通的乳管，向乳头方向汇集形成腺叶乳管，逐渐增大形成壶腹，再分成 6～8 个开口于乳头表面；大乳管形成壶腹的膨大处，是导管内乳头状癌的好发部位。乳管内衬有上皮细胞，其基底层（生发层）明显增生时，可形成不同的病变，如囊性增生病和导管癌等。

（二）乳腺血管分布

分布于乳腺的动脉主要包括胸肩峰动脉、胸外侧动脉、乳腺动脉、胸廓内动脉、肋间动脉穿支等。

1.胸肩峰动脉

多起自腋动脉，行走于胸小肌后方；少部分行走于胸小肌上缘，穿锁胸筋膜或胸小肌后即分出数支肌支行于胸大小肌之间，除供应胸大小肌外，并分出乳腺支供应乳腺深面组织。

2.胸外侧动脉

位于胸小肌深面、胸肩峰动脉起点下方，起自腋动脉，向外下紧贴胸壁前锯肌表面，沿胸小肌下缘向下，止于胸小肌的胸壁起点附近后侧，供应胸小肌、前锯肌等胸壁肌肉和皮肤以及乳腺外侧部分。

3.乳腺动脉

起自肩胛下动脉起点上方、胸外侧动脉起点的下方，由腋动脉发出，向内下前方向进入乳腺的外上方，供应该区域的乳腺。

4.胸廓内动脉、肋间动脉穿支

胸廓内动脉起源于锁骨下动脉，行于肋软骨后方，壁层胸膜前，一般距胸骨缘 1～1.5cm，其中在第 1～4 肋间有穿支穿肋间肌、胸大肌后支配乳腺内侧份乳腺组织。肋间动脉的穿支在第 2～4 肋间较明显，其穿出点位于胸廓内动脉穿出点的外侧 2～3cm，支配乳腺胸肌及乳腺，由于其分支细小，对乳腺的血供意义不大，在乳腺癌根治术时注意结扎之，以免术后出血。乳腺内侧的血供主要来源于胸廓内动脉和肋间动脉穿支。

5.乳腺的静脉回流

为乳腺癌血行转移的最重要途径。在乳腺皮下浅筋膜浅层存在着丰富的乳腺静脉网,分为横向和纵向两种。横向的静脉网汇合向内形成胸廓内静脉穿支,伴随胸廓内动脉穿支穿胸大小肌、肋间肌内注射入胸廓内静脉,后者与同名动脉伴行。乳腺的纵向浅静脉向上与颈根部的浅静脉相交通,可注入颈前静脉。

腋静脉的属支包括胸肩峰静脉、胸外侧静脉、乳腺静脉、肩胛下静脉等与同名动脉相伴行,引流乳腺上、外侧的静脉血。与肋间动脉穿支伴行的为同名静脉,引流乳腺深部的血液回流,向内注入肋间静脉,进而注入奇静脉或半奇静脉,后二者与椎静脉相交通,乳腺癌细胞可经此途径较容易地进入椎静脉系统,从而引起椎骨、颅骨以及盆骨等的转移。

(三)乳腺的淋巴结和淋巴引流

乳腺的淋巴系由皮肤和乳腺小叶间的浅深两层淋巴管网和淋巴管丛所组成。浅层向乳头、乳晕下集中,而后再经毛细淋巴管注入深层淋巴管网。在胸前壁和外侧壁呈扇形分布,集中走向腋窝,并注入腋淋巴结。

1.乳腺内部淋巴回流

乳腺表面皮肤的淋巴引流类似机体其他部位的皮肤,由浅层和深层淋巴管网组成。浅层的毛细淋巴管网位于真皮下层,无瓣膜;乳腺组织内淋巴构成深层淋巴管网,含瓣膜,与浅层相比较为疏松且管径较粗,在乳头和乳晕下方形成相对致密的网状结构,称为乳晕下淋巴管丛。乳腺内的淋巴管起源于小叶周围,与各级导管相伴行,与乳腺的各级导管结构不同的是淋巴管之间相互吻合成网状,并汇集成集合淋巴管,乳腺实质内的淋巴管网与乳晕下淋巴管丛相交通,集合淋巴管可能伴随深静脉汇入相应的淋巴结。

2.乳腺外部的淋巴回流

乳腺外的淋巴引流区在生理状态下主要包括两大部分,即腋淋巴结区和乳内淋巴结区,一般认为约75%的乳腺淋巴液流向腋淋巴结区,而约25%的乳腺淋巴液流向乳内淋巴结区。

3.腋淋巴结解剖学分群

(1)外侧群淋巴结:沿腋静脉内侧排列的腋淋巴结,又称腋静脉淋巴结,乳腺癌手术清扫该组淋巴结时不需打开腋鞘,可有效地避免术后上肢水肿。

(2)前群淋巴结:位于前锯肌表面、胸小肌下缘,沿胸外侧动、静脉分布,又称胸肌淋巴结。

(3)后群淋巴结:位于肩胛下动、静脉及胸背神经周围,又称为肩胛下淋巴结,在清扫该群淋巴结时注意避免损伤胸背神经及肩胛下动静脉,结扎切断肩胛下血管的乳腺支,以避免术后出血。

(4)中央群淋巴结:位于腋窝中央的脂肪组织内,是临床体检最易发现的淋巴结群,当上肢内收放松时,可以触及该群淋巴结,本组是腋淋巴结中最大、数目最多的。

(5)尖群淋巴结:位于锁骨下肌下内方、胸小肌上缘及内侧、胸锁筋膜深面、Haslted 韧带外侧、沿腋静脉排列,其所处的位置是腋窝的顶端,因其又位于锁骨下,故又称锁骨下淋巴结,是乳腺癌根治术时必须清除的淋巴结,与锁骨上淋巴结相交通。

(6)胸肌间淋巴结位于胸大、小肌之间的血管周围的脂肪内,沿胸肩峰血管肌支分布,又称为 Rotter's 淋巴结。

根据解剖学对腋淋巴结分群在手术时淋巴结的清扫中具有指导意义,各群淋巴结之间有着丰富的淋巴干相连接,任何一群淋巴结受累及均可以汇集到尖群淋巴结,而尖群淋巴结与锁骨上淋巴结、纵隔淋巴结相交通,其淋巴干可直接注入颈内静脉或锁骨下静脉,引发锁骨上、纵隔淋巴结转移或血行播散。但该分群方法不适用病理科医师,因无法在标本上进行淋巴结定位,故解剖学分群的临床意义受到限制。

从乳腺癌的转移特征和病理学角度出发,腋窝淋巴结分群目前较为容易接受并能应用的是以胸小肌为标志三群腋淋巴结。Ⅰ组或称下群:胸小肌下缘的所有腋淋巴结。Ⅱ组或中群:胸小肌上、下缘之间的淋巴结,包括胸小肌深面和胸大小肌之间的淋巴结。Ⅲ组或称为上群:胸小肌上缘的腋淋巴结。

二、乳腺的发育

乳房的发育特别是女性一生具有较大变化,受许多因素的影响,如胚胎发育的过程、内分泌、脂肪的代谢和分布,皮肤质量和长时间重力效应等。按照女性乳房的发育过程,可以分几个阶段:胚胎期、幼儿期、青春期、生育年龄期(成年期)、妊娠期、哺乳期和老年期。不同时期乳房的形态不同,这种变化是延续的、有规律的,主要是受内分泌激素的调节影响。

(一)胚胎期

胚胎期是乳腺形成和发育的第一阶段,由外胚层分化形成。胚胎第 6 周,外胚层上出现乳腺生发线,简称乳线。乳线位于胚胎躯干前壁两侧,由外胚层细胞局部增殖变厚形成嵴状的乳房始基,乳房始基由4~5层移行上皮细胞构成,其深层即为富于腺管细胞。妊娠第 9 周,乳线的上 1/3 和下 1/3 乳房始基开始退化,仅保留位于胸部 1/3 继续发育,首先外胚叶细胞层向其深层的中胚叶细胞下陷形成凹状结构,表皮的基底细胞也随着增生而同时下降,形成乳芽,并参与两侧乳房发育。妊娠第 3 个月,乳芽近端形成小叶芽,即乳腺腺泡的原始结构,乳芽远端发育成乳管和乳头。胎儿时期和出生后,甚至青春期前这种结构基本不发生变化。如果在胚胎期乳腺上下部分未完全退化,可形成正常部位以外的乳腺组织,即副乳,副乳可以有 1 个或者是多个。如果胚胎期乳线全部退化或者一侧全部退化,则表现为先天性乳房缺失或单侧乳房缺失。

(二)幼儿期

胎儿出生后进入婴幼儿期,胎儿时期由于受母体的性腺和胎盘产生的性激素影响,乳房有一定程度的发育和生理性活动。出生时无论男女乳房均可略隆起,并可触到 1~2cm 大的结节,挤压乳头时可见乳汁样分泌物,称为巫乳,一般在出生后 2~3 天出现,1~3 周逐渐消失,随后乳腺进入幼儿期的相对静止状态。在 10 岁左右,女孩在下丘脑部和脑垂体的激素分泌量逐渐增加,刺激卵泡发育并分泌性激素,为青春期的发育做好准备。

(三)青春期

青春期是乳腺发育最重要的时期,受性激素等影响男女乳房发育出现明显区别。女性随着下丘脑和脑垂体促性腺激素的分泌量增加,导致卵巢内卵泡周期性发育和生长,从而引起女性体内性激素的周期性变化,在雌激素的作用下,内外生殖器官不断发育增大,女性第二征象也相继出现,如腋毛和阴毛出现,脂肪分布于肩、胸、臀部而形成女性体态。乳房在性激素和垂体激素的作用下,乳腺小叶细胞增生和小叶不断形成,乳腺组织不断丰满,乳头乳晕也相继增大,且色泽逐渐加深。进入青春期大约1年后,整个乳房呈盘状,一般青春期3～5年,在青春期末,也就是月经开始时,乳房的发育趋于完善,形状大多数呈半球形。此时的乳房皮下纤维、脂肪组织大量增加;乳管周围纤维组织增生,血管增多;乳管延长、扩张,并不断形成完全分支,但腺小叶尚未完全形成。男性乳腺的青春期发育开始晚于女性,发育程度也不甚规则;多数男性表现为乳房较前略突出,乳头下面可触及腺纤维组织形成的小结节,质地较硬,有轻触痛;一般在1～1.5年逐渐消失,否则可形成男性乳房肥大。

(四)生育年龄期(成年期)

成年期乳腺(又称为性成熟期乳腺)的变化特点为组织结构已经形成,但随月经周期和性激素的变化,乳腺组织也发生相应的变化,并且该期内还包括妊娠期和哺乳期。未孕妇女的乳腺同样有周期性变化。

成年未孕女性月经周期中由于垂体、肾上腺和卵巢的正常生理变化,乳腺在雌激素和孕激素的作用下,乳房发育与子宫内膜一样,呈现周期性变化,可分为增生期与月经期。

增生期:对应的是月经干净至下次月经来潮之前的时期,表现为卵巢内卵泡生长、成熟、排卵和黄体的形成、萎缩。性激素的升高、达峰和降低的周期变化,引起乳腺的乳管扩张,上皮细胞肥大增生,以乳管末端为明显,乳管周围有淋巴细胞浸润、纤维增生和间质水肿。整个乳房的变化为体积较前增大,尤其至月经前期,乳房变硬,部分可有发胀感,少数可触及乳房内的小结节,并有疼痛和压痛。月经后症状消失或减轻并逐渐恢复。

月经期:为月经来潮到月经干净的时间段。受低水平性激素影响,表现为乳腺的乳管末端和腺小叶的显著缩小,乳管收缩、上皮细胞萎缩、管周围纤维减少和淋巴细胞浸润减少。无论乳腺增生程度如何,增生期出现的乳房症状在此期内一般均可消失。

乳腺组织随月经周期变化而有增生或缩小,为本时期乳房的最大特点。

(五)妊娠期

妊娠后卵巢不再发生周期性变化,但妊娠黄体的持续存在,为孕妇体内提供大量的性激素,妊娠3个月后妇女体内的性激素和作用乳腺的相关激素基本上由胎盘产生。一般妊娠5～6周时,乳房开始逐渐增大和明显充血,孕妇常自觉乳房发胀或刺痛,乳房表面的浅静脉明显可见。妊娠前半期乳房增大最为明显。乳管末端小叶融合成大叶,管腔扩张成腺泡,上皮细胞呈立方形,细胞内出现脂肪小滴;以后大叶扩展,腺泡逐渐扩大,其内分泌物增多,乳管周围纤维因受压而大部分消失,代之以较多毛细血管,乳管内亦由分泌物充填。腺泡增生致乳房变韧。乳头增大着色,易勃起。乳晕着色,乳晕上的皮脂腺肥大形成散在的小隆起,称为蒙氏结节。如果妊娠期乳腺中的乳管末端未充分发展成乳腺小叶,在哺乳期将会出现乳汁不足。

(六)哺乳期

胎儿娩出后乳腺进入哺乳期,受体内性激素减少和泌乳素等分娩变化的影响,乳汁开始分泌。产后2～3天时乳腺腺叶细胞高度增生肥大,腺泡上皮排列成单行,其内充满乳汁,乳管周围纤维组织几乎消失,代之为毛细血管,腺泡和乳管普遍扩张,内储乳汁和细胞脱落物。腺小叶的增生发育。哺乳期后期,随断乳的情况乳腺改变各不相同。如产后不哺乳,乳管内压力渐高,乳管扩张,压迫管壁和乳腺小叶,导致乳腺结构发生退化性改变,以致于乳房复原后其体积小于妊娠前的水平。若产后哺乳,则乳汁持续分泌,其分泌期长短不一,一般在分娩后8个月左右乳汁分泌开始逐渐减少,乳腺开始退化,此时断乳很快就停止泌乳,并且乳腺复原后体积影响不大,但也有人较妊娠前乳房体积增大,原因是妊娠前一些静止的腺小叶在哺乳期得以充分发育的缘故。若泌乳减少后仍坚持哺乳则对乳腺组织消耗较大,特别是不规则哺乳的妇女,会使乳房松弛下垂,原因是乳腺基质中的纤维组织增生小叶消耗。一般而言,断乳后数月乳房的形态即可完全复原。

(七)老年退化期

女性乳房进入成年后期,其腺体内脂肪渐增多,而乳腺小叶和乳管等腺结构逐渐减少或萎缩,乳腺组织周围的纤维组织增生且较为致密,这种变化的程度与分娩的次数多少有关,分娩次数少或未分娩者变化较轻且晚。由于脂肪的沉积以及乳房皮肤的松弛,乳房逐渐下垂,并随着年龄的增加而越发明显。进入老年期,由于机体内分泌的变化,乳腺结构也相应发生变化,乳管周围的纤维增多,并可出现钙化,小乳管和血管逐渐硬化而闭塞,乳房内仅仅充满了纤维和脂肪组织。肥胖者以脂肪居多,瘦者以纤维组织居多,乳房瘦小而干瘪,腺体组织逐渐萎缩而减少,乳腺形态变形、变薄。

三、正常乳腺的超声特征

乳腺超声检查技术经过半个世纪的发展,已经发生了巨大变化;从早期低频探头发展到现在的高频探头,从需要水囊作为介质到目前直接放置乳腺表面进行检查,而且图像质量和成像速度等均明显提高,并且不断有新的技术(如三维超声、弹性超声和超声造影)应用在临床诊断中;而且超声也广泛应用在临床治疗目的中(如介入超声、术前定位等);从而在临床诊断和治疗中起到不可替代的价值。

(一)乳腺超声设备和检查要求

乳腺位于胸前壁皮下,距离表皮较浅,超声检查时不需要超声过大的穿透能力,故可以使用相对频率较高的超声波,从而提高图像的空间分辨力,相对而言乳腺结构随时间变化不大,因此,不需要时间分辨力过高。所以乳腺超声检查时的要求有以下几点。

1.超声探头频率要求

应该是在保证穿透深度所需的前提下,尽可能使用高频率。目前临床常用的探头频率范围为5～17MHz,宽频探头使得近区使用更加高的频率,远区应用相对低的频率,从而保证图像近区的分辨力和远区图像的穿透力,探头宽度一般为38～50mm。

2.深度要求

最深以显示胸大肌筋膜为准。

3.增益和TCG条件

通过增益和TCG调节,图像明暗适中,结构层次清晰显示。

4.检查时患者体位

取仰卧位或者对侧斜卧位(如果乳腺过大,倒向同侧,则身体向对侧倾斜),检查侧手臂尽量上抬外展抱头,充分暴露乳腺及同侧腋下。

5.探头扫查方式

以乳头为中心,进行360°的钟表指针样旋转或探头自上而下,自左而右在乳腺表面的矩形范围内移动扫查全部乳腺。扫查区域应当存在重叠,并且包括乳晕和腋下。

6.彩色超声和多普勒超声

当发现病灶或可疑区域时,可以启动彩色超声观察相应区域的血流信号存在情况,彩色超声检查时应选择合适的彩色超声频率、增益和敏感性,以便能显示低速血流信号。但彩色超声检测到血流信号存在时,可利用多普勒超声测量血流动力学参数,从而间接判断血流速度、血流量等信息。

7.超声新技术

(1)三维成像:三维超声是利用计算机技术对二维图像的立体重建,从而为超声医师提供具有空间关系的超声图像,并可以在计算机帮助下完成体积的测量。三维超声联合彩色(或能量)超声可观察组织内部血管的分布、走向等,同时可以提供常规二维平面不能获得的冠状面。在冠状面上,最大的特征肿块周边产生汇聚现象,类似于星芒或者太阳,国内外不同学者称为汇聚征或者太阳征。

(2)弹性成像:技术检测的是组织的软硬度,通过测量不同组织的弹性(硬度)从而评估可能的组织成分,为鉴别良、恶性肿瘤提供不同于传统超声的信息。多数研究数据显示,恶性肿瘤的硬度较高。但是由于不同仪器的不同设定,目前弹性成像没有统一的标准,而且第一代弹性成像技术以外力作为弹性源,因而会受到操作者的主观影响。第二代弹性成像采取了内源性的加压,但是尚没有形成一致的认识。

(3)造影增强成像:超声造影技术为利用微泡造影剂增加血管内超声波的非线性回波信号进行成像,在肝病的诊断和鉴别中已经广泛应用并达到临床的认可;由于超声造影剂适用的频率段相对低,在高频的乳腺超声检查中的应用价值仍在探索之中。国内外文献报道超声造影技术在乳腺良、恶性疾病的鉴别中有一定的帮助;但由于文献报道差别较大,目前仍缺乏公认的诊断标准,需要临床进一步的研究和验证。

(二)乳腺超声检查指征

1.诊断目的

(1)可扪及的乳房肿块。

(2)放射学(钼靶)发现为致密的乳房者。

(3)乳腺 X 线图像上不能确定的病变是否存在者。

(4)有乳腺 X 线检查禁忌时(如妊娠、哺乳和<30 岁)的可疑病变。

2.介入治疗目的

(1)超声引导下囊肿穿刺和抽吸。

(2)实质性肿块的细针抽吸和活检手术。

(3)术前或者术中进行乳癌的定位引导切除。

（4）前哨淋巴结活检和瘤旁注射。

3.术后随访

（1）乳房切除术或者肿块切除术后肿胀的术后诊断和随访。

（2）乳房切除术后胸壁上结节性质的评判。

（3）术后血肿和积液的诊断、治疗及随访。

（4）假体随访（例如渗漏）。

（三）乳腺检查的手法和测量

病灶的测量应该选取最大径线的切面进行，然后取与之垂直的最大切面上进行二次测量。从而获取病灶的相互垂直的 3 条最大经线。肿块边界清晰时按照边界测量，肿块边界模糊时，测量的范围应包括肿块的边缘部分和周边的声晕，但是声晕不一定包含肿瘤细胞，可能仅是结缔组织反应性增生或者是纤维腺体实质组织的压缩，但是应当作为肿块的边界部分一并测量，测量时应注意在第一个最大平面上测量平行皮肤的最大经线和垂直皮肤的最大经线，另一最大平面上测量第 3 条经线，同样为平行皮肤测量。

（四）正常乳腺组织超声图像特征

正常乳腺的声像图由浅入深依次为以下几层。

1.皮肤

呈带状强回声厚度 2～3mm，边缘光滑整齐。

2.浅筋膜和皮下脂肪

浅筋膜呈线状高回声，脂肪组织呈低回声，由条索状高回声分隔，境界欠清。

3.乳腺腺体

因人而异，厚薄不一，通常厚度为 1～1.5cm，由腺叶、小叶、腺泡、导管及脂肪等组成。在老年人可萎缩仅 3mm，腺体呈中高回声，间夹杂有低回声，排列较整齐。腺体与皮肤间有三角形的中强回声韧带，称为库柏韧带，其后方回声可衰减；深筋膜：筋膜呈线状高回声，光滑整齐，筋膜间脂肪呈低回声；胸肌及肋骨：胸肌为梭形的均质低回声区，肋骨为弧形强回声，其后方衰减为声影。整体的乳腺超声表现有均匀和不均匀两种，均匀的乳腺在声像图上表现为连续一致的脂肪、韧带、纤维及腺体组织回声，从乳头、乳晕至周边组织腺体逐渐变薄。乳腺的不均匀可以表现为局部性或者弥散性的，声像图表现为腺体不规律的增厚、回声的增强或者减弱等。

4.乳腺后方组织

主要包括胸前壁肌肉和筋膜，超声图像上表现为肌肉的低回声和筋膜的高回声；体型瘦小时可以显示肋骨回声，尤其肋骨的横断面上呈前方的弧形强回声、中间的弱回声伴后方声影；肋骨回声往往表现为规律排列以及平行肋骨扫查时呈长条状，从而可以和乳腺或前胸部占位区别。

四、乳腺增生

（一）病因与病理

乳腺属性激素靶器官，与子宫内膜一样受卵巢内分泌周期性调节变化，当卵巢内分泌紊乱,雌激素分泌过多而黄体酮相对减少时,包括乳腺小叶、小叶间质脂肪及结缔组织均受分泌影响,导致分泌物增加、潴留,引起导管扩张和囊肿形成,同时导致间质结缔组织过度增生与胶原化及淋巴细胞浸润。根据病变形态和组织学特征乳腺增生可分为乳腺小叶增生、乳腺囊性增生和乳腺腺病三类。

(二)临床表现

本病好发年龄为35～50岁。本病主要表现为双侧乳房胀痛和乳房肿块。疼痛为周期性,即疼痛始于月经前期,经期及经后期明显减轻,疼痛可向腋窝及上肢放射。两侧乳腺可发生多个大小不等结节,触诊呈片状或结节状,大小不一,质地不硬,可推动。肿块随月经周期变化,经期增大、变硬,经后期缩小、变软。该病可不治自愈。

(三)超声诊断

1.单纯性乳腺小叶增生

乳腺组织增粗,小叶见纤维组织结构紊乱,回声分布异常,典型表现为"豹纹"征或"斑马"征,末梢导管可轻度增宽(图7-5-1)。

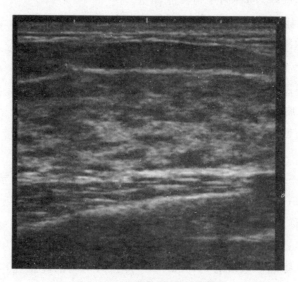

图 7-5-1　单纯性乳腺小叶增生

腺体表现为"豹纹"征

2.乳腺囊性增生

腺体内可见大小不一、圆形或类圆形无回声区(图7-5-2),单纯囊肿囊壁光滑,透声好,若囊壁光滑并且与导管相通,形成导管囊性扩张(图7-5-3)。

3.乳腺腺病

腺体层增厚或不增厚、结构紊乱、回声分布不均、导管可轻度扩张,腺体内可见一个或数个回声强度不一的结节,呈肿瘤状(图7-5-4),形态常不规则,边界清晰或不清晰,血流常不丰富,多为低速低阻频谱,阻力指数小于0.70。

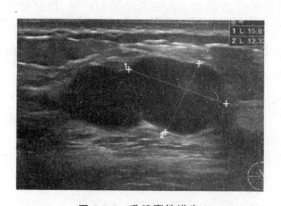

图 7-5-2　乳腺囊性增生 1

腺体内囊肿形成,囊壁光滑,透声好

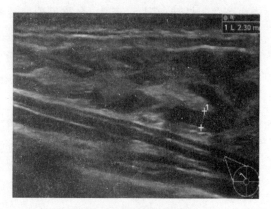

图 7-5-3　乳腺囊性增生 2

腺体内乳腺导管扩张

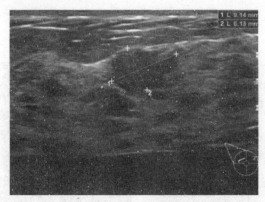

图 7-5-4　乳腺腺病

增生呈肿瘤样

(四)鉴别诊断

1.与乳腺癌相鉴别

乳腺癌常为低回声肿块,位置相对固定,肿块边界不清,形态不规则,后方回声可衰减,有时可见微小钙化,内部可探及动脉频谱,呈高阻力型。

2.与乳腺囊肿相鉴别

乳腺囊肿超声表现为腺体内局限性无回声区,界清、光滑,后方回声增强,一般无临床症状,与月经周期无关。

(五)临床价值

乳腺增生是乳腺疾病最常见的类型,超声普查可及早发现;对于患者乳房疼痛或乳房内结节感,结合病史特点及声像图特征可帮助临床做出准确诊断。

五、乳腺炎

(一)病因与病理

本病最常发生于产褥期,多见于初产妇,亦可见于妊娠期。90%为哺乳期妇女,产后 2～4

周由革兰阳性球菌引起,其中,金黄色葡萄球菌及链球菌常见。乳头及周围的破损,使细菌沿淋巴管侵入蔓延至乳管,乳汁淤积有利于入侵细菌进一步生长繁殖。随着病程加重,炎症可沿腺叶间组织从一叶蔓延至另叶,形成数个脓肿。较深的脓肿向浅层发展可形成乳房前脓肿,向深处延伸,可在乳腺和胸大肌间松弛蜂窝组织形成乳房后脓肿。

(二)临床表现

乳腺炎早期乳房胀痛,乳房肿大,压痛明显,皮肤发红、发热,有波动性疼痛,可有寒战、高热及同侧淋巴结肿大。压痛性肿块软化形成脓肿。

(三)超声诊断

1.二维超声

(1)急性期病变区皮肤增厚、水肿,腺体呈不规则低回声结节状,边界不清(图7-5-5)。

(2)脓肿形成早期,肿块呈囊实性,壁厚、不规则,内回声不均,见密集点状或云雾状弱回声(图7-5-6),探头加压可见流动,肿块内部可呈多房性改变(图7-5-7)。脓肿完全液化时,内部为无回声区,界清。

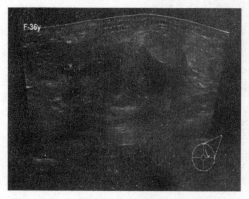

图 7-5-5　乳腺炎 1

腺体内弱-无回声区,边界不清,形态不规则

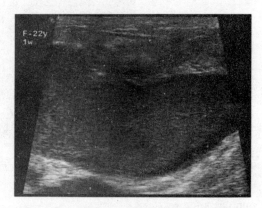

图 7-5-6　乳腺炎 2

乳腺内脓肿形成,脓液黏稠,呈云雾状

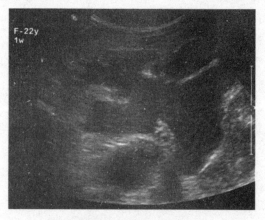

图 7-5-7　乳腺炎 3

乳腺脓肿,呈多房性改变

（3）慢性乳腺炎时，病灶可大小不一，多数边界不清，慢性脓肿壁厚、不光滑，内有脓液，后方回声增强；当脓液吸收不全时，病灶表现为不均匀低回声；病灶完全吸收后被瘢痕代替，后方回声衰减。

2.彩色多普勒超声

炎症早期血流不丰富，血流阻力较高在 0.70 左右，脓肿形成后其周边可见较丰富血流信号，血流速度加快，阻力降低至 0.57～0.68。

（四）鉴别诊断

1.与炎性乳癌相鉴别

二者在临床上均可表现为红、肿、热、痛等症状，且二者声像图非常相似，结合患者病史及治疗后随访有助于鉴别。

2.与乳腺癌相鉴别

后者声像图显示为低回声衰减肿块，边界不整，形态不规则，且常见的乳腺癌一般无乳腺炎的炎性症状。

3.脓肿应与乳腺囊肿相鉴别

前者内部呈不均匀无回声区，壁厚、不规则，后者囊壁光滑，透声好，可见与导管相通，且无炎性症状。

（五）临床价值

超声可明确脓肿的大小、是否液化完全，可动态观察治疗后变化，同时可行超声引导下脓肿穿刺治疗，对临床诊治有较高的价值。

六、乳腺纤维腺瘤

（一）相关临床

乳腺纤维腺瘤是由导管上皮和纤维组织两种成分增生而形成的。发病年龄以 20～40 岁多见，在女性发育旺盛的阶段，雌激素分泌亢进时，容易发生本病。

患者一般无症状，偶然发现乳腺内有一硬结，呈圆形及椭圆形或呈分叶状，表面光滑，质地中等，可活动。可单发，也可多发。病程长的纤维腺瘤可发生玻璃样变、黏液变性和钙化。

（二）超声特点

（1）肿瘤形态规则，呈圆形或椭圆形，也有呈分叶状（图 7-5-8）。

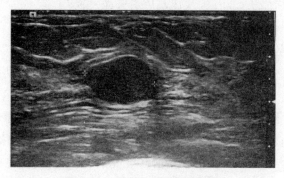

图 7-5-8　乳腺纤维腺瘤声像图

呈低回声，椭圆形，边界光滑，有包膜

（2）肿瘤呈低回声，回声均匀，有包膜，横径大于前后径，纵横比＜1。

（3）CDFI：较小的纤维腺瘤往往无彩色血流信号出现；较大的肿瘤周边及内部均可见彩色血流信号，呈环绕走行，可见少许点状或条状分布，走行及形态均规则（图7-5-9）。

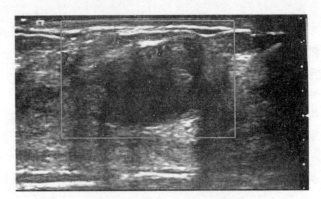

图7-5-9　乳腺纤维腺瘤彩色多普勒超声图

呈椭圆形，有包膜，周边有点状血流信号

（4）频谱多普勒可测及低速动脉血流。

（三）诊断要点

纤维腺瘤是乳腺良性肿瘤中很常见的一种。典型的纤维腺瘤的诊断并不困难，只要在年轻的妇女发现乳腺内实性结节，触之可以活动，光滑，有韧性。超声显示圆形或椭圆形，低回声，边界清晰，有包膜，少血流，诊断本病并不困难。对于不典型的纤维腺瘤，应该与乳腺癌相鉴别。如果诊断有困难时，穿刺活检或切除仍然是最佳的选择。

七、乳腺导管内乳头状瘤

（一）相关临床

乳腺导管内乳头状瘤可分为位于乳晕区的中央型（大导管）乳头状瘤及起源于末梢导管小叶单位的外周型乳头状瘤。中央型乳头状瘤可发生于任何年龄，但大多见于40～50岁之间。

单侧乳头血性溢液是最常见的临床症状，少数病例可在乳晕区触及肿块。外周型乳头状瘤患者常无明显的临床症状，常因X线或超声检查而发现。

（二）超声特点

显示导管扩张或呈囊状扩张，导管内有乳头状肿物，CDFI显示实性部分可见血流信号（图7-5-10）。挤出分泌物脱落细胞检查找到瘤细胞对明确诊断有帮助。

（三）诊断要点

本病如有典型的症状，并有分泌物进行检查，本病的诊断并不困难。但应与乳腺导管扩张症、乳腺囊肿及导管内乳头状癌相鉴别。由于导管内乳头状瘤有时可合并有不典型增生或者导管内乳头状癌，病变变异大，因此如果术前怀疑此病，应及时进行完整的手术切除。如果患者高龄，既往手术切除后复发，病灶范围大，血流丰富，应该考虑恶性肿瘤的可能，及早进行手术切除，是最佳的治疗方案。

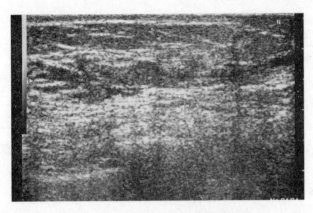

图 7-5-10　乳腺乳头状导管瘤声像图

女,80 岁。右乳血性溢液就诊。超声显示右乳内上象限可见导管扩张,管腔内有中等回声团,为多发导管内乳头状瘤,局部区域伴不典型增生;N:乳头

八、乳腺错构瘤

乳腺错构瘤是一种残留的胚芽在出生后异常发育所形成的畸形生长物,由混合着不同数量的纤维、脂肪组织及乳腺导管和小叶组成。此瘤少见,多发生于 30 岁以上,国内也有报道 1 岁 8 个月发现的。此病常在无意中被发现,肿瘤大小在 2～8cm,在瘤体密度减低的背景下出现密度不均匀是本病的 X 线征象。

(一)超声表现

乳腺错构瘤超声表现多样,通常为椭圆形或圆形,少数为分叶状。大部分表现为内部回声较均匀,也可为不均匀,高与低回声混杂存在(图 7-5-11),内部回声强弱和分布取决于肿瘤内各种成分的不同比例,纤维成分越多,呈现越多的高回声。可压缩性是该瘤的另一特征,其程度取决于肿瘤内脂肪成分的多少。大部分较大肿瘤周边有细薄的包膜样回声,后方回声没有特点。

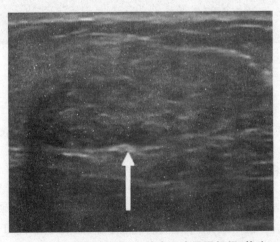

图 7-5-11　乳腺错构瘤,包块内回声强弱相间(箭头)

(二)鉴别诊断

1.脂肪瘤

发病部位在皮下脂肪,回声以高回声为主,瘤体较小。

2.纤维腺瘤

发病年龄较小,常为偏低回声,内部可有较大粗大钙化。

3.乳腺癌

常形态不规则,边缘呈毛刺或蟹足样,内部回声减低,可有微钙化,内部可探及血流信号。

4.叶状肿瘤

形态呈分叶状,回声较低,容易复发是其特点。

九、乳腺脂肪瘤

脂肪瘤多位于皮下脂肪层内,多为单侧单发,也有两侧多发者,边界清楚,质软有弹性,病程发展缓慢,无临床不适。

(一)超声表现

常在皮下脂肪层内,表现为高回声结节,边界多数清楚,内部回声均匀(图 7-5-12),也可呈现中等回声结节,使得超声不易分辨,这时通过占位效应加以识别,肿瘤具有可压缩性。内部不易探及血流信号。

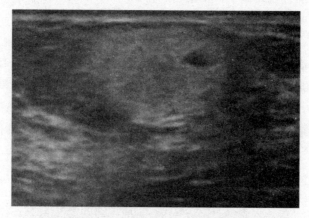

图 7-5-12　乳腺脂肪瘤,呈高回声

(二)鉴别诊断

浅表脂肪瘤较易诊断,较深的脂肪瘤如果形体较大且生长较快时,需要与脂肪肉瘤相鉴别,鉴别时必须经活检或手术病理确诊。

十、乳腺脂肪坏死

乳腺脂肪坏死是手术或非医源性外伤引起的一种良性疾病,病变通常位于一侧乳房的皮下,形成紧靠皮肤的硬结。临床表现与乳腺癌相似。根据病变部位可分为皮下型和腺体型两种。

（一）超声表现

常表现为低或无回声结节,后方回声有或无增强,有时呈现极低回声内结节或可见带状高回声区。

（二）鉴别诊断

乳腺脂肪坏死主要与乳腺癌相鉴别,乳腺癌一般无外伤史,肿物不断增大或近来生长迅速。

十一、副乳

副乳是胚胎时期沿乳腺走行的非乳腺部位所形成的乳腺组织,常位于腋前线,多为单侧,副乳大小不等,外观腋下隆起,组织松软,有时触及肿块样,副乳与周围脂肪界线不清,少数可见到副乳头,但较正常乳头小。可有疼痛和发胀感,也可发生增生、腺病、纤维腺瘤甚至恶变,但不多见。

（一）超声表现

常在腋下等非乳腺部位探及乳腺腺体样回声,周围脂肪组织增多、增厚,常为片状或三角形分布,如果伴发增生,可见到类似乳腺增生的声像图改变(图 7-5-13)。

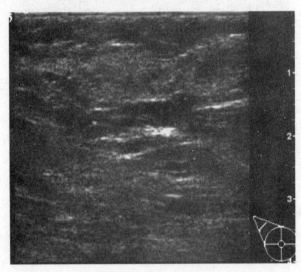

图 7-5-13 副乳增生

（二）鉴别诊断

副乳主要与腋下隆起的有或无肿大淋巴结或其他囊性或实性包块相区分,根据各自特点较易做出鉴别。

十二、脂膜炎

脂膜炎可能是一动态的炎性过程,多发生于中老年乳房较大者。病变部位在皮下脂肪层内,而腺体正常。由中性粒细胞、淋巴细胞导致脂肪组织细胞炎症,最后纤维化,萎缩性结痂。脂肪组织细胞浸润期脂膜炎也可呈肉芽肿性。脂膜炎随临床特点、关联的疾病、病理改变不同而可分为不同亚型。因亚型不同,其临床表现也不尽相同。发生于乳腺的脂膜炎,皮下结节是本病的主要特征。起始于皮下的部分结节向上发展,皮面可轻度隆起,呈现红斑和小肿;部分则潜于皮下,表面皮肤呈正常皮色,常与皮肤粘连,活动度小,结节疼痛和触痛明显。结节常成批发生,对称分布。经数周或数个月后结节自行消退,消退处局部皮肤凹陷并有色素沉着。结节每隔数周或数个月反复发作。

(一)超声表现

常于真皮层下见稍强回声区,形态不规则,后方略有回声衰减,内部回声欠均匀,可见点状或条状强回声,如脂肪液化,可于稍强回声区内见片状无回声(图 7-5-14)。乳腺腺体层无改变。

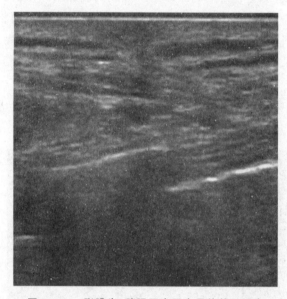

图 7-5-14　脂膜炎,稍强回声区内见片状无回声

(二)鉴别诊断

1.本病应与乳腺癌相鉴别

前者多有明确的外伤史,病变位置较表浅,肿块内部呈中高回声,较少形成囊肿,皮肤与肿块界线不清,与深部组织界线清晰。乳腺癌病变主要在腺体层内,边界不规整,内部多呈低回声,癌肿可与皮肤、深部组织界线不清。

2.本病应与表皮样囊肿相鉴别

后者可位于皮肤层内或部分位于皮肤内部分位于皮下脂肪内或完全位于皮下脂肪内,它为圆形或椭圆形无回声区,包膜完整光滑,部分表皮样囊肿内部回声为稍强回声。

十三、乳腺内异物

乳房受到枪弹伤或弹片伤后的弹片残留,乳腺手术过程中手术器械的遗留,隆乳手术后隆乳材料的破溃或泄漏,这些物质进入乳房的腺体层或脂肪层内,均为异物。

（一）超声表现

1.如为金属

异物显示为点状、团状或环状强回声，其后方有"彗星尾"征。异物的超声图像与异物的形状相近。异物周围可见条状无回声区包绕（图 7-5-15）。

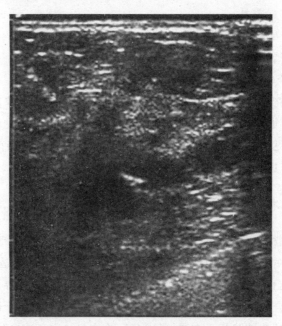

图 7-5-15　金属异物强回声

2.如为非金属

异物的超声图像与异物的形状相近。回声中等，异物周围可见条状无回声区包绕。

3.如为硅化物（又称硅胶）等

在超声图像中表现为乳腺的腺体层内或脂肪层内见无回声区或极低回声区（图 7-5-16）。

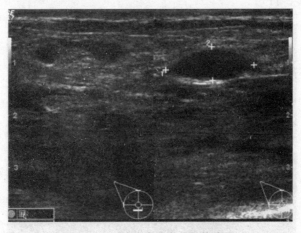

图 7-5-16　乳腺隆乳术后假体渗漏

（二）鉴别诊断

1.较强回声异物应与 Cooper 韧带相鉴别

Cooper 韧带连接于浅筋膜的深浅两面,与乳腺腺体层一般为近似垂直走向,角度较固定,另外旋转探头可显示全貌及与周围组织的关系。异物一般长度较短,周围见条状无回声区,另可见其与皮肤破口的位置关系。

2.较强回声异物应与钙化灶相鉴别

一般钙化多与一些乳腺疾病伴发,钙化性病灶多在乳腺肿块内。

3.低回声、极低回声或无回声异物应与乳腺囊性增生相鉴别

乳腺囊性增生时病变发生在腺体组织内,多位于双侧乳腺的外上象限或外下象限,它一般有明确的病史和症状。而前者有明确的隆乳史或外伤史,腺体层后方见无回声区,腺体层一般透声差,振动探头时可见破裂的包膜在无回声区内移动,腺体内的低回声、极低回声或无回声区与腺体后方的无回声区相连通。

十四、乳腺结核

原发于乳腺的结核很少见,最常见的发病年龄在 20～40 岁,常见于女性,多数已婚并生育。病程进展缓慢,可由肺或肠系膜淋巴结结核经血行传播所引起或是由于邻近的结核病灶经淋巴循环逆行播散或直接蔓延而引起。初期乳内硬结表面光滑、边界不清,可推动。随着病变的进展,硬结相互融合成更大的肿块,此时切开肿块可见中心坏死(干酪样坏死)。有的干酪样坏死液化形成脓腔,数个脓腔相互沟通,形成多发脓肿。如果穿透皮肤便形成经久不愈的窦道,流出结核性脓液,乳腺组织发生广泛性破坏。中年妇女的乳腺结核,多数易发展为硬化性病变,肿物切面可见纤维组织增生,但中心坏死区不大。同侧腋下淋巴结肿大。

（一）超声表现

1.早期乳腺腺体层内见低回声病灶,病灶形态不规则,边界较清或欠清,可伴有液化,实性部分回声较均匀(图 7-5-17)。

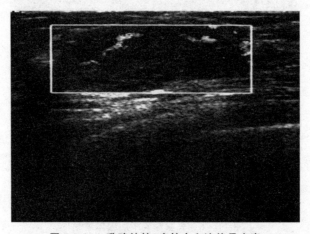

图 7-5-17　乳腺结核,病灶内血流信号丰富

2.病程较长者病灶内可见斑状强回声钙化灶,其后方声影可不明显。

3.病变晚期病灶可呈无回声区,其形态不规则,边界不清,实性部分回声尚均匀;液化不完全的病灶,内部回声不均匀,可见实性回声与无回声、强回声钙化斑混合分布,部分病灶破坏局部皮肤、脂肪层等,除引起它们坏死和溃疡外,还常有窦道与表皮相连通。

(二)鉴别诊断

声像图并无特异性,早期似肿瘤图像,不易与乳癌相鉴别。其鉴别点为除乳腺肿块以外,乳腺结核患者常出现其他结核病灶,最常见的是肋骨结核、胸膜结核和肺门淋巴结结核。此外,颈部及腋窝的淋巴结结核也较常见,身体其他部位的结核如肺、骨、肾结核亦非罕见。乳腺结核除肿块以外,即使其表面皮肤已经粘连并形成溃疡,也很少有水肿,乳腺结核发展较慢且病程长。

结核形成脓肿时,又似囊肿或肿瘤坏死液化的改变,诊断与鉴别诊断需要结合临床资料。

十五、男性乳腺发育

男性乳腺发育是指男性在各个年龄阶段因不同原因出现单侧或双侧乳腺发育。本病多见于青春期及老年期,多为单侧,少数为双侧。表现为一侧或双侧乳房增大,中央区隆起。原发性男性乳腺发育可见于新生儿、青春期及老年期。青春期男性乳腺发育一般为双侧对称性,大多可自行消退。老年男性乳腺发育者,常为不明原因出现单侧乳房增大,少数呈单侧乳房增大,乳房无明显肿块,形如青春发育期的乳房,虽然乳房发育明显,但乳头仍呈男性型。常在1~2年自行消失。

继发性男性乳腺发育可见于先天性无睾丸、Klinefelter综合征(一种小睾丸疾病)、睾丸女性化、Reifenstein综合征(一种不完全男性假两性畸形)、真两性畸形、病毒性睾丸炎、创伤后引起的睾丸萎缩、特殊类型的睾丸肿瘤、肾上腺肿瘤、甲状腺功能亢进症、重症性肝炎和肝硬化或B族维生素缺乏症、性腺功能减退和因前列腺癌、前列腺增生症或变性手术而长期服用雌激素者。

(一)超声表现

根据增生程度不同,其超声表现各异。

一般男性乳腺内不易看到乳腺腺体组织,过度发育时,患病侧可见乳腺组织回声,薄厚不一,增生明显时,可见类似女性乳腺增生的图像,有时在乳头、乳晕深面可见盘状低回声肿块(图7-5-18)。

(二)鉴别诊断

1.本病应与男性乳房皮下脂肪增厚相鉴别

后者男性的乳房皮下脂肪增多,呈对称性肥大隆起,并与乳房周围的脂肪组织相延续,无腺体层增厚。

2.本病应与男性乳腺癌相鉴别

男性乳腺癌有明确的肿块,多为单侧肿块,肿块多呈偏心性、肿块压迫性差。

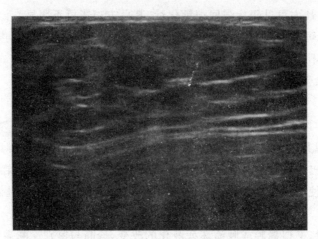

图 7-5-18　男性乳腺发育

十六、乳腺癌

乳腺癌是从乳腺导管上皮及末梢导管上皮发生的恶性肿瘤。病因尚未完全明了。病因学研究它与遗传、环境密切相关,与体内激素失调、外源性雌激素的应用、接触放射源等有关,还与饮食与肥胖等存在一定相关性。据我国统计,乳腺癌已成为妇女恶性肿瘤的第一位。男性也偶见患乳腺癌患者。早期无任何症状,最初表现为一侧乳房无痛性肿块,质硬,边界不清,多为单发,可以被推动。肿瘤逐渐长大时,可浸润筋膜或 Cooper 韧带,肿块处皮肤出现凹陷,继之皮肤有橘皮样改变及乳头凹陷。早期乳腺癌也可以侵犯同侧腋淋巴结及锁骨下淋巴结,通过血液循环转移,侵犯肝、肺及骨骼。

(一)超声表现

1.乳腺癌较小时,形态可规则或不规则;体积较大时,形态多不规则,呈小分叶状。

2.乳腺癌边界多不整,无包膜,边界呈毛刺、锯齿或蟹足状,界线往往不清(图 7-5-19),有时可见较强回声晕。

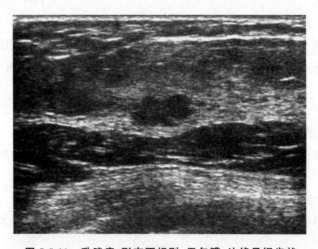

图 7-5-19　乳腺癌,形态不规则,无包膜,边缘呈锯齿状

3.肿块内部多呈实性低回声,分布不均,微小点状、密集或簇状分布的强回声钙化是其特征性表现。

4.肿瘤后壁回声及后方组织回声减低或消失。髓样癌后方回声可轻度增强。

5.肿瘤纵横比大于1。

6.多数情况下,肿块内部没有无回声区。少数肿瘤中心发生液化坏死时,可见低回声或无回声暗区。

7.肿瘤压迫或浸润 Cooper 韧带造成移位或中断。

8.肿瘤发生转移,腋窝或锁骨上窝淋巴结肿大,也可经血行转移至肺、肝、骨等器官。

彩色多普勒超声:大多数肿块血流信号增多,呈条状或紊乱表现,多有穿入型或中心型血流,部分肿块内可见动静脉瘘。血流丰富程度为Ⅱ～Ⅲ级(图 7-5-20)。小结节血流丰富对诊断恶性意义大。

脉冲多普勒:血流速度较高,呈高阻型,峰值流速大于 20cm/s,阻力指数高达 0.7,甚至更高。

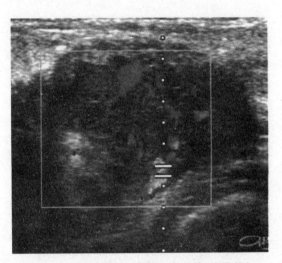

图 7-5-20　乳腺癌,内部血流紊乱,呈Ⅲ级

(二)各种类型乳腺癌的声像图表现

1.髓样癌

髓样癌一般体积较大,直径可达 4～6cm,呈圆球形,界线清晰,髓样癌内部回声与脂肪层回声相近或部分为无回声,多位于乳腺腺体层的深面。髓样癌多有同侧腋下淋巴结肿大,后期肿块与皮肤界线不清。

2.乳腺硬癌

乳腺硬癌一般体积不大,形态不规则,边界不整,界线不清,内部呈低回声或极低回声,肿块后方回声衰减。肿块可压迫性差。

3.乳头状导管癌

乳头状导管癌常位于较大的导管内,肿块呈中等回声或低回声,形态不规则,部分边界呈蟹足状,肿块后方有回声衰减现象。

（三）鉴别诊断

乳腺癌是恶性肿瘤，主要应与良性病变进行区分（表 7-5-1）。

表 7-5-1　乳腺良、恶性病变鉴别

鉴别点	良性	恶性
轮廓与边缘	整齐、光滑、多有侧方声影、横向生长	不光整、粗糙、侧方声影罕见、纵向生长
包膜	有	无
内部回声	无回声或均质低回声	分布不均、呈实性衰减、点状钙化
后壁回声	整齐、增强、清晰	不光整、减弱、不清晰
肿物后回声	正常或增强	衰减
皮肤浸润	无	可有
组织浸润	无	可有

参考文献

[1]曹厚德.现代医学影像技术学[M].上海:上海科学技术出版社,2016.

[2]郭英.CT技术原理与操作技巧[M].北京:科学出版社,2019.

[3]陈亮,马德晶,董景敏.实用临床MRI诊断图解(第2版)[M].北京:化学工业出版社,2019.

[4]冯艳,王萍,王红霞.实用临床CT诊断图解(第2版)[M].北京:化学工业出版社,2018.

[5]余建明,李真林.医学影像技术学(第4版)[M].北京:科学出版社,2018.

[6]徐克,龚启勇,韩萍.医学影像学(第8版)[M].北京:人民卫生出版社,2018.

[7]林晓珠,唐磊.消化系统CT诊断[M].北京:科学出版社,2018.

[8]陈懿,刘洪胜.基础医学影像学[M].武汉:武汉大学出版社,2018.

[9]张卫萍,谢襄彤,甘泉.MRI技术与实验[M].镇江:江苏大学出版社,2018.

[10]陈武凡,康立丽.MRI原理与技术[M].北京:科学出版社,2018.

[11]阿杰伊.K.辛格.胃肠影像学精要[M].北京:中国科学技术出版社,2018.

[12]许乙凯,王绍武.医学影像学[M].北京:高等教育出版社,2017.

[13]肖恩华.肝MRI与CT相关影像学[M].北京:人民卫生出版社,2017.

[14]陈涛.医学影像学超声诊断全集[M].北京:中华医学电子音像出版社,2017.

[15]江浩.急腹症影像学(第2版)[M].上海:上海科学技术出版社,2017.

[16]王骏,陈峰,潘珩.医学影像技术学[M].北京:科学出版社,2017.

[17]许乙凯,吴仁华.医学影像学[M].西安:西安交通大学出版社,2017.

[18]姜玉新,冉海涛.医学超声影像学(第2版)[M].北京:人民卫生出版社,2016.

[19]胡春洪,吴献华,范国华.放射影像诊断技能学[M].北京:人民卫生出版社,2016.

[20]刘艳君,王学梅.超声读片指南[M].北京:化学工业出版社,2015.

[21]穆玉明.临床超声医学实践[M].北京:人民卫生出版社,2015.

[22]金征宇,龚启勇.医学影像学(第3版)[M].北京:人民卫生出版社,2015.

[23]王骏.医学影像后处理技术[M].南京:东南大学出版社,2015.

[24]徐霖,罗杰,陈平有.实用医学影像学手册[M].武汉:华中科技大学出版社,2015.

[25]夏瑞明,刘林祥.医学影像诊断学(第3版)[M].北京:人民卫生出版社,2015.

[26]王秀波,赵建明,杨军舰,等.DR与螺旋CT诊断急诊胸腹部创伤中的临床应用价值分析[J].
中国CT和MRI杂志,2017,15(3):72-74.

[27]闫成功,马诗国,隋海晶.急性阑尾炎及其伴相关并发症的CT影像表现及诊断价值分析[J].

　　中国 CT 和 MRI 杂志,2017,15(3):106-108.

[28]覃帮能,刘触灵.CT 诊断非小细胞肺癌 TNM 分期的临床价值[J].重庆医学,2017,46
　　(31):4406-4408.

[29]刘刚,李天然,杨立.肝癌的影像学研究进展[J].前沿科学,2017,11(1):33-48.